权威·前沿·原创

皮书系列为
"十二五""十三五"国家重点图书出版规划项目

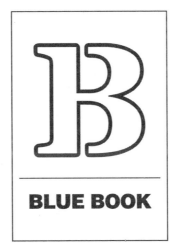

BLUE BOOK

智 库 成 果 出 版 与 传 播 平 台

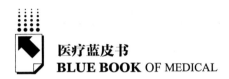

医疗蓝皮书
BLUE BOOK OF MEDICAL

中国县域医共体发展报告（2021）

BIENNIAL REPORT ON CHINA'S COUNTY MEDICAL COMMUNITY (2021)

总　编 / 何振喜　方伟岗
主　编 / 陈　航　刘丰梅
副主编 / 杨洪伟　王雪峰

社会科学文献出版社
SOCIAL SCIENCES ACADEMIC PRESS（CHINA）

图书在版编目（CIP）数据

中国县域医共体发展报告. 2021 / 陈航，刘丰梅主
编. -- 北京：社会科学文献出版社，2021.6
（医疗蓝皮书）
ISBN 978 - 7 - 5201 - 8490 - 8

Ⅰ.①中…　Ⅱ.①陈…②刘…　Ⅲ.①县 - 医疗卫生
服务 - 研究报告 - 中国 - 2021　Ⅳ.①R199.2

中国版本图书馆 CIP 数据核字（2021）第 105479 号

医疗蓝皮书
中国县域医共体发展报告（2021）

主　　编／陈　航　刘丰梅
副 主 编／杨洪伟　王雪峰

出 版 人／王利民
责任编辑／史晓琳

出　　版／社会科学文献出版社　（010）59367142
　　　　　地址：北京市北三环中路甲 29 号院华龙大厦　邮编：100029
　　　　　网址：www. ssap. com. cn
发　　行／市场营销中心　（010）59367081　59367083
印　　装／三河市东方印刷有限公司

规　　格／开本：787mm × 1092mm　1/16
　　　　　印 张：19.75　字 数：302 千字
版　　次／2021 年 6 月第 1 版　2021 年 6 月第 1 次印刷
书　　号／ISBN 978 - 7 - 5201 - 8490 - 8
定　　价／198.00 元

本书如有印装质量问题，请与读者服务中心（010 - 59367028）联系

指导委员会

黄　如　北京大学党委常委、副校长，中国科学院院士

金小桃　中国卫生信息与健康医疗大数据学会会长，原国家卫生计生委
　　　　副主任

李京文　中国工程院院士，中国社会科学院学部委员

陆　林　北京大学第六医院院长，中国科学院院士

张抒扬　中国医学科学院北京协和医院院长，中国医学科学院、北京协和
　　　　医学院副院校长

郭天康　甘肃省政协副主席，甘肃省人民医院原院长

编　委　会

总　编

何振喜　中国研究型医院学会会长

方伟岗　中国研究型医院学会移动医疗专业委员会主任委员

主　任

陈　航　首都医科大学附属北京地坛医院党委书记

刘丰梅　（组织策划）中国研究型医院学会移动医疗专业委员会副主任
委员兼秘书长

副主任

杨洪伟　原国家卫生计生委卫生发展研究中心副主任

王雪峰　中国社会科学院中国社会科学评价研究院副研究员

委　员

赵　俊　江苏省人民医院（南京医科大学第一附属医院）院长

吉训明　首都医科大学副校长、首都医科大学宣武医院副院长

李俊德　中华中医药学会副会长

田军章　广东省第二人民医院党委书记

蔡　辉　甘肃省人民医院院长

周其如　广东省第二人民医院互联网医院院长

苗艳青　国家卫生健康委卫生发展研究中心卫生服务体系研究部副主任

时松和　郑州大学公共卫生学院教授

陆国强　浙江省德清县武康健康保健集团院长

马建根　浙江省德清县卫生健康局局长

郭　勇　青海省玉树州人民医院院长

闫志红　河南省漯河市郾城区卫生健康委员会主任

余　云　云南省广南县卫生健康局局长

黄晓燕　云南省昆明市东川区卫生健康局局长

李宝志　河北省围场县卫生健康局局长

周忠锐　云南省昆明市东川区人民医院院长

朱晓霞　河南省漯河市郾城区人民医院副院长

张　强　青海省人民医院院长

王　琛　兰州大学第二医院院长

王志平　兰州大学医学院副院长

温　和　黑龙江省讷河市委书记

侯明晓　辽宁省退役军人总医院暨沈阳医学院附属第二医院院长

刘云会　中国医科大学附属盛京医院副院长

李书芳　北京邮电大学无线通信中心教授、博士生导师

李小萍　中国人民武装警察部队后勤部《武警医学》编辑部主任

王凤鸣　河北省衡水市卫生健康委员会党组书记、主任

张明奎　清华大学第一附属医院院长

高焱莎　国家卫生健康委中日友好医院心脏科主任医师

李宏军　首都医科大学附属北京佑安医院放射科主任

姚宏伟　首都医科大学附属北京友谊医院普外分中心胃肠外科副主任

吴宪宏　首都医科大学附属北京安贞医院麻醉中心副主任医师

薛　辉　清华大学第一附属医院心脏外科副主任医师

牛永红　清华大学第一附属医院心脏内科副主任医师

杨学东　中国中医科学院广安门医院放射科主任

王忠民　江苏省人民医院（南京医科大学第一附属医院）信息处处长

郭秀海　首都医科大学宣武医院科研处处长

丁　红　中国人民解放军总医院第八医学中心外联部主任

任妮娜　广东省第二人民医院互联网医院副主任医师

祁　晶　甘肃省人民医院健康扶贫办公室副主任

杜宏巍　中国社会科学院中国社会科学评价研究院副研究员

曹昭乐　中国社会科学院中国社会科学评价研究院助理研究员

李晓华　中国研究型医院学会移动医疗专业委员会青年委员会委员

张　童　中国研究型医院学会移动医疗专业委员会青年委员会委员

毛卫春　中关村华医移动医疗技术创新研究院副秘书长

刘红瑞　中国研究型医院学会移动医疗专业委员会秘书

赵剑君　河北省围场县卫生健康局原局长

主编单位简介

中关村华医移动医疗技术创新研究院（以下简称华医研究院），2014年11月于北京创立，是我国首家以移动医疗命名的专业从事移动互联网医疗学术研究的民办非营利性社团组织。华医研究院由北京30余家三甲医院临床学科带头人及部分科研院校临床、信息化、生物工程学科专家、院士共同发起，旨在为医学专家、医学信息及科技工作者从事移动医疗学术研究及创新服务提供综合性平台。华医研究院联合中国研究型医院学会移动医疗专业委员会研发的"华医云智慧分级诊疗项目"，充分利用云计算、大数据、物联网、移动互联网、人工智能等先进技术，助力县域医共体信息化建设和健康扶贫。该项目已在北京、河南、河北、甘肃、海南、青海、云南、广东、山东9省（市）22个地级市3000多家医疗机构成功运营近5年，服务覆盖约1.3亿人口，完成远程诊断/会诊47万余例，节约群众直接就医成本约8836.7万元，年平均节约基层医师配置费用1.15亿元，有效减轻了群众就医负担和基层医疗机构人员配置支出。2019年4月该项目入选全国"健康扶贫十大优秀案例"，2020年10月荣获"北京市扶贫协作奖——创新奖"。

中国研究型医院学会，是经国家民政部批复同意和正式注册成立的全国性一级学会，是由以探索和建设研究型医院为目标的具有医疗服务、科学研究和临床教学功能的医疗机构，以及医学科研院所、从事医学科技创新和成果转化的企事业单位人员自愿组成的专业性、学术性、非营利性社会组织，接受登记管理机关国家民政部的党建领导、业务指导和监督管理，接受中国科学技术协会的党建指导、业务指导和监督管理，接受国家卫生健康委员会的业务指导。中国研究型医院学会下设移动医疗专业委员会，是中国首家移动医疗专业学术组织，是从事移动医疗人员自愿组成的专业性、学术性、群众性的全国性二级学术团体。专家覆盖27个省区市100多家医疗机构和科研院校，专业人才涉及临床医学、工程技术、信息系统、大数据、人工智能、保险、中医及互联网医疗等专业领域。自成立以来，移动医疗专业委员会连续开展了5届全国"互联网+医疗"学术高峰论坛，召开线上会议21场，引领整个移动医疗行业发展。移动医疗专业委员会组织相关专家共同申请各类项目及课题研究10项，积极投身于医联体建设研究及健康扶贫助力脱贫攻坚领域，获得显著成效。

主要编撰者简介

何振喜 中国研究型医院学会会长。

方伟岗 中国研究型医院学会移动医疗专业委员会主任委员，北京大学临床研究所所长，北京大学医学部原副主任。曾获教育部"跨世纪优秀人才"称号、北京市"五四奖章"、卫生部有突出贡献中青年专家称号，享受国务院政府特殊津贴。历任中华医学会第23、24、25届理事会理事，医学科研管理分会名誉主委，中华医学科技奖评审委员会委员，中国抗癌协会肿瘤转移专业委员会名誉主委，国际病理学会中国分部原主席，吴阶平医学基金会病理学分部副主委。主要研究方向为分子病理学。在国内外发表论文140余篇，主持国家重点研发计划、科技部"973"课题等30余项省部级以上研究课题，获得包括国家科技进步一等奖（第八完成人）在内的省部级以上科技奖励8项（两项第一完成人）。

陈 航 研究员，首都医科大学附属北京地坛医院党委书记，中国人民大学医院管理研究中心特聘专家，北京医院协会党建专业委员会主任委员，中国人民争取和平与裁军协会医药卫生界别副主任委员。先后担任中华全国青年联合会第十一届医药卫生界别秘书长、中央国家机关青年联合会医药卫生界别秘书长、中国控烟协会医院控烟专业委员会秘书长。主要研究方向为医疗卫生改革、医院管理。出版专著《医疗供给侧改革：分级诊疗的合作模式选择研究》，在《中国行政管理》《系统工程》《求索》等全国中文核心期刊和省级刊物发表学术论文 17 篇。先后荣获北京市科技先进工作者奖、2015～2017 年国家卫生计生委"进一步改善医疗服务行动计划"优秀组织奖等。

刘丰梅　山东大学经济学学士，中国研究型医院学会移动医疗专业委员会副主任委员兼秘书长，国家智慧分级诊疗大数据中心秘书长，中国老区建设促进会理事兼医疗委员会副主任，北京大学血管医学中心副主任，中关村华医移动医疗技术创新研究院执行院长。主要研究方向为医共体/医联体建设、智慧分级诊疗、健康扶贫。研究成果有"智慧分级诊疗项目""5G＋全场景医联体/医共体建设整体解决方案""5G＋远程诊断以及超声 VR 人工智能辅助诊断应用""医共体建设模式"等医疗应用项目，著有《中国医联体建设与健康扶贫蓝皮书》。2018 年 7 月荣获老区脱贫攻坚巾帼英雄，2019 年荣获脱贫攻坚优秀专家，2020 年 8 月获北京市扶贫支援办北京市脱贫攻坚创新奖，2020 年获全国脱贫攻坚最美人物，2021 年获中国研究型医院学会优秀秘书长，等等。

杨洪伟　研究员，曾任国家卫生计生委卫生发展研究中心副主任、卫生部卫生经济研究所副所长，卫生部国外贷款办公室综合处处长，卫生部派世界卫生组织驻华代表处项目官员。主要研究方向为宏观经济与卫生、社区卫生服务和基层医疗机构的改革与发展、农村卫生及农村合作医疗、国家药物政策及传统医学发展。研究成果有《中国农村健康保障的选择》《卫生服务提供体系创新——公立医院法人化》《中国卫生总费用研究报告》《中国：卫生、贫困与经济发展》《中国公共卫生事业的选择——从 SARS 中汲取教训》《在迅速变革的中国实施新型农村合作医疗制度》《中国卫生形势分析》。参与并主持了由 ASEM 资助的 5 个卫生政策研究项目。

王雪峰　经济学博士，副研究员，中国社会科学院中国社会科学评价研究院评价理论研究室副主任。主要研究方向为评价学、产业经济学、流通经济学、消费经济学。出版《中国消费率问题研究》《商品交易市场发展及相关监管制度建设问题研究》《中国商品交易市场：转型升级、综合评价与典型案例》3部专著，主编《流通蓝皮书：中国商业发展报告》。在权威及核心期刊发表学术论文30多篇。曾获商务部2012~2013年度"全国商务发展研究成果奖"论文一等奖；多篇论文被《新华文摘》、人大复印报刊资料全文转载。多次获对策信息二等奖、三等奖。

序 一

欣闻《中国县域医共体发展报告》正式入选社会科学文献出版社皮书库且即将正式出版，非常高兴！撰写组委托刘丰梅女士请我作序，认真听完该书的策划、组织、撰写、入库过程及具体内容后，慨然应允，提笔作序如下。

皮书与我个人渊源颇深。手拿书稿，不由沉思回顾，应该是1989年，刘国光先生与我采用经济模型对中国经济运行状况进行分析，并将研究成果用蓝色封面装订成册，在内部传阅，因而得名"蓝皮书"。1991年，李鹏总理从总理预备金中拨付专项经费支持"中国经济形势分析与预测"工作，11月，《1992年中国：经济形势分析与预测》首次公开出版发行，为中央宏观经济决策提供了科学的参考依据，也开启了中国社会科学院皮书出版之路。皮书系列也成为社会科学文献出版社的标志性产品之一。鉴于我与皮书的渊源以及我的两个学生陈航和王雪峰参与了本书的组织和撰写工作，作为一名老学者，愿为本书作序。

中关村华医移动医疗技术创新研究院与我的缘分颇深。中关村华医移动医疗技术创新研究院创立于2014年，是由北京30余家三甲医院临床学科带头人及部分科研院校临床、信息化、生物工程学科专家、院士共同发起，旨在为医学专家、医学信息及科技工作者从事移动医疗学术研究及创新服务提供综合性平台，是我国首家以移动医疗命名的专业从事移动互联网医疗学术研究的民办非营利性社团组织。作为顾问，我非常关注刘丰梅女士带领的华医研究院的发展，他们站在我国医改的第一线，深入领会"新医改"医疗回归公益性的精神，切实把握"深化医改"分级诊疗制度建设的导向，紧紧抓住医联体建设的契机，借助自身的医疗人才、信息技术、网络技术及数字技术优势和资源整合能力优势，结合县域基层实际，积极主动为我国分级诊疗制度建设助力，为健康扶贫和小康社会建设赋能，通过坚韧不拔、非常接地气的基层实践，探索实现县域医共体建设的有效路径。

本书策划、组织及内容架构我个人比较认可。从策划来看，立足国家深化医改和健康中国战略，切实把握我国分级诊疗制度建设的热点和难点，以县域医共体建设为研究对象，非常契合"保基本、强基层、建机制"的政策导向和要求，对完善我国分级诊疗制度和实现健康中国战略都具有重要的意义。从组织来看，一方面，该书的组织单位有中关村华医移动医疗技术创新研究院、中国研究型医院学会和中国社会科学评价研究院，组织单位既具有权威性又具有专业性；另一方面，撰写组成员有来自国家科研机构的研究人员，也有来自医疗中间组织的研究人员，还有来自医疗一线的管理人员，既具有理论性，又具有实践性。在内容架构上，既有对我国医疗卫生体系变革的梳理，又有对分级诊疗体系建设演进的研究；既有对医联体建设的理论研究，又有对医共体建设的实践探索。

总而言之，这是一本为数不多的理论、政策与建设实践相结合的蓝皮书，是系统研究、总结我国县域医共体建设实践经验的蓝皮书，对我国县域医共体建设和分级诊疗制度完善具有重要的资政借鉴意义。期望项目组能够从时代的使命感和历史的责任感出发，不忘初心，继续发扬艰苦创业精神，进一步激发创新精神，以对国家、对人民健康负责的态度做好县域医共体建设的实践总结和理论探讨工作。

以此为序。

中国工程院院士，中国社会科学院学部委员

李玢

2020 年 1 月

序 二

医药卫生体制改革以来，我国基本医疗卫生服务公平性和可及性明显提升，但优质医疗资源总量不足、结构不合理、分布不均衡，特别是基层人才缺乏、能力不足的短板极大地制约着医改的进程。建设和发展区域医共体，是深化"三医"联动改革的重要步骤和制度创新，是推进医疗资源下沉、提升基层医疗服务能力、实现医疗资源上下贯通、更好实施分级诊疗和满足群众健康需求的重要举措。

从移动医疗专业委员会前期在各地调研的经验来看，县级医院作为一个区域医疗资源集中的地方，在县域医共体建设中承担着重要责任与义务，这是新时代赋予县级医院的使命任务，也是县级医院在区域医疗服务体系中的功能定位。推动县域医共体建设，必须注重形成"联体"又"联心"的医共体。通过提供技术支撑，提高诊疗水平，助力分级诊疗，从而带动县域内基层医疗卫生机构共同发展，让基层卫生医疗机构真正"强起来"，全面提升基层医疗卫生服务体系整体效能。

移动医疗专业委员会作为中国研究型医院学会下属二级学术组织，在学会的领导下，围绕着县域医共体建设，多次组织专家学者对 15 个省份上百家基层医疗机构进行调研与指导，在对县域医共体深入了解的基础上，与河北、河南、云南、青海、甘肃、海南等省份的部分县合作，参与当地医共体建设工作，提供以体制改革、机制运行、学科建设、科研管理和信息化建设为主要内容的整体解决方案，实现了基层医疗机构"医疗质量提升、医疗服务落地"，提升了医共体运行效能。

医疗蓝皮书

移动医疗专业委员会在理论探索、实地调研、项目实践的基础上，组织相关省、市、县医疗机构委员及卫生健康委、中国社会科学院的学者编写了《中国县域医共体发展报告（2021）》，这是业内首部研究我国县域医共体建设的蓝皮书。相信本书的出版能给我国医共体建设提供第一手应用资料，助力我国县域医共体的理论探索和创新实践，书中医共体建设的模式、经验、见解、思考等对同行来说也是具有一定启发力的。希望读者喜欢，并给予宝贵意见。

中国研究型医院学会移动医疗专业委员会主任委员，
北京大学临床研究所所长，北京大学医学部原副主任
方伟岗
2020 年 2 月

序 三

　　刚刚过去的 2020 年是极不平凡的一年。一场百年不遇的新冠肺炎疫情给人类带来了极大的灾难，使人民生命安全受到严重威胁。在习近平总书记亲自指挥、亲自部署下，我们党团结带领全国各族人民，进行了一场惊心动魄的抗疫大战，经受了一场艰苦卓绝的历史大考，付出了巨大努力，取得抗击新冠肺炎疫情斗争重大战略成果，创造了人类同疾病斗争史上又一个英勇壮举！在抗击新冠肺炎疫情过程中，广大医务人员白衣为甲，逆行出征，舍生忘死挽救生命。全国数百万医务人员奋战在抗疫一线，生死救援情景感天动地！其中，县域医共体也发挥了重要的作用，特别在"外防输入、内防反弹"的局部疫情防控工作中，针对区域疫情、结合社区管理有组织地开展工作，其效果和作用是明显的。

　　同时，医共体作为医联体在县域医疗服务体系中的体现形式，重点探索以县级医院为龙头、乡镇卫生院为枢纽、村卫生室为基础的县乡一体化管理，与乡村一体化管理有效衔接。对人、财、物、防、保、康等进行高度的统筹管理和密切的分工合作，构建三级联动的县级医疗服务体系，为卫生健康领域实现强基层的目标做了积极探索，在改善和减轻人民群众就医看病的体验和负担，提高人民群众获得感、幸福感、安全感，增添深化医药卫生体制改革的新动力等方面提供了实证，从而坚定了推动医联体、医共体健康持续发展的信心，凝聚了各方面的共识。

　　开展医疗联合体（以下简称医联体）、医共体建设，是深化医改的重要行动和制度创新，有利于调整优化医疗资源结构布局，促进医疗卫生工

作重心下移和优质医疗资源下沉，有利于提升基层医疗保障水平和服务能力，有利于优质医疗资源的上下贯通，有利于提升医疗服务体系整体效能，有利于更好实施分级诊疗和满足群众医疗健康、对美好生活向往的基本需求。

2019年8月，国家卫生健康委、国家中医药局出台《关于印发紧密型县域医疗卫生共同体建设试点省和试点县名单的通知》，以山西省、浙江省为紧密型县域医共体建设试点省，以北京市西城区等567个县（市、区）为紧密型县域医共体建设试点县。

2020年7月，国家卫生健康委、国家中医药管理局印发《医疗联合体管理办法（试行）》，加快推进建设，逐步实现网格化布局管理。文件将各地成熟经验形成制度加以固化，明确了医共体"谁来建""如何建""如何联""如何考核"等重点问题，为医共体的发展建立了基本框架。

欣闻中国研究型医院学会移动医疗专业委员会发起人方伟岗教授和中关村华医移动医疗技术创新研究院秘书长刘丰梅女士组织各方力量，编著出版《中国县域医共体发展报告》，针对中国医共体建设进行系统分析和阐述，并从全国各地区医共体建设中选取了具有代表性的地区进行案例分析，供读者学习、借鉴和参考，应该说是件好事，具有一定的社会价值。

这两位同志长期致力于推动我国分级诊疗工作的技术和政策理论研究，先后组织过多次全国性质的医疗行业政策发展学术会议，并于2018年组织出版了《中国医疗联合体建设与健康扶贫蓝皮书》，对医联体建设和健康扶贫进行了很好的注释。在医疗机构上下协作、区域医疗资源下沉等方面开展过多个技术转化项目，并在多地区政府卫生健康管理部门建设医共体过程中给予有效支持，掌握了大量基层医共体建设、分级诊疗的第一手材料。应该说在医共体建设的专题研究和工作推动等方面积累了一定的经验和丰富的资料，具有一定的权威和造诣，取得了一定的成效。

本书的面世，对大家深入了解我国医联体、医共体的建设和发展情况，进一步促进医联体、医共体建设取得新成效，实现医疗服务体系运转效能和群众就医体验双提升都将是十分有益的，也将为进一步深化医药卫生体制改革和健康中国建设做出贡献！

中国卫生信息与健康医疗大数据学会会长，原国家卫生计生委副主任

金小桃

2021年1月

序　四

　　我国县域人口多，老龄人口和慢性病患者增长快，医疗卫生资源面临紧缺、发展不平衡、服务能力较弱等问题，难以满足群众日益增长的医疗需求。通过构建县域医共体，整合相关医疗卫生资源，加强信息资源共享，最大化发挥资源优势，可以有效提升医疗服务质量和工作效率，同时降低就医成本，减轻基层群众就医负担，增强群众健康获得感、幸福感和安全感。构建紧密型县域医共体，实施分级诊疗、合理诊疗，创建有序就医新秩序，需要大力加强基层医疗机构信息化建设，通过引进信息技术来整合医疗卫生资源、完善医疗资源集约配置，并以此为支撑构建完善的疾病防范与诊治体系，这对提升基层医疗卫生服务能力具有重要的积极作用。其一，通过信息化建设将分散在基层各医疗机构的人才资源加以整合，推动分级诊疗和优质资源下沉，同时培养更多高素质专业医疗人才，全面提高医疗服务能力；其二，通过信息化建设整合医共体内闲置或利用率低的医疗资源，特别是医疗设备资源，做到资源共享、最大化使用；其三，通过信息化平台建设，统筹管理物资采购、分配、调度、使用过程，可以大幅节省人力、物力、财力消耗，降低医疗成本，提升如新冠肺炎疫情等突发时的基层医疗机构应急物资储备、区域协同、紧急救治的能力。

　　近年来，随着信息技术在医疗领域的快速发展和深度融合，我国县域医共体信息化建设在实践方面取得了显著成效。例如，引入先进的5G移动通信与移动互联网技术，可以让县域医共体内医疗机构非常有限的医疗设备、医疗数据、人员信息等资源联动、信息共享，还能开展远程诊疗，大幅提高业务协同效率；融合可穿戴或便携式医疗设备的物联网技术与医疗流程紧密结合，智能化监控病人信息，可以显著提高医生医护诊疗效率和智能化水平；在医疗人才严重缺乏的县域医共体，通过人工智能来辅助医生做诊断，将有助于解决基层医疗卫生机构医疗专家缺乏的问题，提高基层医疗卫生机构诊疗服务能力；县域医共体更多服务的是广大乡村人口，患者人数占全国60%以上，通过大数据技术建立医共体内服务人口的医疗健康大数据，用于分析、研究区域流行病学，对提高基层人口健康水平具有重要意义；基于云计算技术建设县域医共体信息平台，可以提供预防、急救、治疗一体化信息医疗服务。通过发展信息技术来推动医疗信息化建设，可快速有效地提升县域医疗卫生服务能力和水平，为群众提供方便、价廉、有效、安全的就医服务，让群众真正体会到"小病不出村、大病不出县"的便利与实惠。

中国研究型医院学会移动医疗技术专业委员会是北大医学部和中关村华医移动医疗技术创新研究院联合成立的学术组织。自成立以来，长期致力于国家医改政策和医疗信息技术的研究，并作为技术咨询机构参与了多个地区的医共体建设，对基层医疗机构的运行和改革情况有着深刻的了解。蓝皮书的出版对于推进县域医共体建设具有重要意义。此书除了对医疗体制改革进行系统阐述分析外，还着重对如何建立与医共体组织架构、管理模式相适应的信息化体系进行了介绍。同时，对我国近年来在县域医共体建设方面取得的理论成果和实践经验进行了总结，详细论述了紧密型县域医共体信息化建设框架和结构，深度剖析了县域医共体建设的模式、困境，并提出对策；在医共体建设的技术创新方面，还详细阐述了医共体信息化建设给县域医疗资源整合、医疗服务能力提升等方面带来的深层次变革。

该书内容全面、资料翔实，撰写者医工管交叉互融、专业性强。该书可为县域基层医疗机构在医共体建设和分级诊疗工作中提供有价值的参考信息与实践指导，为政府部门提供战略性参考建议，并为行业提供有价值的实践解析，助力医疗改革和医疗信息化建设。

北京大学党委常委、副校长，中国科学院院士

黄　如

2021年1月

前　言

　　分级诊疗制度是中国"五项基本医疗制度"建设的首要制度，分级诊疗制度建设是我国医疗卫生体系深化改革的重要任务和内容要求。医联体是推进分级诊疗制度建设的有效载体，能够推动医疗卫生服务的体系性建设，强化区域医疗服务体系的运行效能；能够为基层群众提供安全、有效、方便、价廉的公共卫生和基本医疗服务，解决多年面临的"看病难、看病贵"问题，逐步实现城乡基本医疗卫生公共服务均等化，助力健康中国和美丽乡村战略。

　　2017 年，国务院办公厅印发《关于推进医疗联合体建设和发展的指导意见》，明确提出在县域主要开展医共体建设。2018 年 7 月，国家卫生健康委、国家中医药管理局印发《关于印发医疗联合体综合绩效考核工作方案（试行）的通知》，2019 年国家卫生健康委、国家中医药管理局印发《关于推进紧密型县域医疗卫生共同体建设的通知》，开始在全国范围内试点建设紧密型医共体。

　　在医联体建设方面，截至 2019 年底，全国范围内共组建城市医疗集团1408 个，组建县域医共体 3346 个，组建跨区域专科联盟 3924 个，组建面向边远贫困地区的远程医疗协作网 3542 个。可见，医共体已成为中国医疗服务体系的主要构成部分。

　　在全国组建医疗联合体的过程中，各地积极探索，涌现一批试点典型。譬如，广州花都、浙江湖州、辽宁大连、山东日照试点推进城市医联体网格化布局管理，探索优质医疗资源下沉及区域内医疗资源共享；在医共体组建

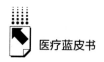

方面，深圳罗湖、浙江德清、江苏启东、福建尤溪、安徽天长等试点推进紧密型县域医共体建设，有效实现了县域医疗服务能力及水平的提升。国家卫生健康委依据试点建设实际情况，及时总结、提炼各地建设实践的典型经验，并于 2020 年 7 月与国家中医药管理局联合印发《医疗联合体管理办法（试行）》（以下简称《办法》）。《办法》对医共体内部的组织架构、管理体制、分工定位、保障供应、资源流动等内容均进行了清晰的规范。这也标志着中国县域医共体建设进入规范发展阶段。

中国研究型医院学会作为以探索和建设研究型医院为目标的具有医疗服务、科学研究和临床教学"三位一体"功能的全国性一级学会，始终强调把医疗实践与医学研究结合起来。作为二级学会，中国研究型医院学会移动医疗专业委员是 2015 年成立的全国首家医工交叉的学术组织，主要任务包括：开展移动医疗理论研究，探索移动医疗行业发展规律；综合移动医疗相关成果，引领制定行业诊疗、技术规范和标准；开展移动医疗学术交流，推动移动医疗产业发展，促进移动医疗科研成果的转化和应用。

为探索医共体建设模式，建立以人民健康为中心、组织结构科学合理、资源管理统一高效、上下联动流畅自如、急慢分治分工明确、双向转诊有效衔接、预防治疗有机结合的医疗服务体系，移动医疗专业委员会组织相关专家多次赴各省市医共体建设样板地区进行调研，并结合往期帮助部分地区政府建设医共体的经验，编撰了这本《中国县域医共体发展报告（2021）》。本书编写人员既有国家卫生健康委、中国科学院、中国社会科学院、北京大学医学部、北京大学信息科技学院、北京邮电大学等政府部门、科研院所和高校的专家、教授和学者，也有部分省（区、市）卫生健康委、省（区、市）人民医院、大学附属医院和县级卫生健康管理部门、医疗机构等处于临床和业务最前沿的主要负责领导。他们中既有中国医联体建设的设计者、推动者，也有实践者。其间，我们多次组织不同形式的座谈会，就本书的选题、目录、内容、设计、编排等广泛征求意见。编纂此书，既可供读者系统了解中国医共体建设背景、理论基础、经济学原理使用，又提供医共体建设方案指导，记录国内部分地区医疗服务体系建设的先进案例，使读者能够横向借鉴、开阔视野。

移动医疗专业委员会在先后参与的 7 个省 18 个市的 44 个县域医共体建设中发现，虽然各地区医共体建设大部分已开展了上下协作和区域医疗资源共享的相关业务（如远程医疗、定点帮扶、医护人员县招乡管等），但在医共体统筹规划、医共体建设思路、项目实施、投入保障、人事安排、薪酬分配及监管考核等重大事项方面仍显得不尽合理或推进困难。总体来看，县域医共体建设距离县域内医疗卫生服务一体化及医疗、医保、医药"三医"联动的分工协作、共建共享机制的建设目标仍有较大距离。

究其原因，一方面是在设计方案时对医共体建设和运转的意义和原理缺乏统一的认知，难以做到统筹全局、因地制宜、条理清晰地设计合理的建设方案，不能构建兼顾各方、长效运行的机制。另一方面，在落实方案时，对具体做法和流程了解得不够细致，处于离开政策文件就手足无措的状态。为此，使医共体建设者在国家政策文件之外，能够系统地掌握医共体的理论知识和原理，了解先进地区实践情况，总结经验，开阔眼界，就显得大有裨益了。这也正是编辑本书的重要意义。

在本书编写过程中，我们得到了国家卫生健康委、中国科学院、中国社会科学院、北京大学医学部、江苏省人民医院、甘肃省人民医院、广东省第二人民医院、复旦大学附属医院、医疗联合体属地地方政府等单位和专家的大力支持和帮助，在此一并表示感谢！

中国县域医共体建设目前依然处于试点阶段，整体建设时间不够长，在第一本蓝皮书中，我们从多级统筹和地区两个层面，对具有典型意义的建设实践进行阐述和分析，这是针对中国县域医共体发展现实做出的选择。未来，我们将根据中国县域医共体建设实践的发展，对内容框架进行优化调整。县域医共体在世界医疗领域还是一个新事物，还需要长期的跟踪和研究；再加上，我们从策划、组织到撰写成稿才用了一年多的时间，无论是组织架构还是内容撰写以及文中观点，难免会显得粗糙或出现疏漏，甚至可能会出现一些逻辑不够严谨的地方，还望诸位专家、学者和领导多多批评指

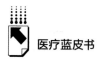

正，以便我们下一版能够更新和逐步完善。不胜感谢！

刘丰梅

2021 年 1 月

摘　要

中国的县域医共体建设是在医疗服务体系改革进入深水区、分级诊疗制度建设进入完善和落实关键期的大背景下，基于健康中国战略、乡村振兴战略的要求，遵循"以人民健康为中心"的发展理念，总结"新医改"启动后10余年来的实践经验和教训，顺势推出的健全我国分级诊疗制度、完善医疗服务体系的重要抓手和举措。县域医共体建设的方向和思路确立后，就备受党中央和国务院的重视。中国的县域医共体建设经过前期的试点、扩大试点，目前已经进入规模化试点和县域全覆盖建设的要求阶段。

鉴于中国县域医共体建设的时代性、特色性和其在分级诊疗制度建设、医疗服务体系改革以及城乡医疗卫生一体化中的重要性，本编委会经过精心策划、组织和研讨，经过一年多的打磨，方得以成文，概要如下。本成果在结构上分为总报告、统筹篇、地区篇和专题篇四个部分。第一部分是总报告，主要是基于国家的医疗服务体系建设需要服从和服务于国家的经济和社会发展总目标、战略和实施步骤，分级诊疗制度建设是新时期构建优质高效医疗卫生服务体系的重大举措的思想和建立分级诊疗制度、组建县域医共体是推进健康中国实施的坚实保障的认识，梳理介绍了中国的医疗卫生服务体系、分级诊疗制度的建设演进以及"新医改"启动后在医疗联合体建设方面的探索。然后，在介绍中国县域医共体建设现状和特点的基础上，梳理总结了中国县域医共体建设在试点和探索过程中出现的问题，总结提炼了推进县域医共体建设的难点，并据此从战略性和策略性层面提出了推进县域医共体建设的对策建议。第二部分是统筹篇，分别从县域医共体信息化建设、远程协作、智慧分级诊疗以及远程专科协同救治方面介绍了县域医共体建设的经验和遇到的问题以及下一步的建设思路和方向。第三部分是地区篇，介绍了河北围场、云南东川、河南鄢城、广东阳山、浙江德清和江苏浦口这6个经过严格筛选且各具特色的典型地区的医共体建设情况与经验。第四部分是专题篇，从县域医共体建设实际经济成效的角度，选择不同案例分析县域医共体信息化建设带来的实际经济效果；从县域医共体内主要参与者利益诉求的角度，利用博弈论理论分析县级政府、县级医院、乡镇卫生院和村卫生室等各主体的合作动力，试图通过理论分析和评价探求县域医共体建设的内生动力及下一步县域医共体建设需要医疗改革支持的改革方向；从县域医共体系统内各主体利益的角度，利用博弈论的局势稳定分析的方法试图探求县域医共体建设的稳定且有效的组建模式。

关键词： 县域医共体　医疗联合体　医疗体制改革　健康中国

目 录 ⌐╲▨

Ⅳ　专题篇

皮书数据库阅读**使用指南**

总 报 告
General Report

B.1
中国县域医共体建设的
背景、现状与趋势

杨洪伟*

摘　要： 国家的医疗服务体系建设需要服从和服务于国家的经济和社会发展总目标、战略和实施步骤，分级诊疗制度建设是新时期构建优质高效医疗卫生服务体系的重大举措。建立分级诊疗制度、组建县域医共体是推进健康中国建设的坚实保障。本文基于中国医疗卫生服务体系、医疗服务联合体建设探索以及医疗服务面临的现实问题的背景，系统梳理了如下内容：中国县域医共体建设由前期试点向规模化试点和全覆盖复制推广的现状；在建设过程中坚持统筹规划、稳步推进的特点；其面临的基层能力不足、医疗保

* 杨洪伟，研究员，曾任国家卫生计生委卫生发展研究中心副主任、卫生部卫生经济研究所副所长，卫生部国外贷款办公室综合处处长，卫生部派世界卫生组织驻华代表处项目官员，主要研究方向为宏观经济与卫生、社区卫生服务和基层医疗机构的改革与发展、农村卫生及农村合作医疗、国家药物政策及传统医学发展。

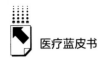
险效用没有充分发挥、决策与执行难等难点；体制机制和利益约束下的重形式、轻内容，重医疗、轻公卫，重数量、轻质量等问题。最后提出了推进县域医共体建设的战略性和策略性建议。

关键词： 医疗服务体系　分级诊疗　医疗联合体

一　中国县域医共体建设的背景

（一）中国医疗卫生服务体系的发展

医疗卫生服务体系，是指主要由医院、基层医疗卫生机构和专业公共卫生机构等医疗服务提供者组成的整体。根据这一界定，中国医疗卫生服务体系的结构如图1所示。

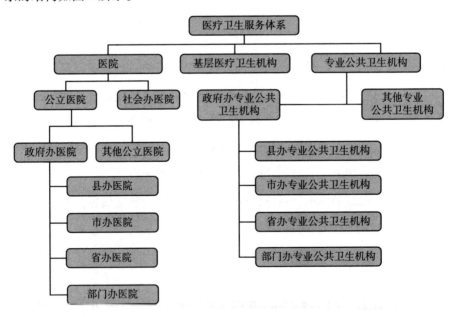

图1　中国医疗卫生服务体系的结构

资料来源：根据历年《中国卫生健康统计年鉴》制作。

医疗卫生服务体系的主要功能是为民众提供疾病预防和医疗服务，保护、改善、维持人民健康和生命安全。一个国家医疗服务体系的建设和发展一定是服从和服务于国家经济和社会发展的总体目标、战略和实施步骤的。中国医疗服务体系建设和发展大致可以分为以下几个阶段。

1. 改革开放前国家统筹建设

为了尽快改变新中国成立后面临的经济落后、医疗卫生条件差的局面，在极其艰难的环境和条件下，新中国的开国领袖们为我们做出了一系列制度选择和战略选择的重大决策。在经济体制上，选择了计划经济；在发展战略上，选择了迅速实现国家工业化，优先发展重工业；在发展资金的筹集上，选择了"以农补工"的工农业产品价格"剪刀差"政策。服从和服务于这样的制度选择和战略选择，新中国的卫生事业在党和国家的第一代领导集体的领导下，医疗服务体系的建设和发展取得了巨大进步，为人民健康水平的提高做出了重要贡献。经过30年的发展，中国医疗服务的供给能力得到了显著提升。这种提升在机构数、病床数和卫生技术人员数等几个主要体现服务能力的指标上都有所体现。

如图2所示，在1950~1980年的30年间，中国医院数从2803家发展提升至9902家，增长2.5倍以上。在医院数量增加的同时，医院的床位拥有量也在增加（见图3）。

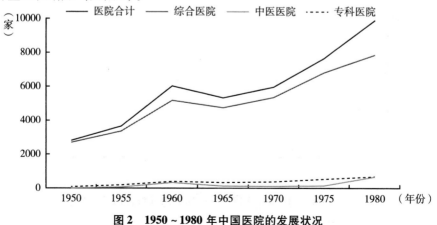

图2　1950~1980年中国医院的发展状况

资料来源：《中国卫生健康统计年鉴2019》。

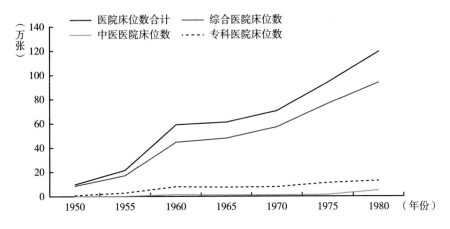

图3 1950～1980年我国医院床位拥有量

资料来源：《中国卫生健康统计年鉴2019》。

在新中国成立的前30年间，中国医院床位拥有量从1950年的9.10万张发展到1980年的119.58万张，增长12.14倍。这30年，体现卫生服务能力的卫生技术人员队伍的发展，也是令人鼓舞的。这支队伍的人员总数从55.50万人增加到279.82万人，增长了4倍多（见图4）。

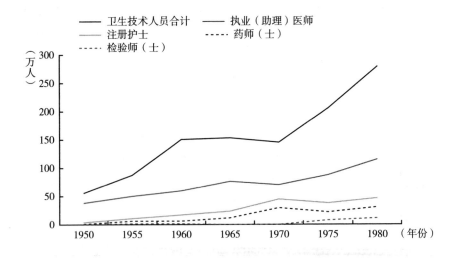

图4 1950～1980年中国卫生技术人员数量及构成情况

资料来源：《中国卫生健康统计年鉴2019》。

服务能力的提升，表现为服务数量和服务水平的上升，体现为人民群众的医疗保健需求得到了较高程度的满足以及健康水平的提升。在这30年间，中国人民健康水平的提高，体现在主要健康指标上为：预期寿命从新中国成立前的35岁，提高到1981年的67.9岁，提高近1倍；婴儿死亡率从新中国成立前的200‰下降到1981年的34.7‰。

这一时期，中国的医疗服务体系的建设和发展呈现以下四个特点。

第一，国家举办包括医疗服务体系在内的卫生事业。新中国成立后，我国的医疗卫生服务体系在政府的统一组织下快速发展，很快建成了覆盖全国、较为完整的医疗卫生服务体系；在层次布局上比较注重基层，更加关注占人口多数的基层医疗服务机构和农村医疗服务体系建设。

第二，用社会力量解决资源短缺问题。新中国发展卫生事业面临资源和人才的双重短缺。为了解决资金短缺问题，1954年，国家出台"医院药品价格加成政策"，并在全国的医疗机构实施。这样，医疗机构在销售药品时，会在批发价格的基础上进行零售加成，形成零售价格。政策上，对药品批零差价的加成部分免税，全部收入留给医疗机构。当时规定的药品加成率是：西药加成不得超过15%，中成药加成不得超过16%，中草药加成不得超过29%。这就是著名的"以药补医"机制的由来。在当时的环境和条件下，政府决定实施"以药补医"的政策，这也可以被看作动员社会力量支持卫生事业发展的重要途径和方式。解决卫生人力短缺问题的思路是：从群众中来，到群众中去。在农村培育一支由"赤脚医生"组成的基层卫生队伍。"赤脚医生"就是从农村群众中选择那些医学世家出身或有高中学历的略懂医学病理的年轻人，经过短期培训后在村里不脱产地为村民们提供基本医疗和卫生保健服务。"赤脚医生"的出现对化解农村缺医少药的情况、保障农民的医疗可及性发挥了重要的作用。

第三，明确的服务对象。新中国把工人、农民、解放军指战员（工农兵）作为最重要的服务对象。在新中国成立时，这三个阶层被认为是最彻底的无产阶级，是社会主义国家最具革命性、先进性的阶层。同时，他们也是国家迅速实现工业化、建设社会主义强国的最重要力量。这样明确地提出

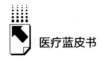

医疗卫生工作的服务对象，体现在 1950 年 8 月第一届全国卫生会议上确定的卫生工作方针。时任卫生部副部长贺诚提出"卫生工作三大方针"，可简称为"三大方针"，即"面向工农兵，预防为主，团结中西医"。1952 年第二次全国卫生会议，周恩来加入"卫生工作与群众运动相结合"，形成"卫生工作四大方针"，可简称为"四大方针"，即"面向工农兵，预防为主，团结中西医，卫生工作与群众运动相结合"。

第四，医疗服务体系建设和发展的城乡差别源自新中国的制度选择和战略选择。在中国经济结构呈现"二元结构"的同时，中国的医疗服务体系也呈现较为明显的"二元结构"。城市医疗卫生经过统一的规划、组织和发展，逐步形成了以市区三级医院和街道（社区）卫生服务中心为支撑架构的城市公费医疗服务体系。农村医疗卫生主要是由"赤脚医生"、个人诊所及乡镇卫生院和县级医院组成的支撑体系下的农村合作医疗服务体系。城乡医疗服务体系建设的差别不仅仅体现在体系构建的筹资主体和体系架构，在医疗服务体系的规模、功能和水平等方面也必然存在明显差别，这里不再赘述。

2. 医疗市场化改革

医疗市场化改革是为了与中国特色社会主义市场经济体制相适应，重构医疗卫生体制的探索和实践。医疗服务体系的改革要服从和服务于国家的经济和社会发展的总体目标、战略和实施步骤。国家在经济体制改革中探索的方向是建立中国特色的社会主义市场经济。在这样的宏观背景下，医疗服务体系该朝着哪个方向推进改革，又该怎样推进改革？面对这些问题，卫生界的改革实践者们始终处在一个不断寻求答案又在不断否定答案的徘徊状态。这种徘徊特别反映在对一些有了结论性理论主张的地方，仍然有人提出不同的看法。例如，早在 1997 年《中共中央、国务院关于卫生改革与发展的决定》中已经明确"中国卫生事业是政府实行一定福利政策的社会公益事业"，今天仍然在倡导实施"全民免费医疗"。党的十八届三中全会决定指出，"使市场在资源配置中起决定性作用"。习近平总书记在 2016 年的全国卫生大会上也明确指出：在基本医疗卫生服务领域，政府要有所作为，坚持政府主导；在非基本医疗领域，市场要有活力，鼓励社会力量提供服务，满足群众多样化、差异化、个性化健康服务。[①] 2017 年，国务院办公厅印发《关于支持社会力量提供多层次多样化医疗服务的意见》，再次强调了医改的公益性导向的多元化改革方向。即便如此，依然还有人坚持卫生领域不适用市场机制、质疑基本医疗"公益性"的问题等。之所以在重大基础理论问题上出现徘徊，主要是因为当摆脱计划经济的指令性、靠"一只手"管理经济及社会运行的模式以后，面对的是需要"两只手"（政府、市场）甚至"三只手"（政府、市场、社会力量）来管理经济及社会运行的模式，但是始终找不到"两只手"或"三只手"各自活动的范围和边界。徘徊的结果就是总体上还是习惯于"一只手"管理。

在卫生改革的第一阶段（1979~1991 年），卫生领域面临的问题是：计划经济体制下的"独家办、大锅饭、一刀切、不合算"的弊端显现；财权下放、预算收紧、物价上涨、资金短缺；供给短缺产生"看病难、住院难、手术难"。1991 年，国务院《国民经济和社会发展十年规划及第八个五年计划纲要》制定新时期卫生工作方针，即"预防为主，依靠科技进步，动员全社会参与，中西医并重，为人民健康服务"的五大方针。这一阶段出台的改革措施主要如下。一是打破"独家办"的局面，增加医疗服务的供给渠道和层次。二是改变管理体制和运行机制，对医院实行"全额管理、定额补助、结余留用"的经费补助管理模式；扩大医院自主权，实行党委领导下的院长负责制。三是实行各种形式的责任制、承包制。四是改革医疗收费制度。五是预防保健实行有偿服务。这些改革措施的整体出台，对改善医疗服务供给、提高医疗服务效率无疑会起到有效的作用。当我们认为强化市场机制的手可以使问题得到解决的时候，否定答案的问题出现了：市场化改革造成了农村合作医疗基本解体，医疗机构的补偿机制改革导致医疗卫生事业的公益性淡化；经营所有权的分离改革引致所有者"缺位"现象以及主

---

① 习近平：《把人民健康放在优先发展战略地位》，http://www.xinhuanet.com/politics/2016 -08/20/c_ 1119425802.htm。

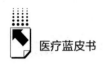

管部门对医疗卫生机构的调控能力弱化。

医疗卫生改革第二阶段（1992~2002年）的主要任务是加强宏观管理和市场约束机制建设、明晰产权关系、健全补偿机制等。这个阶段改革的本质就是要通过宏观政策调控，确立医疗机构主体的市场地位，培育和发展医疗卫生市场。在这一时期，标志性的事件就是《关于卫生改革与发展的决定》（以下简称《决定》）提出的卫生工作七大方针：以农村为重点，预防为主，中西医并重，依靠科技与教育，动员全社会参与，为人民健康服务，为社会主义现代化建设服务。最具影响力的制度创新措施是城镇职工医疗保障制度的建立；最值得汲取的经验是注重改革的总体设计和强调医改必须"三医"（医疗、医保、医药）联动。这一时期，医疗服务体系改革推出了医疗机构分类改革的举措，但最终因为不具有制度创新的意义、不能很好地适应经济社会的发展要求而没有得到延续。

卫生改革的第三个阶段（2003~2015年）是改革开放以来最大的一次公共政策过程实践。以2003年春季暴发的"非典"（SARS）、2004年12月发布的第三次国家卫生服务调查结果和2005年7月国务院发展研究中心提出的"医改基本不成功"的结论等典型事件为代表，中国卫生领域长期积累的体制机制性矛盾和问题充分地暴露出来。这些问题后来被政策制定者界定为：卫生事业发展水平与人民群众需求不适应；卫生事业发展与经济社会协调发展要求不适应；城乡间、区域间发展不平衡，资源配置不合理；医疗保障制度不健全；医院管理体制和运行机制不完善；药品生产流通秩序不规范；政府卫生投入不足；公共卫生和农村、社区卫生工作薄弱；医药费用上涨过快，个人负担过重。从另一个维度看，党的十六届三中全会召开并提出"坚持以人为本，树立全面、协调、可持续的发展观"。2004年，党的十六届四中全会提出了以"立党为公、执政为民"为核心的执政理念。2005年，党的十六届五中全会提出"十一五"期间提高人民健康水平的基本思路。2006年，中央政治局第35次集体学习专门研究卫生问题；党的十六届六中全会对医药卫生体制改革做出了部署，提出了要求。以这次中央全会为标志，医药卫生体制改革问题被正式列入党和国家最高决策机构的政策议程。

自 2006 年起，政府组织多方机构对新一轮医改方案展开研究并提出建议。决策办事机构（医改方案起草组）组织全国各地的业内、业外人士召开多轮咨询研讨会，政府高层领导甚至邀请基层的村民代表和村医代表到中南海座谈，征求他们对医改的意见。医改方案形成后，政府还就医改方案草案向全球征集意见和建议。如此之举，开世界重大公共政策决策过程之先河！

2009 年 4 月，历经 3 年之久的论证和选择的"新医改"启动，提出了俗称"四梁八柱"的医改目标。至此，经过问题识别、问题界定、确定议程、政策论证、方案选择和政策确定，可以说《中共中央　国务院关于深化医药卫生体制改革的意见》是经历了最为科学完整的政策过程，制定的最完整、最系统、最好的医改政策。在医疗服务体系的改革上，"新医改"对形成包含各级医疗机构在内的整合医疗服务的规定以及对分级诊疗的规定，与今天强调的建立"以人为本的整合型医疗服务模式以及建立医疗服务共同体"的理念一脉相承。

在这一阶段的改革实践中，以"保基本、强基层、建机制"为中心，主要在加强基层医疗卫生服务体系建设的基础上大力推进公立医院改革试点和分级诊疗制度建设。这一阶段在"保基本、强基层"方面做出了巨大努力，也取得了重大的阶段性成就。在建机制方面，尽管在认识上有一定反复和徘徊，但也取得了中国卫生总费用构成变化上的很大进步。卫生筹资结构的变化，反映了改革过程中人们对卫生事业的性质和卫生筹资责任划分的认识过程。2001 年，卫生总费用筹资结构中个人卫生支出比例高达 59.97%，政府卫生投入严重不足（见图 5）。从 2002 年开始，个人卫生支出的比例开始逐渐下降，到 2018 年已经下降到 30% 以下（28.61%）。这使中国的卫生筹资公平性显著改善，在很大程度上助力政府保基本重点目标的实现。

医疗机构的服务功能在这个阶段也快速提升。医疗机构床位数的变化趋势如图 6 所示。特别是"新医改"启动以来，医院和基层医疗机构的床位数都呈现快速增加态势，但医院床位数的增加速度远远高于基层医疗卫生机构床位数的增速。这意味着，一是"强基层"落实不到位。"强基层"作为医改工作的重心在落实过程中没有得到应有的政策支持。二是没有体制机制

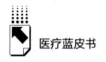
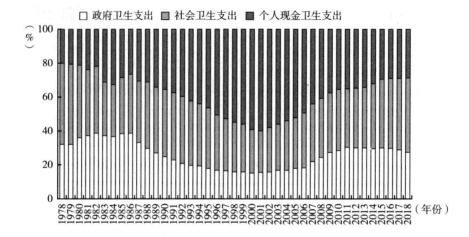

图5 改革开放40年间中国卫生筹资结构的变化

资料来源：国家卫生健康委卫生发展研究中心《中国卫生总费用研究报告2018》。

的改变（真正的改革），资源很难配置到基层。同样，如图7所示，以每千人口医疗机构床位数这一指标变化来展示良好发展状态的同时，也呈现在发展过程中形成的巨大的城乡差别及其扩大趋势。这说明，城乡医疗"二元"发展状态需要真正的改革。

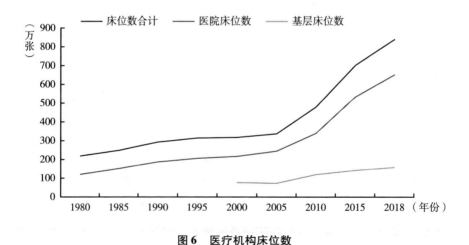

图6 医疗机构床位数

资料来源：《中国卫生健康统计年鉴2019》。

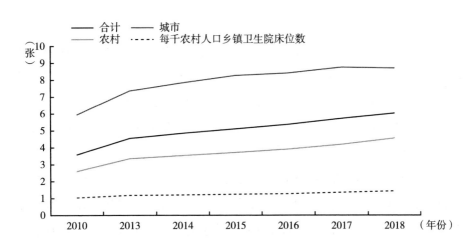

图7 每千人口医疗机构床位数

资料来源:《中国卫生健康统计年鉴2019》。

3.健康中国建设

健康中国建设阶段是改革与发展并重、以发展带动改革的阶段,主要任务是推进实施健康中国战略。分级诊疗制度建设被认为是深化医药卫生体制改革和实现健康中国战略的关键环节。2015年9月《国务院办公厅关于推进分级诊疗制度建设的指导意见》(国办发〔2015〕70号)和2017年4月《国务院办公厅关于推进医疗联合体建设和发展的指导意见》(国发办〔2017〕32号)相继发布。2016年8月19～20日全国卫生与健康大会召开,习近平出席会议并提出新时期卫生与健康工作方针,即"以基层为重点,以改革创新为动力,预防为主,中西医并重,将健康融入所有政策,人民共建共享"。2016年7月,世界银行集团、世界卫生组织、财政部、国家卫生和计划生育委员会、人力资源和社会保障部历时两年的医改联合研究,共同发布了《深化中国医药卫生体制改革,建设基于价值的优质服务提供体系》报告(俗称"三方五家"报告),建议中国利用10年时间,建立"以人为本一体化服务"(PCIC)模式,加强基层卫生服务的核心地位。2017年10月,习近平总书记在党的第十九次全国代表大会上提出了建立优质高效的医疗卫生服务体系

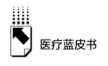

的任务。

分级诊疗制度、以人为本一体化服务模式和优质高效的医疗服务体系三者之间有着高度的内在一致性。三者都努力推动实现转变，在医疗服务理念上，从病人转向人、家属及所在社区居民，从以治病为中心转向以居民健康为中心。在医疗服务内容上，从提供医疗服务、治病转向将各级各类服务（健康促进、疾病预防、治疗和临终关怀等）整合起来，并根据健康需要，为病患提供终身连贯的服务。在服务体系组织上，强调价值和服务质量，强调体系的整体效率。这三者都强调基层医疗卫生服务体系的重要性，因而自2015年国务院发文推进建立分级诊疗制度起，几乎每年都有专门的政府文件发布，有步骤地部署这项重要的制度建设，其中的重点就是要建好县域医疗共同体。这既是新医改"强基层"的重点任务，也是分级诊疗制度建设的重要抓手。当前，各地正在开展医共体建设和相关体制机制的探索，医共体建设和发展进入了新时期。

作为新一轮医药卫生体制改革的组成部分，现在推进改革的每一个措施和步骤都吸引着世界卫生组织、世界银行等国际组织的高度关注。这一方面是由于从改革的初始阶段（政策论证和方案选择）国际组织就介入了本轮医改，更重要的是，从我们提出建立分级诊疗制度到把分级诊疗制度作为一项独立的制度来推进，再到提出推动医共体建设，这个全过程与世界卫生组织研究、提出"以人为本的一体化卫生服务"的全球战略几乎是同步推进、同时完成的（见表1）。

正是这样一种同节奏和相互融通的政策开发过程，使中国医药卫生体制改革在改革的路径、方法和策略上与国际最新战略相一致，也使国际社会对中国的医改充满期待和信心。因此，"三方五家"领导人为联合研究报告撰写的"前言"中写道："我们相信，中国的医药卫生改革经验可以为其他国家提供诸多借鉴，同时也希望这份研究报告可以为全球医改知识积累做出贡献。"

表1 世界卫生组织 IPCHS 全球战略的形成和中国医改政策出台对照

年份	重要进展(世界卫生组织)	重要进展(中国)
2009	世界卫生大会通过 WHA62.12 号决议,敦促改善初级卫生保健和加强卫生体系	医改文件:采取增强服务能力、降低收费标准、提高报销比例等综合措施,引导一般诊疗下沉到基层,逐步实现社区首诊、分级医疗和双向转诊
2011	世界卫生大会通过 WHA64.9 号决议,倡导可持续的卫生筹资结构和全民健康覆盖	医改三年总结:坚持保基本、强基层、建机制的基本原则。强调从保基本起步,优先保障基本医疗保险、基本医疗服务、基本公共卫生等需求;从强基层入手,健全城乡基层医疗卫生服务体系,提高基本医疗卫生服务可及性;从建机制着眼,为卫生事业可持续发展提供制度保障
2013	世界卫生组织秘书处组织开展整个卫生组织范围内的合作,开发"整合的、以人为本的卫生服务框架"(简称"框架",IPCHS) "框架"第一稿提交全球技术会议审议	党的十八届三中全会决定:完善合理分级诊疗模式,建立社区医生和居民契约服务关系
2014		2014 年 7 月,中国政府与世界银行、世界卫生组织决定共同开展一项医改联合研究,以进一步完善政策规划,深化医改工作
2015	"框架"的中期报告发表,提出了"以人为本的一体化卫生服务"的加强卫生体系的全球战略 在成员国中开展线上咨询 通过区域办公室向成员国开展咨询	2015 年 9 月 11 日《国务院办公厅关于推进分级诊疗制度建设的指导意见》(国办发〔2015〕70 号)发布。文件提出"为患者提供科学、适宜、连续性的诊疗服务" 2015 年 10 月 29 日,党的十八届五中全会提出了"健康中国"国家战略,将改善全民健康作为卫生系统的主要战略目标
2016	世界卫生组织执行董事会在第 138 次会议上通过 EB138.R2 号决议,提出"加强整合的、以人为中心的卫生服务" 世界卫生大会在第 69 次大会上通过 WHA69.24 号决议,确定实施"加强整合的、以人为中心的卫生服务"的全球战略	2016 年 7 月 22 日"三方五家"报告发布,提出:核心是全面采用新的服务提供模式,即"以人为本一体化服务"(PCIC)模式,促进中国尽快实现卫生服务提供体系改革的愿景目标,使投入的资金产生更大的价值 2016 年 8 月 19~20 日全国卫生与健康大会召开,习近平总书记发表重要讲话,提出建立优质高效的医疗卫生服务体系的任务

资料来源:世界卫生组织部分,*Development of Framework Key Milestone*,http://www.who.int/servicedeliverysafety/areas/people - centred - care/framework - development/en;中国部分,笔者整理。

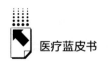

（二）中国医疗服务联合体建设探索

欲知大道，必先知史。医疗卫生服务体系改革是中国特色医疗卫生服务体系的自我革新、自我完善和自我发展。医疗服务共同体是医疗服务联合体在县域建设实现的一种形式或模式，要研究和了解医疗服务共同体就需要把握医疗服务联合体的探索演进情况。纵观中国医疗改革历程，医疗服务联合体建设探索大致可以分为以下六个阶段。

1. 医疗服务联合体萌芽

20 世纪 80 年代初期，中国医疗卫生行业主要问题是医疗服务供给不足，医疗机构还是全民所有制和集体所有制，医疗机构间缺乏竞争、服务意识还不强、效率低下。同时，伴随居民医疗需求迅速增加和自主择医权利的扩大，已有的双向转诊制度已经名存实亡。与此相应，出现了大医院"住院难、看病难"而小医院业务不足、资源闲置的问题。医疗资源使用在大小医院间不平衡的情况促使了小医院与大医院组建医疗协作联合体。当时，组建医疗联合体的主要动力是大医院的先进医疗技术、高级医疗人才资源能与小医院闲置的医疗设备、空闲的床位等资源互补，可缓解医疗服务供需错配的结构性问题。但鉴于当时体制性和制度性的缺陷，组建医疗联合体的双方在资源使用和利益分配上的不对等致使当时组建的医疗联合体不久就不欢而散。

2. 医疗服务联合体探索

伴随医疗服务需求和供给形式的变化，1989 年中国多部门联合发文推出了医疗改革的新政策。新政策在确定编制、服务质量和拨款数量的基础上，规定医疗机构同医疗主管部门签订合同实行自主经营管理、自主支配盈余，并实行了有偿服务和提高收费标准的配套措施。1993 年十四届三中全会关于社会主义市场经济改革方向确立以后，城市医疗机构迅猛增多；与此同时，一些基层医疗机构（尤其是企业医院）经营效率低下。1997 年，《中共中央、国务院关于卫生改革与发展的决定》要求"积极推进卫生改革""改革城市卫生服务体系"。在此期间，南京鼓楼集团于 1996 年成立，拉开了医疗资源整合的序幕。此后，上海、江苏、北京、辽宁等地通过托管、合作、兼并和共建等多种形式组建医疗集团。少数民营医院也开始跨区域扩张。这时的医疗机构间的合作多是战略联盟性质的市场行为，成员间合作的广度和深度都不够，合作的目标和组建架构还处于探索阶段。

3. 医疗服务集团组建

2000 年 2 月，《关于城镇医药卫生体制改革的指导意见》（国办发〔2000〕16 号）提出了鼓励各类医疗机构通过合作、合并的方式共建医疗服务集团；之后，又陆续制定了 13 个配套文件来大力推进医疗服务集团模式。在国家政策的大力支持和推动下，全国各地公立医院进入快速组建医疗服务集团阶段，北京的朝阳医院集团、上海的瑞金医院集团、南京的长江医院集团等先后成立。2000~2005 年的 5 年间，全国各地除新疆等少数地区外基本都组建了各种形式的医疗服务集团，社会资本开始进入医疗领域，也涌现一些民营医疗集团，并探索出了一些具有代表性的合作模式，如以大庆为代表的兴办模式，以中山大学附属医院托管区人民医院和社区卫生服务中心为代表的托管模式，以青岛为代表的兼并模式，以上海为代表的委托经营的集团模式，以航空集团第二医院为代表的援助合作模式，以沈阳东方医疗集团为代表的资本纽带合作模式和以北京朝阳医院集团为代表的协议合作模式（朝阳医院集团 2003 年解体）。这些实践都试图尝试构建区域医疗服务一体化的运行机制，以增强区域医疗服务的连续性和一致性。

在这一阶段，各地医疗集团的组建主要得益于政策的推动以及社会民营资本的进入。当时政策的主要思路是，通过医疗集团建设，发挥大医院的技术和管理优势，带动发展较差、基础薄弱的基层医院。同时，大医院也有扩规模、降成本和提市场份额的需要，基层的医疗服务能力和资源利用水平有待提升。在实际操作过程中，由于经验不足和组织内部存在协调、结构和利益分配等问题，成员认可度低、内部协作困难。大批医疗集团运作一段时间后无奈解体，即使存续下来的集团内部也没有形成分工协作的局面，仍然延续了以往的独自提供医疗服务的运作模式。可以说，源自 2000 年的医疗服务集团的组建基本上以失败告终。

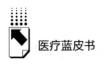

4. 社区卫生服务奠基，新医疗服务联合体组建

2000 年以来，伴随公立医院的逐利性不断强化及基层医疗机构服务能力的不断弱化，市场化导向的医疗改革开始备受指责和争议。在此背景下，国家逐步对医疗改革进行了调整。在支持组建医院集团的同时开始重视社区医疗卫生服务建设。2006 年连续推出了《城市社区卫生服务机构设置和编制标准指导意见》、《关于发展城市社区卫生服务的意见》和《关于公立医院支援社区卫生服务工作的意见》，意在推进医疗服务回归公益性。2006 年应该是加大社区医疗服务建设、为医疗服务联合体奠基的元年。2006 ~ 2008 年，医疗卫生服务改革逐步明确了社区卫生服务在医疗体系中"六位一体"的网底功能，试图建立纵向到底、横向到边的基本医疗服务供给体系。在此期间，社区卫生服务中心得以快速发展，到 2008 年底，社区卫生服务中心已经有 24260 家，服务基层的功能初显。至此，初步明确了社区和二、三级医院的功能定位，为区域性医疗服务联合体的构建打下了组织结构的基础。

在社区卫生服务建设取得一定突破后，建立和完善医院与社区卫生服务中心的分工协作机制、推进区域性医疗联合体建设成为城市医疗体制改革的重心。在宏观政策层面，推进构建区域医疗服务联合体成为一种不可逆转的趋势。2009 年启动的"新医改"明确了城市的医改思路和医改方向。这其中蕴含了对医疗服务联合体建设的规划，并为医疗服务联合体构建奠定了政策基础。

之后，卫生部出台的《区域医疗中心设置原则（试行）（征求意见稿）》和《国家医疗中心评定和管理办法（试行）（征求意见稿）》规划将医疗服务机构按照辐射范围和服务能力划分为国家级、省级、地市级和县级四个层次。这样，从宏观层面上，国家级、省级、地市级和县级四个层次的分工体系基本显现。与此同时，伴随社区卫生服务中心和区域医院医疗服务能力的提升，培育区域性医疗联合体的政策导向逐步显现。近几年，一些地方政府开始积极进入医疗服务联合体建设的推进阶段，特别是上海、北京、深圳、武汉等大城市推进的力度较大。

5. 新医疗服务联合体推进

在社区卫生服务中心建设取得一定效果的情况下，为了解决"看病难、看病贵"问题，健全医疗卫生服务体系成了当前公立医院医疗体制改革的重点问题之一。2011 年 1 月 28 日，中国第一家新型医疗服务联合体"瑞金－卢湾区域医疗联合体"启动，3 月正式挂牌成立。瑞金－卢湾医联体是以章程为共同规范的非独立法人组织。在瑞金－卢湾医联体的体系内，居民将按照"社区首诊""分级转诊"的流程就医，但享受体系内住院转诊绿色通道，享受通过社区医院预约三级医院专家门诊等服务。这次医疗服务联合体的组建不是医疗服务机构间简单的叠加和联合，而是在法人治理的基础上公立医院医疗服务体制改革的创新，这标志着区域医疗服务体系建设在中国开始正式组织试点。2012 年，"上海市第一人民医院－练塘镇社区卫生院联合体"组建，得到了广泛的关注和认可。

2011 年 5 月底，深圳也启动了医疗服务联合体的组团运营工作，基于行政区域和服务定位将组建 13 个医疗服务联合体。与上海不同的是，深圳主管部门提出了"组团大医院用 3～5 年时间取消普通门诊"，意图通过倒逼引导患者"普通门诊到社区"。深圳的做法引起了社会的关注和一些不同的看法和争议。

2012 年 11 月北京第一家医联体"北京朝阳医院医疗联盟"成立，包含 2 家三级医院、2 家二级医院和 7 个社区卫生服务中心。此后，北京友谊医疗联合体、世纪坛医疗联合体在 2013 年 2 月初成立运行。2013 年 11 月 30 日，《北京市区域医疗联合体系建设指导意见》提出：未来 3 年，北京市将在区域内全面推广医联体服务模式，到 2016 年底，北京医联体将达到 50 个，争取达到居民全覆盖。医联体模式在北京处于被政府认可和大力推进的阶段。

此外，武汉、镇江、重庆、郑州、天津等地都依据本地的实际情况纷纷推进新型医疗服务联合体的建设。目前，新型医疗服务联合体在全国范围内加快推进的势头强劲。由此可见，中国新型医疗服务联合体在城市医疗卫生领域的探索成效显现。但是，鉴于理论支持力度的不足以及制度上的制约和利益上的牵绊，新型医疗服务联合体在推进过程中也不断受到质疑。譬如，有的学者质疑，这次"医联体"的热潮会不会像以前组建医疗集团一样无

果而终？也有的媒体提出了"医联体叫座不叫好"的观点。

6. 新医疗服务联合体全面推进，县域医共体提出

经过前几年的多次探索和试错，中国在医疗服务体系构建方面积累了一些经验和教训。自"新医改"启动以来，组建医疗服务联合体逐步成为推进分级诊疗制度建设和完善医疗服务体系的重要抓手。2015 年 3 月，国办〔2015〕14 号文提出将探索医联体建设作为优化医疗卫生资源配置及构建体系完整、分工明确、功能互补、密切协作医疗卫生服务体系的重要任务。2015 年 9 月，国办〔2015〕70 号文提出探索建立包括医疗联合体、对口支援在内的多种分工协作模式。基于此，在全国范围内，对医联体组建及建设的探索和研究风起云涌。特别是 2017 年 4 月国办〔2017〕32 号文的发布，将医疗服务联合体建设推到了制度框架搭建和全面推进阶段。2018 年 8 月，国卫医〔2018〕28 号文的发布，意味着医疗服务联合体建设进入统筹规划、加快推进阶段。至此，全国范围内的所有三级公立医院基本都参与了医联体建设，已形成了城市医疗集团、跨区域专科联盟、远程医疗协作网和县域医共体四种组建模式。其中，县域医共体是以推动分级诊疗制度、提高县域医疗卫生基层服务能力和整体绩效、有效利用医保基金、合理控制居民医药费用为目的，通过体制机制变革，在医院管理、财政补贴、医保支付、药械采购、资源调配、人事薪酬、绩效考核监管等方面进行统一治理，以县级医院为龙头、乡镇卫生院为枢纽、村卫生室为基础的县、乡一体化管理为建设形式，分工协作、三级联动的县域医疗服务体系。

（三）中国县域医共体建设面临的医疗体系问题

医疗服务是医疗机构向社会提供的医疗、卫生、预防和康复等形式的服务，其基本任务是预防疾病、治疗患者，提高人们的健康水平和生存质量。中国医疗服务从供需的匹配度看，不但供给总量不足，结构上也存在严重的错配问题，以致医疗服务效能低下，其问题主要表现在以下几个方面。

1. 医疗服务资源配置不合理问题依然严重

医疗卫生服务体系机构包括医院、基层医疗卫生机构、专业公共卫生机

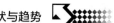

构、其他医疗卫生机构四类。其中，医院包括综合医院、中医医院、中西医结合医院、民族医院、各类专科医院和护理院；基层医疗卫生机构包括社区卫生服务中心（站）、街道卫生院、乡镇卫生院、村卫生室、门诊部、诊所（医务室）。① 2018年底中国医疗资源配置分布情况如表2所示。截至2018年底，中国执业（助理）医师总计3607156人，其中，医院2053527人，占比为56.93%；基层1305108人，占比36.18%；社区卫生服务中心209392人，占比5.80%；卫生院484354人，占比13.43%。医疗机构床位数总计8404078张，其中，医院6519749张，占比为77.58%；基层1583577张，占比18.84%；社区卫生服务中心231274张，占比只有2.75%；卫生院1345628张，占比16.01%。医疗机构总建筑面积564823337平方米，其中，医院368836484平方米，占比65.30%；基层139592288平方米，占比24.71%；社区卫生服务中心22299145平方米，占比只有3.95%；卫生院110749091平方米，占比19.61%。万元以上设备价值128443808万元，医院106634120万元，占比83.02%；基层9144288万元，占比7.12%；社区卫生服务中心3056530万元，占比只有2.38%；卫生院6086778万元，占比4.74%。

表2 2018年底中国医疗资源配置分布情况

	执业（助理）医师（人）	执业医师（人）	床位数（张）	万元以上设备（万元）	建筑面积（平方米）
总计	3607156	3010376	8404078	128443808	564823337
医院	2053527	1911317	6519749	106634120	368836484
基层	1305108	882282	1583577	9144288	139592288
社区卫生服务中心	209392	170523	231274	3056530	22299145
卫生院	484354	284859	1345628	6086778	110749091
医院占比（%）	56.93	63.49	77.58	83.02	65.30
基层占比（%）	36.18	29.31	18.84	7.12	24.71
社区卫生服务中心占比（%）	5.80	5.66	2.75	2.38	3.95
卫生院占比（%）	13.43	9.46	16.01	4.74	19.61

资料来源：《中国卫生健康统计年鉴2019》。

———————————

① 《中国卫生健康统计年鉴2019》。

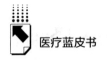

可见，中国主要医疗资源，包括医疗服务人员、医疗设施设备等主要集中在医院，基层配置比较薄弱，尤其是社区和乡镇卫生院医疗资源配置更是不足，基层医疗服务供给无法满足居民对基本医疗服务的需求。

2. 患者向大医院集中，医院负荷偏重没有根本扭转

在居民对医疗服务的需求日益增加的同时，对服务质量的要求也在不断提升。受医疗服务特殊性和医疗资源配置的影响，出于对医疗服务质量的重视，多年来，国内患者在就诊时往往选择大医院和综合性医院，趋高就医的现象突出。2018 年，中国医疗机构总诊疗人次为 830801.7 万人次，其中，各类医院诊疗 357737.5 万人次，占总诊疗人次的 43.06%；基层诊疗 440632 万人次，占比 53.04%。2018 年，全国各类医疗机构总住院人次为 25453 万人次，其中，医院 20017 万人次，占比 78.64%；基层 4376 万人次，占比仅 17.19%。在患者向医院集中、基层分流功能依然不强的情况下，医院的医疗负荷依然处在超重的状态。2018 年，全国病床工作日平均为 287.6 天，病床使用率为 78.8%；医院病床工作日为 307.4 天，病床使用率为 84.2%；基层医疗机构只有 213.2 天，病床使用率只有 58.4%。2018 年，全国医院医师日均担负 2.6 住院床日；社区医师日均担负 0.6 住院床日，乡镇卫生院医师日均担负 1.6 住院床日，医院与基层机构医师间出现巨大的反差。在患者趋高就医、向大医院集中的情况下，中国医院呈现医师负荷偏重、基层负荷不足的运行状态。

3. 基层医疗服务水平依然偏低，自身发展能力不足

自"新医改"以来，在政府的推动和支持下，基层医疗服务得以较快发展，服务能力也大幅提升。截至 2018 年底，基层医疗卫生机构 943639 家，床位数增加到 1583577 张，医务人员数增加到 3964744 人，诊疗人次增加到 440632 万人次，入院患者达 4376 万人次。目前，虽然伴随基层医疗卫生服务条件的改善和能力的提升，再加上社保基金的引导，患者到基层就诊的意愿有所提升，但基层医疗服务机构依然存在医疗人才偏少、医疗诊治水平较低、双向转诊难、绩效考核不到位等问题，致使社区医疗服务的能力有限。

基层的医疗服务供给能力和服务水平与患者对医疗服务质量的需求不匹配，造成患者不相信基层医疗机构的医师。再加上医疗服务机构间的合作协同和信息共享机制尚不顺畅，无法满足患者对医疗服务连续性的要求。因此，为了自身健康和医疗安全以及快速康复，患者依然倾向于选择去大医院就医。在当前医疗服务体制下，患者的缺乏及服务提供质量偏低，致使基层医疗服务机构自我发展能力不足，需要靠政府支持来维持。

4. "看病难"问题依然突出，分工合作机制尚不顺畅

居民"看病难"是中国医疗服务领域的一个突出问题。多年来，伴随患者不断向大医院集中，各地医院也纷纷扩建，增加医疗服务设施和设备，大医院的医生即使忙得连喝水和上厕所的时间都没有，也依然无法满足患者集中的需求。"看病难"主要表现为大医院患者爆满、排长队挂号、候诊区坐满、诊室门前放满病历。面对如此多的病人，医生根本没有充足的时间和患者交流，只好开检查单、开药，然后叫"下一个"。在大医院，一号难求、候诊时间长、门诊医生工作量大等问题在一定程度上折射出"看病难"问题依然比较严重。

大医院负荷偏重，基层医疗机构功能不足，各级医疗机构协同合作、信息共享机制不畅，造成一体化、连续性医疗服务难以形成。各级医疗机构间职责不够明确，双向转诊制度约束不够，双向转诊平台内部激励约束不强，引导小病、慢病患者基层首诊的机制约束性、引导性不强，致使患者对基层医疗机构不信任，不愿到基层就诊，进而造成基层医疗机构病源不足。基层医疗机构为了保收入也不愿意主动将病人转向大医院。这种功能碎裂式医疗服务体系，无法满足医疗服务连续性的要求。

5. 医疗服务管理面临"两难困境"

新中国成立以来，中国的医疗卫生体制已经经历了计划经济体制下科层制的一体化管理阶段和商业化、市场化导向的市场机制运作阶段。在计划经济科层制管理阶段，医疗服务体制形成了严格的三级医疗管理体系，保证了医疗服务的连续性，但医疗服务效率低下，整体服务效率不高，出现了大医院"住院难、看病难"的问题。在经济学上，这种现象被称为"政府失

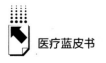

灵",这是政府科层制管理的必然结果。

为了解决医疗服务低下和总体供给不足引致的"住院难、看病难"问题,伴随着整体经济社会改革的推进,20世纪80年代初,医疗服务领域也逐步呈现商业化、市场化的改革,在患者"自由择医"和市场竞争机制的驱动下,大医院快速发展,规模不断扩张。但小医院和基层医疗机构由于病源不足而不断萎缩,原有的三级医疗体系解体,医疗服务重心不断上移,呈现"倒金字塔"形结构。同时,各级医院为了自身的利益,相互之间沟通协调机制缺失,各家医疗机构的医疗服务信息大多处于难以共享的独立状态,基本成了相互独立的医疗"信息孤岛"。医疗服务体系连续性缺乏,呈现"碎片化"状态。在医疗服务体系重心经过多年上移和医疗服务信息割裂的背景下,由于医疗服务体系的断裂和失衡,尽管单体医院规模不断扩张、医疗费用不断增加,依然无法满足患者的就医需求,不但计划经济体制下的"住院难、看病难"问题没有得到解决,反而出现了社会反应强烈的"看病难、看病贵"问题。这是经济学上典型的市场失灵问题。

"政府失灵"和"市场失灵"同时存在是管理学领域的著名管理"两难困境"问题。之所以称为"两难",是因为人们会寻求市场的方式来解决"政府失灵"的效率问题,也会通过政府干预的方式来解决"市场失灵"带来的公平问题。但面对"政府失灵"和"市场失灵"同时存在的情况,人们又该求助于何方?中国的医疗服务管理已经经历了"政府失灵"和"市场失灵"的两个阶段,目前正在经受"两难困境"的困扰。

二　中国县域医共体建设的现状、难点及问题

(一)中国县域医共体建设推进现状:由试点转向规模化复制推广

2017年,《关于推进医疗联合体建设和发展的指导意见》(以下简称《指导意见》)首次提出县域医共体的概念。探索县域医共体建设的用意就是期望能够在县域范围内建立基层首诊、双向转诊、急慢分治、县乡村三级

上下联动分工协作的县域分级诊疗模式，逐步实现区域内医疗资源共享、基层服务能力提升的医疗服务体系。在《指导意见》及系列相关政策的推动下，全国各地对县域医共体建设进行了积极的探索和实践，特别是山西、浙江、安徽等省份全省统一推进。经过两年的建设实践，全国各地已组建了3000余个①不同模式的县域医疗共同体。这两年的建设实践初步证明，建设县域医共体不仅能够改善基层医疗技术条件、提升服务能力和水平，加强县域内三级医疗机构之间的联系，提高县域内的整体医疗服务质量，还能够改善县域内老百姓的就医感受，有利于在基层贯彻落实中央"以人民健康为中心"的理念。

当前，中国医共体建设呈现以下几个亮点。一是基本都是构建县级牵头医院、乡镇（社区）卫生院、村卫生一体化的管理运行机制，缓解基层居民"看病难"问题。已建医共体基本设立了县级医院医生到基层坐诊机制，帮助提升基层的诊疗服务能力。二是推行现代医院管理制度，构建医院现代管理模式。医共体大都实行去行政化、院长职业化、人员聘任化现代管理模式。政府改变编制管理方式和以编定补财政补助方式，实行人员总量控制、全员聘任制管理，采用购买服务、以事定费、专项补助的投入方式。医院管理推行政府只管规划、质量监管等方向性问题，提高医院管理自主权。三是充分利用信息技术，推进资源共享。医共体多借助互联网信息技术建立医疗资源共享中心和远程医疗服务中心，提高医疗效率和资源利用率，有的还为居民建立电子健康档案管理、慢病管理等优质服务，助力医共体信息共享和增强上下联动能力。四是医保支付总额包干、结余留用方式，激励将防病与治病融为一体。在医共体内医保总额支付模式下，激励医共体内诊疗对症下药、合理检查，同时促使医共体探索逐步建立做好居民的预防保健和慢性病管理等工作机制，有利于提高居民的健康水平。以上几点是医共体建设通过体制和机制创新、重新调整利益格局的效果显现。

---

① 《"关于推进紧密型县域医疗卫生共同体建设的通知"解读》，http://www.satcm.gov.cn/hudongjiaoliu/guanfangweixin/2019 - 05 - 30/9903.html。

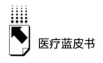

县域医共体建设在政策的加持下加快试点和推进，在试点和探索亮点频现的同时，一些地方在建设过程中由于认知和理解不到位，出现了完成政治任务式的偏重形式和数量，对内容、质量及医共体建设目的和实质重视不够的问题。在似是而非的政策认知下，在县域医共体建设的过程中也出现了侧重医疗、轻视公共卫生以及对防卫的政策支持不到位问题。针对这些不良的苗头性问题，2019 年 5 月，国家卫生健康委、国家中医药管理局印发了《关于推进紧密型县域医疗卫生共同体建设的通知》（国卫基层函〔2019〕121 号），拟在全国遴选一批紧密型医共体建设试点县。该通知对所有试点县提出了明确的试点任务和要求，即到 2020 年底，在医疗卫生服务体系方面，要初步建成"目标明确、权责清晰、分工协作"的新型县域医疗卫生服务体系；在分级诊疗方面，要求县域内就诊率达到 90%，县域内的基层就诊率达到 65%。通知发出后，经过地方申报和组织缜密筛选，国家卫生健康委基层卫生健康司在 9 月公布了包括山西省全省、浙江省全省以及北京市西城区等 567 个紧密型县域医共体建设试点县在内的 775 家（浙江 89 家，山西 119 家，北京西城区等 567 家）紧密型县域医共体试点名单。这样，在全国吹响了提升基层服务能力、更好地推动分级诊疗制度和健康中国建设的政策号角，县域医共体建设在全国各地受到了空前重视。中国县域医共体建设经过探索、试点、经验总结进入规模化试点和复制推广阶段，全国县域医共体进入规范建设和质量提升阶段。另外，伴随《国家卫生健康委统计信息中心关于征求〈紧密型县域医共体信息化建设指南及评价标准〉意见的函》的发布，具有上下联通、网格化分布的县域医共体内的信息系统建设也步入规范化要求、标准化建设阶段。

（二）中国县域医共体建设特点：统筹规划、稳步推进

1. 保基本、强基层、建机制

在总结上一轮医改经验教训的基础上，中办发〔2009〕6 号文和国办发〔2009〕12 号文开启了中国新一轮医疗卫生改革的大幕，俗称"新医改"。"新医改"将医药卫生事业明确定位为"重大民生问题"，医疗卫生公益属性

回归并得以确立。完善医疗服务体系作为"新医改"体系的"一个目标、四梁八柱"① 的核心内容之一，成为"新医改"持续推进的重要任务。基于医疗服务体系薄弱点在基层的现实，《国务院关于印发医药卫生体制改革近期重点实施方案（2009—2011 年）的通知》（国发〔2009〕12 号，以下简称《通知》）将健全基层医疗卫生服务体系明确为 2009～2011 年的五项重点改革任务之一。

健全基层医疗服务体系是国家重点关注的内容。2010 年 5 月，李克强在深化医药卫生体制改革工作会议上的讲话中首次强调要"突出工作重心，着力保基本、强基层、建机制"。自此，"保基本、强基层、建机制"成为医疗服务体系改革的共识。加强基层医疗卫生机构和基层医疗服务能力建设成为"新医改"的方向和政策重点。在政策上，政府每年对基层医疗卫生建设的支持力度逐步加大，县级医院、乡镇医院、村卫生室的医疗技术装备快速升级，整体医疗技术服务能力建设提速。至 2011 年底，全国范围内的 2200 多所县级医院以及 3.3 万多个卫生院和村卫生室得到改造完善，全科医生制度建设也开始启动。在这一阶段，"新医改"的重心是"保基本、强基层、建机制"，意在健全和完善医疗服务体系、提升基层医疗服务能力。这是推进分级诊疗、引导患者有序就医的基础，也是县域医疗服务共同体构建的基础。

2. 强基层网络、推分级诊疗

经过三年实践，在"新医改""强基层"政策的推动下，我国基层医疗卫生机构提供医疗卫生服务的能力逐步提升，基层人民群众看病的可及性和公平性改善步伐加快，多年面临的"看病难"问题也逐步得到缓解。为进一步巩固和扩大前一阶段"强基层"的改革成果，2012 年 3 月，《国务院关于印发"十二五"期间深化医药卫生体制改革规划暨实施方案的通知》（国

---

① "一个目标"即建立健全覆盖城乡居民的基本医疗卫生制度，为群众提供安全、有效、方便、廉价的医疗卫生服务。"四梁"即完善公共卫生服务、医疗服务、医疗保障和药品供应四大体系；"八柱"即医药卫生管理体制、医药卫生机构运行机制、政府主导的多元投入机制、合理的医药价格形成机制、严格的医药卫生监管机制、可持续的医药卫生创新机制和人才保障机制、实用共享的医药卫生信息系统和健全的医药卫生法律制度。

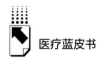

发〔2012〕11 号）中明确提出：为了实现到 2020 年人人享有基本医疗卫生服务的目标，深化医改要坚持"保基本、强基层、建机制"的基本原则，坚持"继续加强基层服务网络建设"，坚持"加快建立全科医生制度，促进基层医疗卫生机构全面发展"，坚持"筑牢农村医疗卫生服务网底"，坚持"加快推进基层医疗卫生机构信息化"，坚持"全面推进县级公立医院改革"等任务举措。此后，在国家深化医疗卫生改革系列政策文件的推动和支持下，以县级公立医院综合改革为核心的基层医疗卫生网络建设加快，以县级公立医院为龙头、乡镇卫生院为骨干、村卫生室为主体的基层医疗卫生的服务能力快速提升。

在"强基层、筑网底"的同时，构建基层医疗服务网络的分级诊疗探索启动。2012 年 9 月，卫生部、国家中医药管理局、总后卫生部联合发布《关于深化城乡医院对口支援工作　进一步提高县级医院医疗服务能力的通知》（卫医管发〔2012〕60 号），意在推动三级医院与县级医院建立合作关系，探索一般大病在县级医院治疗、疑难重病上转三级医院的基层首诊、分级医疗、双向转诊、急慢分治的医疗服务供给新格局；探索建立医疗联合体、医院集团、托管等多种形式的区域纵向医疗联合体和责任共同体，引导优质医疗资源延伸下沉，进而提升基层医疗卫生服务系统服务能力和服务水平，增强基层人民群众就医需求的可及性和便利性，提高基层人民群众对县级医院及乡镇卫生院的认可度和信任度。2014 年 8 月，《国家卫生计生委关于推进医疗机构远程医疗服务的意见》（国卫医发〔2014〕51 号），要求将"远程医疗服务作为优化医疗资源配置、实现优质医疗资源下沉、建立分级诊疗制度和解决群众看病就医问题的重要手段积极推进"，并明确了远程医疗服务的内容和质量要求。

在这一阶段，"强基层、筑网底"式的公立医院改革一方面约束了三级医院的不合理扩张，另一方面对县级公立医院加大了政策支持。基层医疗服务能力和远程医疗建设提升加快，意在实现县域内就诊率提高到 90% 左右以及基本实现"大病不出县"的目标。推进分级诊疗的整体思路和医疗信息化支撑的远程医疗建设政策，为县域医共体建设的孕育埋下了种子。

3. 县级医院综改、分级诊疗加快

在"保基本、强基层、建机制"探索的基础上，中国医疗服务体系建设理念由治病向预防和康复转变，由治疗向健康生活提升转变。2015年，国务院办公厅分别于3月、5月和9月发布14号文①、33号文②和70号文③，显示出我国医疗卫生改革的紧迫性、重要性和超前的力度。在医疗卫生改革政策力度加大的基础上，重点力推县级公立医院改革和分级诊疗制度建设。这意味着作为基层龙头和连接城乡的县级医院的综合改革和分级诊疗制度建设成为我国医改的重中之重。在县级医院综合改革的导向下，加强基层人才队伍建设、大力提升基层医疗卫生服务能力、全面提升县级公立医院综合服务能力成为提升基层医疗卫生服务能力的重要举措，也是健全和完善分级诊疗制度的重要支撑。

2016年6月，《国务院办公厅关于促进和规范健康医疗大数据应用发展的指导意见》（国办发〔2016〕47号）将全面建立远程医疗应用体系作为重点任务和重大工程，明确提出要推进大医院与基层医疗卫生机构、全科医生及专科医生的数据资源共享和业务协同，促进"重心下移、资源下沉"。意在打造基于互联网、大数据的远程诊疗、数据资源共享、业务协同的信息系统，打造"重心下移、资源下沉"的分级诊疗数据、信息技术支撑体系。2016年10月，中共中央、国务院印发《"健康中国2030"规划纲要》，该纲要以提高人民健康水平为核心，围绕"共建共享、全民健康"这一主题，提出立足"全人群和全生命周期"的全民健康目标。在医疗服务领域，提出构建"以基层为重点、预防为主的治疗、康复、健康促进等整合型医疗卫生服务体系"，并要求完善以医疗联合体、医院集团、对口支援等多种形式的医疗分工协作模式，以提高医疗服务体系整体绩效。这为县域医共体建设提供了思路和方向。

---

① 《国务院办公厅关于印发全国医疗卫生服务体系规划纲要（2015—2020年）的通知》（国办发〔2015〕14号）。
② 《国务院办公厅关于全面推开县级公立医院综合改革的实施意见》（国办发〔2015〕33号）。
③ 《国务院办公厅关于推进分级诊疗制度建设的指导意见》（国办发〔2015〕70号）。

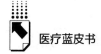
2016 年 11 月，国务院深化医药卫生体制改革领导小组明确提出，我国的深化医改已取得重大进展和明显成效，已经形成了一批符合实际、可复制可推广的经验做法。在运用典型经验、推动医改向纵深发展方面，提出"以家庭医生签约服务和医疗联合体为抓手，加快分级诊疗制度建设"和"充分利用互联网技术，改善群众就医体验"的要求。2016 年 12 月，国发〔2016〕77 号和 78 号文①发布。至此，在"新医改"逐步深入的系列政策的推动下，中国基层医疗机构服务能力大幅提升，分级诊疗体系基础逐步强化，为城市医联体和县域医共体建设奠定了坚实支撑，县域医共体建设政策也呼之欲出。

4. 分级诊疗制度化、强化医联体建设

在分级诊疗制度建设思路日益清晰、重点和关键点日益明确的基础上，2017 年 4 月印发的《国务院办公厅关于推进医疗联合体建设和发展的指导意见》（国办发〔2017〕32 号）进一步明确了医联体建设试点框架和形式探索的试点任务，并要求到 2020 年形成较为完善的医联体政策体系，全面推进医联体建设的具体目标。在医疗体组建的四种模式中，提出了"在县域主要组建医疗共同体"。至此，县域医疗服务共同体首次在国家政策中正式面世，成为提升基层医疗服务能力、助力分级诊疗制度建设的重要抓手。2018 年 4 月，《国务院办公厅关于促进"互联网 + 医疗健康"发展的意见》（国办发〔2018〕26 号）发布，提出推进远程医疗服务逐步向社区卫生服务机构、乡镇卫生院和村卫生室延伸及提升基层医疗服务能力和效率的要求。这样，基于信息化的远程医疗体系建设成为县域医疗服务共同体建设的重要内容之一。与此同时，医疗、健康数据逐步电子化，各类数据信息共享，以及老少边穷地区的基层医疗卫生机构信息化软硬件建设都为县级医疗服务共同体信息化建设提速，同时也为县域内远程医疗服务提供了信息技术支撑。

---

① 即《国务院关于印发"十三五"卫生与健康规划的通知》和《国务院关于印发"十三五"深化医药卫生体制改革规划的通知》。

在党中央、国务院的高度重视下，我国分级诊疗制度建设稳步推进，效果显著。2017 年，全国县域内就诊率达 82.5%，73.4% 的医疗机构实现了医联体内检查结果互认。为了进一步推进分级诊疗制度建设，2018 年 8 月，《关于进一步做好分级诊疗制度建设有关重点工作的通知》（国卫医发〔2018〕28 号）印发，强调医联体建设要统筹规划、加快推进，县域医共体和城市医疗集团组建第一次并列提出，县级医院能力建设成为推进城乡分开和县域分级诊疗的重中之重。至此，中国分级诊疗制度建设进入"一统筹、四分开"网格化布局、资源下沉、信息共享、远程医疗全覆盖的新阶段。

5. 政府主导、加快推进

县域医共体概念在 2017 年 4 月正式提出后，经过近两年的改革实践，全国已组建 3000 余个县域医疗共同体。基于实践，为进一步做好县域医共体建设、更好地满足基层人民群众的就医需求，2019 年 5 月国家卫生健康委、国家中医药管理局力推紧密型县域医共体建设，为此专门印发了《关于推进紧密型县域医疗卫生共同体建设的通知》和《关于开展紧密型县域医疗卫生共同体建设试点的指导方案》，对紧密型县域医共体建设试点提出了明确的要求：到 2020 年底，全国要建成 500 个新型县域医共体以及实现 90% 的县内就诊率和 65% 左右的县域基层就诊率。在各级政府的支持和政策的推动下，国家卫生健康委在 2019 年 9 月发布了包括浙江省和山西省全省以及北京市西城区等 567 个紧密型县域医共体建设试点名单。至此，我国的县域医共体建设由政策试点进入规模化推进阶段。

随着县域医共体建设规模试点的推进，基层医疗卫生系统信息基础设施和信息化应用快速改善；但在全国范围内，各地信息化应用水平差异较大、数据联通比例不高、内部各信息系统互联互通程度不高、运维保障能力不足等问题制约了信息共享和业务协同的开展。为此，《国家卫生健康委统计信息中心关于征求〈紧密型县域医共体信息化建设指南及评价标准〉意见的函》及《县域医共体信息化建设指南（征求意见稿）》（以下简称《建设指南》）于 2020 年 1 月公布。《建设指南》分为技术篇、应用篇和评价篇。技术篇基于需求分析提出总体架构、基层条块融合、基础设施、标准规范和安

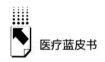
全保障五个部分。应用篇包括便民服务、基层业务、资源贡献、协同管理、后勤管理和县域综合管理六个部分。评价篇包括绩效评价工作概述、公立医院绩效评价、紧密型县域医共体绩效评价和基层医疗卫生机构绩效评价四个部分。《建设指南》的制定意味着县域医共体信息化建设由快速建设向规范提升过渡，由县域医共体信息化建设向信息规范化提升政策转变。

（三）中国县域医共体建设的难点及问题

1. 中国县域医共体建设的难点

作为分级诊疗制度建设的有力抓手，县域医共体建设得到了各级政府及医疗卫生领域相关部门的高度重视。各地在探索和尝试建立紧密型医共体的路径和方式的过程中遇到了一些共性的难题。这些难题主要是：群众到基层医疗机构就诊意愿低，基层医疗机构技术水平差，用药范围过窄，医保政策的引导作用不足；缺乏严格统一的转诊规范，利益共同体难以形成；医疗机构间分工协作机制不明确，联动机制难以形成，出现了一定的"虹吸"现象；公卫及卫健委职能弱化；信息化建设滞后、信息壁垒问题突出；等等。这些问题都在不同程度上对医共体乃至分级诊疗制度的建设和发展产生了较为严重的影响。

（1）基层能力欠缺。基层医疗卫生服务对分级诊疗制度的建立至关重要。正因为认识充分、方向明确，在新一轮医改之初，决策者就提出了"保基本、强基层、建机制"的重点任务。但遗憾的是，在实践操作上，结果好像完全相反。医院、基层医疗机构卫生费用在全国卫生总费用中的占比变化趋势如图8所示。这一指标可以大致反映我国基层医疗机构的运行状态。2009年以来，基层医疗机构运行状态总体上处于下降或较低水平。这在构建医联体、建设分级诊疗制度时可能会对供需双方产生负面影响。在供方，薄弱的基层机构难以承担分级诊疗制度，也没有什么体制机制上的措施可以实现真正意义上的服务下沉，使参与分级诊疗制度建设的上级医疗机构下基层服务或通过信息化手段支援基层医疗机构、贴近病患。其结果是，形成了落实政策的外部压力与实施政策的内生动力不足的问题。在需方，基层机构治疗能力不足，致使病人不愿在基层获取医疗卫生服务，特别是在今天信息技术、交通旅行和经济条件空前改善的情况下，这种意愿进一步减弱。做不到基层首诊，分级诊疗的其他制度特征（双向转诊、急慢分治、上下联动）就无从谈起。

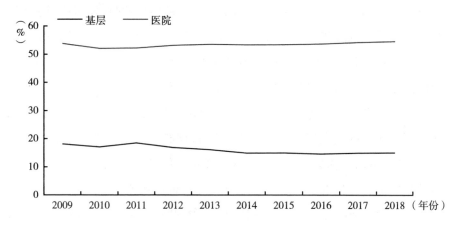

图8　医院、基层医疗机构卫生费用在全国卫生总费用中的占比

注：医院包括城市医院、县医院；基层医疗机构包括社区卫生服务中心、卫生院和门诊机构。

资料来源：国家卫生健康委卫生发展研究中心《中国卫生总费用研究报告2019》。

（2）医疗保险还没有发挥应有的作用。在紧密型县域医共体的建设政策中，已经对医保支付方式提出了明确的要求，但在实际的"三医联动"、探索"总额预算管理，建立结余留用、合理超支分担机制"的过程中，最大的问题一般是按照经验的办法、用总额的经验值确定新的总额，这种总额不与确定的服务项目、服务数量、服务价格、服务的提供方式等核心要素相联系，造成计算结余和超支、确定结余和超支不规范、不合理和不可预测，从而给这种付费方式的激励强度和效果带来不确定性。另外，如果这种结余和超支都是以一个医共体为单位结算，而医共体内部的激励由医共体来确定，那么就会使激励过程中医保支付政策发挥作用的空间进一步变小。

（3）顶层资源配置面临决策与执行双重难题。县域医共体资源配置过程中，在制定配置原则和具体执行过程中有两大难题。一是在制定配置原则

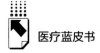
时，若从目前的"倒三角"医疗卫生资源配置模式中进行转变，需要同时考虑功利和公平①两方面的因素。在多数情况下，功利和公平这两个目标会相互冲突，决策者很难在公平和效率之间找到合适的平衡点②，这是医疗资源决策者面临的巨大挑战。③ 二是在具体执行过程中，由于中国医疗机构具有浓厚的行政色彩，县级医院比基层医疗机构具有更多的政策和规则制定的影响力，也是县域医共体内政策红利受益最多、发展最快、人才最多的医疗机构。虽然县域医共体内较为严格地执行了分级诊疗制度，但县级医院在行政分配医疗卫生资源中占据优势地位的事实并未改变。

（4）政策供给需结合实际进行动态优化。县域医共体提出已有数年，但县域医共体建设仍在探索中，很多政策的制定与优化仍需"摸着石头过河"，随着县域医共体建设的推进，人事管理、财政保障、医保联动等方面的政策供给仍有优化空间。具体表现为：人事管理编制统一难度大，存在貌合神离的现象；财政保障的财政补偿偏低、筹资机制不完善，缺乏优化服务的动力；医保联动在总额控制下，因基层预算额度低，激励约束力有限，吸引力不强。④

（5）组织结构和运行模式仍需探索。在组织结构上，县域医共体具有较强的行政科层制色彩，如何在科层计划机制与市场价格机制之间探索适合县域医共体发展的机制，既保障医疗服务供给的公平、正义，又提升医疗服务的效率、效能，是目前理论界关注的重要议题。在具体运行中，县级医院是具有较高权威性的唯一核心单位。虽然在县域医共体内执行了分级诊疗制度，但县级医院大多采用技术驰援的输血式办法，并非采用培植自身的造血

① Hooker, J. N., and Willams, H. P., *Combining Equity and Utilitarianism in a Mathematical Programming Model* (INFORMS, 2012).

② 程琼、耿娜、江志斌：《医疗卫生机构公益公平性与收益性的平衡度评价及实证研究》，《工业工程与管理》2015年第3期。

③ 吴琪、苗瑞、宋雨沁、桂元杰、江志斌：《面向分级诊疗的医疗资源配置决策研究》，《工业工程与管理》2018年第3期。

④ 清大剑桥商学：《医共体建设正面临四大难题》，https://www.sohu.com/a/392112543_632016. 2020-04-29/2020-08-01。

式方式来解决基层医疗技术落后的问题，因此，基层医疗机构并不能因县域医共体的带动和帮扶而变得强大，甚至会弱化成附属品，[①] 培育基层医疗机构，将单核心权威模式变为多核心协同运行模式仍旧任重道远。

（6）亟须可复制、可推广的利益分配合作博弈模式。历史上的每一次改革都交织着利益嬗变与结构调整，县域医共体能够持续推进并迭代优化的一个关键因素就是，制定科学合理的利益分配方式。目前，县域医共体运行的利益动力之一是医保资金结余，但是仍未形成能被普遍认可和广泛推广的医保资金结余制度，当医保资金结余很少甚至为零时，利益分配受损，医共体之间的合作动力就会衰减。基于博弈论视角，县域医共体的利益分配方式是典型的合作博弈模式，需要尽快在这种模式下探索出可复制、可推广的利益分配方式。

（7）疏通机制和增质提效亟须发挥信息技术作用。信息化建设是实现县域医共体内互联互通的基础和信息链接的纽带。实践表明，依托于现代信息技术的信息系统、影像中心、检验中心、心电中心与病理中心等信息平台，能够推进优质医疗卫生资源共享，医共体内部信息互通，医学检查结果互认。但作为医疗服务体系建设的强劲引擎，信息技术发挥作用仍有不足。一方面，医疗服务信息在医保机构、医共体和政府部门之间存在信息断链、无法有效疏通现象，制约了医共体的运行体制和机制的切实有效落实。另一方面，由于很多地区的信息化基础建设相对滞后，区域内各单位间的信息化水平差别较大，医共体内的数据难以整合和共享。[②]

2. 中国县域医共体建设和运行存在的问题

在坚定县域医共体建设改革方向的基础上，从县域医共体实际建设和运行的实践来看，在建设过程中主要存在的问题为：重形式、轻内容，重医疗、轻公卫，重数量、轻质量等。在理论和政策导向及要求上，县域医共体

---

① 熊茂友、李辉：《用市场配置资源建好医联体——如何破解当前医联体难题》，《中国财政》2014 年第 21 期。

② 清大剑桥商学：《医共体建设正面临四大难题》，https：//www.sohu.com/a/392112543_632016. 2020 – 04 – 29/2020 – 08 – 01。

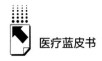

构建是一次彻底的医疗卫生系统重构，涉及人、财、物等全面一体化整合，需要打破现有所有权、法人治理、人员编制、财政补助机制等框架。实际上，当前大部分地区受理论认识、政策理解、财力约束、已有利益制约以及领导魄力及决心的限制，短期内在人事编制、财政保障、医保政策、医疗服务价格、利益格局调整等方面推进的力度有限，多是在保持人员、机构属性不变的条件下进行业务整合，产生了很多形式上的医共体，但内部运作协同性不强，重医疗轻公卫。譬如，在内在激励不足的情况下，行政性安排医生定点下乡坐诊。这种行政性导向的医疗资源下沉，利益驱动力不足，致使医疗资源下沉目标质量下降，也缺乏长期稳定性下沉机制。再譬如，在现有医共体建设框架内，大多数牵头医院的重心在于医疗业务的上下联通，重点推进医疗服务的一体化，但对公共卫生、疾病预防、健康服务关注度不够，产生了重医疗轻公卫的问题。这与国家推进医共体政策和健康中国战略目标有很大的差距。

除了县域医共体在建设推进过程中出现的已有体制、机制及利益约束问题外，在运行过程中也遇到了管理困境、人才难题、医保难题等。在管理方面，医共体的模式管理面临巨大挑战。原来属性、层级完全不同的基层医疗机构被以行政手段强力捏合在一起，其内部行为习惯、组织规则及思维方式都有很大的差异，短期内很难在统一规则和标准流程约束下规范诊疗行为。再就是医共体内的成员单位有各自不同的利益诉求，内部效益管理、利益分配与分级诊疗机制衔接还没有到位，需要医共体统筹绩效考核和利益分配，进一步完善利益补偿与激励制度。在人才难题方面，中国基层医疗人才学历低、能力有限，全科医生长期匮乏。在医共体内，全科医生是基层健康的守护人，而全科医生培养又是一个长期的过程。尽管组建医共体后，都设计安排县级医院医生下沉到基层轮岗，但下沉医生无法代替实施基层全科医生的健康"守门人"功能。可见，在中短期内，基层全科医生人才匮乏是县域医共体功能发挥的重大制约。在医保难题方面，医保在县域医共体中发挥的是杠杆作用，但实际运行中存在与医疗卫生错频的问题。当前，医保的主要目标是控制医疗费用、保证医保基金安全，其杠杆撬动、服务居民健康的功能不足，而这恰恰是医保撬动医防一体化、促进从重治疗向维护居民健康转变的价值所在。另外，还有基层管理机构和运行机构反映出的一些实际问题，譬如，医共体牵头医院等级差异较大，工作推进中存在一定困难；农村居民外出就医随意性强，基层医院收治病人就近就医不明显；医保基金拨付不及时，牵头医院审核效率低，影响了基层医院正常运转；等等。

在医共体推进建设过程中，无论是以上出现的体制机制问题还是在实际运行过程中出现的组织管理问题、激励约束问题、人才瓶颈问题、利益分配问题，甚至是需求管理问题，都需要围绕健康中国战略目标和分级诊疗制度建设，为服务人民群众健康而做进一步的深入研究和探讨。然后，通过政策推动体制机制的变革和制度的完善，打造切实服务广大县域基层群众健康需要的县域医共体。

3. 中国县域医共体运行存在的风险

中国县域医共体在建设推进过程中，初步显现了组织管理、运行机制、信息系统建设运行、政策协调等方面值得关注的风险。首先，在组织管理方面，一些地区由于过分强调医共体的主导作用，弱化了卫健委在区域居民健康中的领导作用；一些地区的牵头医疗卫生机构直接与医保局对接，医保局直接对医共体打包付费。多数医管委缺乏有效协作监管机制，运行不畅，导致卫健委管理力度弱化。其次，在医共体运行机制方面，医共体间恶性竞争，缺乏有效协调机制。一些县域内成立了几个医共体，医共体间缺乏统一领导，都在发展容易诊疗的疾病科室，不愿意发展诊疗难度较大的疾病学科，满足不了居民就医需求。如果牵头医院领导及医务人员再以经济效益为导向，就会出现牵头医院对基层的"虹吸"现象以及中医药服务和公共卫生服务的弱化。再次，在信息系统建设运行方面，目前全国缺乏基于医共体的全民健康信息平台技术规范相关文档，导致接口过多。一些地区在信息系统建设中发现，将前几年省（区、市）卫健委花费巨额费用（仅河南即4.2亿元）建设的基层医疗卫生服务信息管理系统（基层云计算）替换掉，从而造成巨额浪费。最后，在政策协调方面，医共体成立后需要实施支付方式

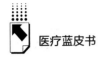

改革，需要医保基金打包支付。这就需要医保部门的配合，但由于多种原因，医保部门需要上级的政策。一些县医保局分管领导不一，导致打包支付难以实施。另外，基药政策不支持县、乡一体化。医共体需要县级医生下沉基层值诊带教，但基药政策对不同级别医疗机构用药有严格规定，从而影响下沉医生治疗效果，限制和约束了医共体的建设成效。

三 中国县域医共体建设的趋势与推进对策

（一）中国县域医共体建设发展趋势

在"新医改"系列政策，特别是 2017 年以来深化医改政策及县域医共体政策的推动下，中国基层医疗卫生机构服务条件显著改善，基层服务能力大幅提升，基本医疗卫生服务公平性和可及性明显提高。经过三年多的探索和实践，逐步明确了县域医共体是深化基层医改的重要步骤和制度创新，县域医共体是提升县域基层服务能力、贯通医疗上下资源、实施城乡分开、推进县域分级诊疗、提高医疗服务体系整体效能、更好满足基层群众健康需求的有效途径。实践证明，县域医共体建设是典型的医疗供给侧结构性改革，是中国深化医改、解决县域医疗卫生资源分布不均衡与发展不充分问题的有效途径。

从医共体建设发展来看，呈现以下三大明显趋势。

一是医改方向日益明确，政府主导医共体建设日益清晰。"新医改"确立了医疗公益属性的回归，经过"保基本、强基层、建机制"的多年努力，基层能力大幅提升，分级诊疗机制初步建立，医改效果得以显现。在医联体建设方面，政府已经逐步认识到县域医共体建设是一个基层医疗系统的重构过程，涉及体制、机制、医疗、医保、医药等方面，其使命就是提升县域医疗卫生服务能力、有效利用医保基金、合理控制医疗费用、形成有序就医的基本格局。基于此，县域医共体建设需要在县级政府层面统筹规划、协调推进，因而政府主导县域医共体建设的思路和方向日益清晰。从紧密型县域医共体试点的推进力度和目标来看，政府在紧密型医共体建设方面显示出较强的信心。

二是构建紧密型县域医共体已成共识，推进加快。从政策的角度看，政府对紧密型县域医共体建设推进力度加大，由2019年初计划推出500家扩展到2个省和北京西城区等共775家，远远超过计划推进的数量，可见力度在加大。从具体县（市、区）实际试点探索实践来看，初期的松散型医共体也在向半紧密和紧密型转变。譬如，福建尤溪县由初期的松散型过渡到半紧密型再到目前的总医院紧密型医共体。

三是互联网信息技术支撑力度加强，医共体内部信息化建设标准化加快。2020年1月《国家卫生健康委统计信息中心关于征求〈紧密型县域医共体信息化建设指南及评价标准〉意见的函》的发布标志着紧密型县域医共体信息化建设标准的设立。在国家紧密型医共体信息化建设标准设立的基础上，各省市加快本地紧密型医共体信息化建设标准的制定和出台工作，当时预计至2020年底，各地紧密型县域医共体信息化建设标准都会制定并予以发布。由此可见，在推进县域紧密型医共体建设中，信息化成为推进基层首诊、双向转诊、急慢分治、上下联动及实现分级诊疗和远程会诊且促进卫生医疗资源共享的重要支撑和抓手。

（二）推进县域医共体建设的建议

1. 推进县域医共体建设的战略性建议

针对上述医共体建设的难点提出以下两点战略性建议。一是重构基层医疗服务体系，加强基层医疗服务能力建设。加强基层医疗服务体系建设是提了几十年的卫生事业改革和发展的奋斗目标，但结果仍然是基层能力不能满足需求。习近平总书记在党的十九大报告中指出，中国社会的主要矛盾已经转化为人民日益增长的美好生活需要和不平衡不充分的发展之间的矛盾。在卫生领域，党提出要实施健康中国战略。"加强基层医疗卫生服务体系和全科医生队伍建设"就是实施健康中国战略的具体要求。因此，要从解决新时期中国社会主要矛盾的高度理解加强基层医疗服务体系建设；要实施

"基层医疗机构提档升级工程"，即在科学合理规划的前提下，按照现有乡卫生院的水平建设村（中心村）卫生室，按照县级医院的标准建设乡镇（中心乡镇卫生院）；要以基层机构建设的"提档升级"带动医疗服务资源特别是人力资源的下沉，推动基层服务能力和服务质量的提高，从而提高民众对基层服务的信任感和满意度。基层强了，分级诊疗就有希望，健康中国就有保障。二是医疗保险实施"战略性购买"，强化医疗保险政策效果。战略性购买就是医疗保险方积极地以询证为基础介入确定服务组合（service-mix）和服务量（volume）、选择提供者组合（provider-mix）的过程，以使保险的社会目标最大化。战略性购买与一般保险购买方式的区别在于，在一般保险购买方式中，保险方的主要职能是向服务提供方拨付资金。"按人头总额预算管理"，实质上还是一种拨付资金的办法。而战略性购买政策环境下各主体间的关系如图9所示。

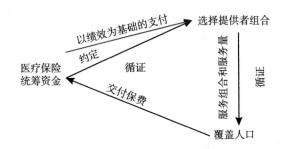

图9　战略性购买政策环境下各主体间的关系

在战略性购买中，医疗保险方一定要明确的几个问题是：买什么，买多少，从谁那里买，以什么价格买，怎样买。回答了这些问题，战略性购买就可以实现。在实施分级诊疗的过程中，医疗保险对供需双方的调节作用就可以充分发挥，就可以推进分级诊疗制度的建设。《中共中央 国务院关于深化医疗保障制度改革的意见》（2020年2月25日）要求发挥医保基金战略性购买作用，使人民群众有更多获得感、幸福感、安全感。

2. 推进医共体建设的策略性建议

国家的决策层在当前关于医疗卫生的性质、目的、发展道路和发展方式等重大原则问题上已经形成了确定的思路和政策导向，有了清晰的答案，只是在执行层还没有完全理解健康中国的要求和承载公益性功能的医疗卫生体制的实现路径。建设分级诊疗制度、落实县域医共体各项体制机制创新是推进实施健康中国的坚实保障。

随着医改的深化，全国各地县域医共体建设加快。县域医共体是典型的医疗供给侧结构性改革，是实现县域医疗资源上下贯通的有效途径。鉴于我国县域医共体的建设现状、存在问题和发展趋势，对加快推进县域医共体建设，切实构建"以人民健康为中心"的基层能力强、内部联通，管理、服务、责任、利益"四位一体"，为基层群众提供连续性、高质量医疗卫生服务的紧密型医共体，笔者提出三点策略性建议。一是县级政府切实履行主导责任。县域医共体建设需要打破现有的体制机制，在全县域范围内统筹规划、稳步推进，因而县级政府在县域医共体建设过程中负有顶层设计的主导责任。只有县级政府高度重视、大力支持，县域医共体建设才能快速打破已有体制机制，有效重构新型医疗卫生服务模式。二是因地制宜推进医共体建设。县域医共体建设关系到县域内医疗卫生服务体系的重构。由于各地经济发展、交通条件、人口数量、地理环境等千差万别，各地医共体发展思路、设计方案不能"一刀切"。在全国各地县域医共体建设加快的大潮下，各地应依据对县域医共体建设的认识和理解、自身的实际发展水平、政府管理能力、财政支持能力、本县域内实际医疗现状以及群众就医和健康需求，构建与本地实际需要相符合的县域医共体。有条件的县域可以整体推进紧密型县域医共体建设；条件尚不具备的可以先构建协议性半紧密型或者对口支援性松散型县域医共体，摸索和学习借鉴兄弟县的经验，待条件逐步成熟后再推进紧密型县域医共体建设。三是大力推进医疗服务信息化建设。信息技术和互联网应用的成熟为各领域提供了跨越式发展的时代机遇，特别是相对落后的县域，一定要抓住国家大力推进县域医共体建设的政策机遇，加大信息技术应用投入，加强县域内医疗信息技术基础设施建设和医务人员信息技术应用能力培养，打通医疗体系内部信息技术应用障碍，为全民健康信息综合平台建设提供长期保障，为推动远程医疗服务合作，开展远程视频会诊、远程病理及医学影像诊断、远程专家门诊等服务奠定基础，为逐步实现电子健康档案、电子病历的连续记录和信息共享以及便捷开展预约诊疗、双向转诊、健康管理、远程医疗、家庭医生签约等服务且方便患者看病就医、服务居民健康打好基础。概而言之，中国建设医疗服务共同体，不是医疗卫生改革的终极目标，而是要通过医疗服务共同体建设，实现医疗机构功能定位和公益性质的回归，促进医疗卫生资源整合，完善分工协作机制，实现资源共享，发挥联动效应，有效提升基层医疗卫生服务能力，推动分级诊疗制度得到更好落实。在医疗服务共同体实际运转当中，实行医保总额付费等多种付费方式，充分发挥医保核销机制的经济杠杆和谈判作用，有力推动医疗保障政策从"保疾病"向"保健康"转变。总之，通过推进实施医疗服务共同体建设，中国政府管医、医院行医和病人就医的群体行为正在逐渐发生积极改变，分级诊疗服务体系建设成效开始显现。

参考文献

1. 编写组编著《〈全国医疗卫生服务体系规划纲要（2015—2020 年）〉解读》，人民卫生出版社，2016。
2. 宁艳阳：《以药补医的前世今生》，《中国卫生》2017 年第 12 期。
3. 世界银行集团、世界卫生组织、财政部、国家卫生和计划生育委员会、人力资源和社会保障部：《深化中国医药卫生体制改革，建设基于价值的优质服务提供体系》，2016。
4. 王秀峰：《卫生改革 30 年历程回顾》，《卫生经济研究》2009 年第 1 期。
5. 杨洪伟、苗艳青：《论构建整合型服务与实现战略性购买》，《中国农村卫生事业管理》2019 年第 2 期。

统 筹 篇
Synergy Construction

B.2
县域医共体信息化建设：
以华医模式为例

刘丰梅　毛卫春　李晓华*

摘　要：　华医基于县域医共体建设政策要求，经过七年的基层医疗信息化建设实践，逐步形成了县域医共体信息化建设的框架体系和有效经验。具体而言，县域医共体建设首先应遵循五项原则，即业务顶层设计、促进技术超融合，建立统一标准、促进资源共享，业务先行、分步落地，数据整合、业务数据互促，强化数据安全、保证数据安全可靠性。另外，信息化

* 刘丰梅，山东大学经济学学士，中国研究型医院学会移动医疗专业委员会副主任委员兼秘书长、国家智慧分级诊疗大数据中心秘书长、中国老区建设促进会理事兼医疗委员会副主任、北京大学血管医学中心副主任、中关村华医移动医疗技术创新研究院执行院长，主要研究方向为医共体/医联体建设、智慧分级诊疗、健康扶贫；毛卫春，经济学硕士，中关村华医移动医疗技术创新研究院副秘书长，主要研究方向为信息技术、TMT 与医疗领域的股权投资、产业经济学、社会心理学；李晓华，通信工程学硕士，中国研究型医院学会移动医疗专业委员会青委会委员，主要研究方向为医疗信息化、大数据处理、人工智能在临床领域的应用、生物医学工程。

建设应满足七个方面的要求：技术配合业务先行；先实现资源共享、后促进业务协同；通过"互联网＋家庭医生签约"推进赋能 C 端；统一身份识别，建立数据共享基础；建设基层一体化和区域大数据中心；与全民健康信息平台进行基础数据聚合；平台建设与机制建设同步推进。华医基于以上原则和要求，进行了县域医共体信息化总体技术架构搭建和信息网络规划以及估算信息量和信息容灾备份设计和信息安全管控工作。

关键词： 信息化 技术架构 网络规划 信息估量

华医创立于 2014 年 11 月，恰逢中国县域医共体建设政策推出的孕育萌芽期。华医成立的初衷是依托移动互联科技与高端医学专家资源，让基层贫困人口"看得起病、看得好病、方便看病、少生病"，积极探索、创新健康扶贫。从华医在线 1.0 版在线诊疗咨询软件，到 2016 年 2.0 版三级影像诊疗软件，再到目前 3.0 版华医云健康扶贫分级诊疗系统的研发和推出，华医的成长与国家分级诊疗制度和医共体建设推进政策基本同步。华医在积极投身到县域医共体建设实践探索的过程中，逐步明确了自己建设实践的理念和思路，总结出有效建设的保障机制和经验做法。

一 华医推进医共体建设的整体思路

（一）基本理念

华医在积极参与县域医共体建设实践的过程中，探索出响应政策、技术助力、整合专家、立足实际、服务健康的理念。具体而言，响应政策就是积极学习国家医疗卫生政策文件，切实领会政策文件精神，牢牢把握国家医疗卫生改革方向和发展趋势，对国家医疗卫生政策做出积极响应。技术助力就是依托互联网信息技术，疏通医疗机构间的信息系统，推进医疗卫生服务信息共享，助力基层民众就医便利。整合专家就是依托中关村华医移动医疗技术创新研究院学术平台，整合平台专家优质资源，为基层提供高水平专家医疗服务。立足实际就是依据国家大力推进县域医共体建设的政策导向和建设县域的实际情况，梳理出切合县域医共体建设的实际需求，并制定切实可行、具有针对性的实施方案。概言之，就是基于政策导向、技术基础和专家资源，立足实际、把握需求，切实参与建设县域医共体建设，为基层民众提供医疗健康服务。

中国县域医共体建设是深化医疗卫生体制改革的重要内容和重大制度创新，是新时期推动分级诊疗制度落到实处的重要举措。为了建成责任目标明确、工作思路清晰、措施完备得力、切实有效的县域医共体，华医在积极参与县域医共体建设的实践中探索出了"顶层设计、分步实施、业务先行、技术支撑、降本增效"的有效建设思路。

（二）顶层设计

县域医共体建设的本质是一项惠及民众的重大民心工程，需要统筹做好顶层设计和整体规划，以确保医共体组织架构科学合理、模块衔接紧密、运行稳定流畅、功能高效发挥。顶层设计，具体而言，就是明确核心任务、确立组织架构、明晰职能定位、搭建服务平台。

首先，要明确县域医共体建设的核心任务。组建县域医共体的意义在于充分发挥县级医院的纽带和龙头作用，通过县、乡、村三级医疗卫生机构的分工协作机制建设，实现县域医疗服务体系的三级联动。顶层设计就是要紧紧围绕这个核心任务展开。

其次，要确立县域医共体建设的整体组织架构。在整体组织架构上，县域医共体建设就是要建立以县级医院为龙头、以乡镇卫生院为枢纽、以村卫生室为基础的医疗服务共同体。在组织管理上，就是要与乡村一体化管理体系实现有效衔接，促进县、乡、村的医疗卫生服务一体化管理。

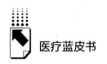

再次，要明确县域医共体内各机构的职能定位。具体而言，就是县级医院要侧重一般性大病收治，主要提供急危重症和疑难复杂疾病的诊疗服务，逐步减少慢性病、常见病和多发病的患者收治比例。以乡镇卫生院为主体的基层医疗卫生机构（含专业康复机构、护理院等）主要侧重于慢性病、常见病的收治。村卫生室的定位主要是公共卫生和健康管理服务以及疾病预防控制工作。

最后，要搭建好县域医共体信息服务平台系统。县域医共体信息化系统由电子健康档案的区域卫生信息平台、基层医疗卫生机构信息系统、综合监测、医疗资源共享中心、便民服务等组成。搭建区域卫生信息平台，促进县域互联互通和业务协同；搭建区域医疗协同（共享）平台，推进区域医疗资源整合利用；搭建全民健康信息平台，促进以"一档一卡"为核心的统一身份识别和数据共享；搭建基层医疗机构卫生信息系统与县级医院院内系统，推进"条块融合"，促进基层业务一体化应用与管理；搭建互联网诊疗及便民服务平台，实现以"互联网＋家庭医生签约"赋能精准化居民健康服务。组建大数据中心，加强数据整合分析，实现精细化运营管理和行业监管。

（三）推进原则

1. 分步实施

按照国家、地方政府和卫生健康行政管理部门的工作计划、任务要求和时间安排，结合当地客观实际，依据顶层设计方案和医共体建设实践，华医总结出资源共享、便民服务、业务协同、对接公卫、统一后勤的分步实施、逐步推进的有效经验。

第一步，推进县域医共体内资源共享。推进资源共享，即以县为单位，建立以心电、影像、超声、病理和消毒为主要内容的医技共享供应中心，推动基层检查、上级诊断和检查检验结果区域互认，通过医技科室之间的横向互联互通和医疗机构之间的纵向互联互通，实现资源共享，提高县域医共体区域的整体诊疗水平和服务效率。

第二步，提供医疗信息化便民服务。科学利用手机 App、微信、网站等多种信息化渠道，有效打通 B 端，为县域居民提供及时、便捷、免费的健康咨询服务、电子健康卡服务、健康档案服务、心理健康服务、就医就诊服务和健康教育服务，在预约挂号、预防免疫、智能导诊、诊间支付、健康教育和信息查询等服务场景中为居民提供充分便利，充分体现医共体建设便民惠民、群众受益的基本原则。

第三步，推动县域医共体内医疗服务业务协同。建立预约服务管理中心、会诊服务管理中心、电子处方管理中心和转诊服务管理中心，结合区域互联网医院建设，在为患者预约挂号、会诊、转诊和治疗用药提供服务的同时，最大限度提高服务效率，节约医疗卫生资源。

第四步，实现县域医共体信息系统对接公共卫生服务。开放接口，与已经存在的基本公共卫生服务管理系统进行对接，实现数据交换和业务协作。重点内容包括健康教育、预防接种服务、儿童健康管理服务、孕产妇健康管理服务、老年人健康管理服务、高血压患者健康管理服务、Ⅱ型糖尿病患者健康管理服务、重性精神疾病患者管理服务、传染病及突发公共卫生事件报告和处理服务、卫生监督协管服务。

第五步，实现县域医共体内统一后勤管理。采用集团化运营管理模式，优化人力资源、财务、药品耗材、资产设备和医疗废弃物的管理架构和业务流程，对医共体内所有成员单位的人、财、物进行统一、规范、高效管理，合理降低行政和后勤管理成本，提高管理效率和管理精度，为一线业务开展提供积极的人力、物力、财力保障。

2. 业务先行

医疗卫生服务业务是体现医共体建设成果的重要载体，是决定基层群众满意与否的决定性因素。医共体建设应以向区域居民提供优质、便捷、高效、价廉的医疗卫生服务为目标和方向，通过服务标准制定、服务规范推行、服务效果评估验证等举措率先推进医疗卫生服务一体化。

首先，推进县域医共体内综合管理业务一体化。医共体管理委员会或牵头医院管理层应该围绕管理、服务、责任、利益、发展共同体的功能定位，

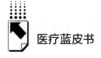

在组织机构、管理格局、管理思路、管理风格、管理方法、管理制度等方面进行规范统一。从加强管理体系建设入手，优化管理团队人员组成结构，规范管理干部选拔、任用程序，强化管理干部培训与梯队建设工作。拓宽管理干部视野，提高管理干部素质，使管理干部能够主动、快速适应集团化管理带来的变化，素质、能力达到集团化管理的基本要求，促进整个医共体综合管理水平的加强和管理效率的提升，夯实区域医疗卫生服务事业的发展基础。

其次，推进县域医共体内医疗服务业务一体化。医疗服务是医疗健康事业的基础性服务，牵头医院要以管理统一、业务统一、资源共享和医疗质量同质化等工作开展为抓手，统一建立医疗服务质量评价体系，强化提升医共体内各医疗机构的服务质量。在加大硬件投入、组建区域检查检验中心的同时，要对基层积极开展"三基三严"培训工作，加强对基层医疗卫生机构的室内质控和室间质评工作，目标是逐步实现县域内医疗服务质量的同质化。上至县级牵头医院，下至村卫生室，都严格按照医疗服务的职能定位和角色分工，通过采取各种有效方式，同步提高医疗专业技能和服务水平，让广大患者切实感受到医疗服务水平提高和技术进步带来的实惠。

最后，推进县域医共体内公共卫生服务业务一体化。以群众健康为中心，以慢病签约服务为纽带，做实基本公共卫生服务项目，促进医防融合，有效提升县域健康服务能力和协同效率。扎实开展健康教育、重点人群健康体检、妇幼保健、规划免疫等公共卫生工作。加强居民自我健康管理，促进居民提高健康意识，引导居民改变不良生活方式，减少健康危害因素，有效预防、控制传染病及慢性病的发生。提高健康管理服务质量、服务效率及服务品质，为居民提供全生命周期的健康管理服务。

3. 技术支撑

信息技术支撑是实现县域医共体内各部门、各机构与医疗服务相关的信息系统之间互联互通和信息一致的基础和关键。国家统一规划并制定了一系列区域卫生信息化平台技术规范、建设指南和标准化方案。依托区域卫生信息平台，实现县域内各机构间的信息系统互联互通和业务应用协同，是促进形成架构共同体、有力推动医共体建设进度加快、保障医共体维持高水平运转并快速、平稳、健康地向前发展的重要技术支撑。依托县域医共体信息化平台，可以重点实现但不限于如下功能：一是县域互联互通和业务协同；二是以"一档一卡"为核心，实现统一身份识别和数据共享；三是强化"条块融合"，促进基层业务一体化应用与管理；四是加强网络化业务协同建设，促进区域医疗资源整合利用；五是开展"互联网＋家庭医生签约"服务，赋能精准化居民健康服务；六是加强数据整合分析，实现精细化运营管理和行业监管。

在开展县域医共体信息化建设过程中，各地应结合自身情况，具有前瞻性地论证、选择适宜的部署方式和技术环境，以确保信息化平台能够支撑各项医共体业务的运行，并易于维护和升级。如目前 5G 技术的快速普及和成熟应用，使网络传输速率大大提高，大幅改善了医共体内远程影像、远程超声等业务的运行状况。网络延时的降低，使一些既往医共体牵头医院与上级医院间远程病理、远程手术等过去难以普及的业务有了充分的保障，提升了牵头医院的诊断能力，也使县域医共体牵头医院对基层医疗机构的支持方式多样化起来。因此，在建立医共体信息化平台时，就要提前考虑 5G 技术的应用方式。

4. 降本增效

医共体通过构建高效的组织管理体制、运行机制和监察机制，完善细化管理措施，能够达到有效堵塞漏洞、降低成本、增加收益的效果。

（1）健全组织，强化管理。医共体成立以后，成本控制和财务核算工作的难度将会大大增加，需要成立财务绩效管理中心专门从事相关工作，完成制度调整、职能落实和功能完善等一系列改革，促进建立统一、规范、高效的医共体财务与绩效管理体系，最终实现医共体内所有成员单位的财务、绩效工作全部由财务绩效管理中心统筹实施管理的目标。

（2）加强监察，堵塞漏洞。医共体是一个复杂的组合体，属于重资产产业类型，资产流动性活跃，现金流渠道丰富。如果制度不健全、机制不严密、监察不到位，极容易发生跑、冒、滴、漏现象和医疗费用的私收、漏收

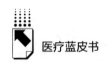

行为。防范这些问题的发生，需要在建立科学严谨的组织管理体系的同时，加大内部监察管理力度，以便及时发现问题，采取积极有效的应对措施堵塞漏洞。

（3）盘活资源，减少浪费。医共体的资产主要包括固定资产、流动资产和无形资产，严格来讲，人力资源也是资产的一种类型。采取有效的管理方法，使各种资源得到合理利用，避免其被损毁或长期闲置，发挥资产的实际价值，有效降低医共体经营成本，提高经营效益。在资产层面上，人力资源也不例外，一旦使用不当，将不能使其发挥应有的作用，这也是一种资源上的浪费，也在增加医共体的运营成本，在实际工作中应该加以注意。

（4）关键环节，重点关注。药品、耗材、仪器、设备等的采购是医共体经常发生的大项支出项目，通常也是最容易出现问题的环节，需要建立严密的采购管理制度加以管控。水、电等消耗性支出容易被忽视，如若不能加强管理，也会对成本控制造成压力，需要加以重视。

（5）成本管控，科技先行。通过开展信息化建设，使财务、绩效、资产管理等系统与医共体内其他业务管理系统实现无缝对接，发挥系统自主管理优势，提高管理实效，这不仅能够有效堵塞漏洞，还能从源头上控制医疗收费的流失。

5. 多方受益

县域医共体建设通过资源整合、管理改进、效率提升，加快提高医疗卫生服务水平，改善医疗卫生整体条件，进而增加整体收益，形成多方受益的格局，即通过医共体建设，使区域内居民医疗卫生条件改善，疾病发生率降低，进而医疗卫生整体费用下降。具体而言，就是医共体建设有利于地方政府的医疗卫生支出增幅下降，甚至整体支出减少；各级医疗卫生机构的医疗卫生打包费用结余增加，留用额度加大，收益增加；居民健康状况改善，生活质量提升，幸福感增强。

（四）县域医共体建设的重要因素及其定位

华医在积极参与县域医共体建设实践中，总结的有效建设经验是：政府主导、政策推动、持续投入、科学管理、人力资源、医保促进、信息化技术以及监督考核等。

1. 政府主导是前提

在医共体的建设过程中，应该充分发挥政府主导和统筹作用。政府在指挥协调、顶层设计、政策制定、路线规划、监督落实等方面进行的科学谋划和有力推动是有效建设医共体的基础。在此基础上，政府建立高效的部门协调联动机制，明确卫生健康、发展改革、人力资源和社会保障、医保、编办等有关职能部门的职责和任务分工，这样才能形成分工协作、共建共管的推动合力。

2. 政策推动是引领

近几年，国家针对医共体建设陆续制定出台了系列政策文件，对基层开展医共体建设工作起到了引领和指导作用。地方政府应按照国家政策要求，结合当地实际情况，制定出台符合地方需要的相应实施方案文件，推动建设工作落实。

3. 持续投入是保障

医疗卫生事业属于重资产事业，对资金投入的依赖程度非常之高，整体服务能力和服务水平也与资金投入情况成正比。因此，各级财政部门应该在当地政府的主导下，不断加大对卫生事业的资金投入力度，支持本级医疗卫生单位在医疗基础设施建设、医疗设备更新、医疗信息化建设以及医疗卫生人才培养等方面的资金投入，并通过持续投资增强发展后劲，在持续投资中获得持续发展。

4. 科学管理是要求

开展医共体建设工作，县级牵头医院的功能定位发生了质的变化，从独立的公立医院跃升为公立医疗卫生服务集团，主要业务从单纯的医疗服务转变为医共体管理＋医疗服务＋公共卫生服务。这种转变，对医院的管理理念、管理架构、管理流程和管理方法都提出了全新的、更高的甚至是严苛的要求，需要医院管理团体与时俱进，主动适应变化，跟上改革节奏，在医共体建设的征程上继续发挥能量。

5. 人力资源是关键

医疗卫生服务事业是人才密集型事业，任何工作的开展和服务的供给都需要大量的人力参与，而且人才培养周期相对比较漫长。当前，基层医疗单位普遍存在人才引进困难、培养困难、留住困难的难题。因此，需要政府和有关部门在人才引进、培养、使用等方面制定并不断完善支持政策和激励机制，为医共体建设提供强劲的动力保障。

6. 医保促进是助力

随着职工医保和城乡居民医疗保障政策的不断深入完善，各级医疗机构享受到了一波前所未有的"医保红利"，许多基层医疗机构不但走出困境，还获得了长足发展。近几年，医保部门为了保证基金合理支出、维护基金安全，陆续出台了一些严格的管理措施，但有的管理措施使临床药品出现短缺或断供现象，有的管理措施迫使医务人员为了节约医保资金而"缩水"使用诊疗常规，等等。要改变这种现状，需要政府协调医保与卫生健康行政管理部门加强合作，双方通过科学论证，正视并采取有效措施解决存在的矛盾和问题，促使医保政策回归其保障属性，保障医疗机构坚持其医疗本质。随着医保统筹层次的不断升级和信息化、标准化的逐年推进以及城乡居民医保整合、异地联网核销的全面实现，中国医保体系质量对推动建立优质、规范、高效的医疗服务体系必然是一种强大的助力。

7. 信息化技术是支撑

当前，所有县级医院或多或少都运用了信息化手段对相关业务实施管理，其中医院信息管理系统（HIS）和财务管理系统已接近普及状态。未来建设中，医共体全面、全业务流程管理和各种检查检验中心建设将对信息化建设工作提出更高要求，需要进行平台化建设或大幅度升级改造才能满足医共体管理常态的技术支持需要。与之相对应，信息化技术平台对医共体建设的支撑与赋能作用也显而易见，毋庸置疑。

8. 监督考核是推力

制定切实可行的绩效考核指标，形成切实有效的监督监管机制。政府及有关管理部门和医共体内的监督考核作用，有助于管理行为和服务行为的规范，有助于医共体运行质量的提升，有助于医共体服务水平的不断提高，并且能够有效防范违规、违法事件的发生。

二 县域医共体信息化建设的系统设计

（一）基本原则

信息化建设方案有两个范畴：一是包括建设的整体意义、需求、业务及技术解决方案、价格等完整内容；二是仅仅包括在业务约束下的技术选型及实现机制。县域医共体内信息化建设方案指的是第二种。华医经过近七年的基层医疗信息化建设实践，形成了县域医共体信息化建设的原则、思路、技术架构、信息网络规划、信息量估算、容灾备份及安全管控经验。从效用理论、资产理论、风险理论三个方面看，县域医共体的信息化建设应遵循以下五个基本原则。

1. 业务顶层设计、促进技术超融合

超融合是针对当前医疗领域的业务体系割裂而言的，超融合能够强化业务体系优先落地，产生推动效果，带动人、财、物系统融合统一，使业务数据、业务逻辑、财务等形成大一统的超融合平台，形成高效、统一、便民的服务支撑体系下的运行机制。在县域医共体建设中，需要深入学习国家"新医改"精神，切实领会国家医改导向，并结合国家医疗卫生发展规划和建设县域实际，形成建设县域的顶层设计。县域医共体顶层设计内的各业务板块可拆分、可协调，各技术系统能够超融合，以便促进医共体建设的有序推进。

2. 建立统一标准、促进资源共享

通过统一数据标准、通信标准和服务标准，形成标准统一的业务集成和数据交换体系，实现医共体之间各类应用的互联互通、即插即用，避免形成信息孤岛。国家卫生健康委统计信息中心推出《县域医共体信息化建设指南（征求意见稿）》（以下简称《建设指南》），多维度推进标准的统一，在

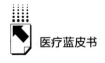
标准中约定数据标准，形成多个系统融合的资源共享，促进各个业务系统的高效联通与统计决策支持。

3. 业务先行、分步落地

始终坚持以人为本、以需求为导向。在具体推进医共体建设中，以业务先行，确保业务优先落地，形成可见、可评估的效果，并进一步指导后续业务的融合。以业务协同为切入点，实现医共体内资源共享和系统数据实时交互。通过业务驱动医疗资源有效配置和高效利用，体现以用促建的思想。县域医共体信息化建设的关键是遵循先后有序地进行超融合建设，使业务在分步实施过程中稳妥落地。在此过程中，各类应用服务在运行中不断完善，各信息化厂商在细分业务领域提供多样化、个性化的应用服务，增强公益性信息服务能力，提升患者的服务获得感。

4. 数据整合、业务数据互促

整合县级医院、基层医疗机构、健康管理机构等各方资源，促进跨机构医疗资源的共享和业务协同。在适应当前医疗业务动态变化的需求下，以具有优势的技术架构做支撑，以应用为入口，实现数据的标准化采集，整合成医共体内的关键主数据资源。通过高度结构化的数据资源促进新的应用形态，实现业务和数据的双轮驱动，促进县、乡、村一体的大健康产业发展。

在数据整合的同时，充分利用现有满足医疗特点与发展趋势的技术，既包容过去的系统，又灵活地融合新的业务需求，在统一数据标准、统一数据资源的基础上，使用先进技术支撑业务平台发展。现阶段，5G 与人工智能技术的应用场景逐渐成熟，在信息化建设的方案中，应充分考虑新技术的可用性，展现信息化建设的效用。

5. 强化数据安全、保证数据安全可靠性

县域医共体信息化建设一定要强化信息安全意识，加强网络安全和数据安全，保护公民隐私，保证数据的可靠性、安全性和完整性，促进信息化有序发展。当前，数据安全越发重要，顶层设计的业务架构对安全提出了更高的要求。县域医共体信息化建设要根据各个医疗机构的自身条件，搭建从基础到五级安全的医疗服务架构，以满足医疗服务对自身安全的需要。

（二）建设步骤与路径

1. 技术配合业务先行

为促进业务有效落地，技术体系需要优先推进在分步实施时具有明显成效的业务。县域内各机构与医疗服务相关的信息系统能够互联互通和信息一致是成功组建医共体的基础和关键。区域卫生信息平台是国家统一规划并制定了一系列技术规范和建设指南的标准化方案平台，因此依托区域卫生信息平台来实现县域内各机构信息系统互联互通和业务应用协同是必然选择。

在具体实施时，可以根据区域内已有信息化基础、建设资金和运维人员等情况，优先推进业务平台落地。在业务平台落地后，再逐步延伸到人、财、物等，然后在市级或县级层面建立区域卫生信息统一平台。在技术层面上，以数据交换平台和统一消息总线服务来支撑区域卫生信息平台中各系统之间的互联互通。在业务层面上，区域卫生信息平台以包括标准数据集、数据元目录及值域代码和疾病、药品、医疗服务项目字典在内的标准规范体系来支撑业务应用协同。

2. 先实现资源共享、后促进业务协同

医疗资源包括医护人员、设备设施、药品耗材、知识数据等，通过互联网与通信技术，借助远程医疗应用（如远程会诊、远程医疗、远程病理、远程心电、远程教育）以及现代化物流配送服务，打破时间和地域限制，形成网络化协作能力，实现患者需求与医疗服务供给的最佳匹配。县域医共体资源共享协同结构如图 1 所示。在县内各级医疗机构形成业务一体化应用和管理协同的基础上，建设预约诊疗、双向转诊、药事服务、检查检验中心等协作系统，增强网络化协作能力。同时，接入远程医疗应用，与市三级综合医院、跨区域专科联盟建立协作网络，扩展网络化协作范围，促进县域医疗资源整合利用，为实现"大病不出县"提供有力的技术支撑。

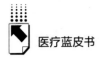

医疗蓝皮书

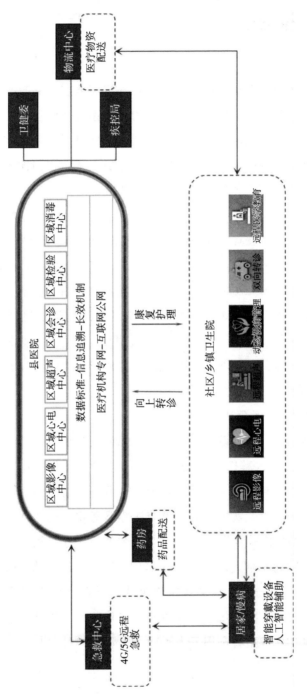

图 1 县域医共体资源共享协同结构

3. 通过"互联网＋家庭医生签约"推进赋能 C 端

家庭医生签约服务是实现基层首诊、急慢分治的基点。运用"互联网＋"理念和移动互联信息技术，借助家庭签约医生和职能检测设备与居民建立实时连接，连续监测居民健康状况，打造以居民为核心的县、乡、村服务协同一体化模式。具体而言，就是通过家庭医生签约服务系统及移动 App 和小程序，识别居民身份信息，对签约群众进行标签化分类管理，对居民健康实现主动、连续的精准记录和服务，赋能签约家庭医生并提高其健康服务的及时性和精准度。

4. 统一身份识别，建立共享数据基础

依托国家标准，县、乡、村各级医疗机构需要建立统一的用户档案，并识别用户，促进统一身份的数据共享，使患者无论是在院内还是在院外，无论是在县医院、村卫生室，还是在互联网医疗服务应用上，都可以在合规的要求下获得便利的服务，便于后续的诊疗服务。县、乡、村各级医疗机构提供的协同服务，需要识别居民身份及其健康信息和就医记录。居民健康信息的统一化和标准化是建立以居民为中心的医疗服务模式的关键。

5. 建设基层一体化和区域大数据中心

目前，县级医院、乡镇卫生院（社区卫生服务中心）和村卫生室（社区卫生服务站）的信息化建设和应用水平参差不齐，各机构内部还存在多个系统各自为政、数据无法流转和共享的现象。这不仅增加了县域医共体建设的区域医疗服务协同的难度，加大了机构服务人员的工作负担，还影响了居民在机构的就医体验。只有强化乡、村两级机构以及县级医院内部的"条块融合"，才能真正发挥县、乡、村服务协同一体化作用。在整体规划县域医共体建设时，首先要尽力推进基层一体化，促进乡村统一信息化建设，以便于与县级进行对接。在县、乡、村的统一互通后，进一步推动区域大数据中心的建设。区域大数据中心是落实有效监管的重要内容，监控监管是制度落实的有力保障。

6. 与全民健康信息平台进行基础数据聚合

县域医共体信息化建设的需求主要包括医疗资源共享、分级诊疗（连续诊疗服务、信息互联互通、居民身份识别、家庭医生签约服务、便民惠民、综合管理）。部分需求与区域全民健康信息平台上的各类应用及基础服务需要进行数据对接与聚合。通过与全民健康信息平台的对接，实现与县域内各级各类卫生计生机构的信息网络安全互联，进而实现医共体内的公共业务应用，也使综合管理获得健康信息平台的支持，促进县域内各类医疗健康数据的共享调阅和业务协同。此外，医共体信息化系统与省、市、县级全民健康信息平台进行对接或集成后，能够实现跨医共体的信息共享、业务协同。在遵循标准体系的前提下，充分利用各级全民健康信息平台现有的注册服务、全程健康档案索引服务、双向转诊系统、健康档案管理系统、健康档案浏览器、区域医疗资源共享系统、妇幼保健信息系统、数据质量管理等，支撑医共体之间的信息共享与业务协同需求。

7. 平台建设与机制建设同步推进

县域医共体是一个能够提供连续医疗服务的协同合作组织。在县域医共体内部，一方面各级医疗机构需要依据自身职能和医疗服务需求随时掌握医共体内的服务资源情况；另一方面，主管部门为了对各级机构进行业务指导、监管和考核，也需要及时掌握医共体内的服务情况。因而，信息平台建设与信息运行机制建设应保持同步，即信息支撑体系应与信息运行机制建设保持同步，并能从信息系统的角度保障机制落地，实现平台应用建设叠加长效机制的建设，如医生绩效管理机制、医生服务质量控制、专科联盟合作机制、各方利益分配机制、宣传及长效运营手段等，并把机制融入平台的功能与运营当中。在平台建设初期，要先考虑在符合国家标准的前提下，在数据采集时要遵循电子病历、居民健康档案和业务监管等相关领域的数据规范，以最细数据粒度进行。数据处理和存储应采用柔性处理方法，以适应不同机构、不同业务、不同管理目标的需要，保证需求变更时能以较低成本进行处理，及时满足业务管理要求。数据处理过程需要建立数据质量管理、元数据管理、数据操作审计、数据血缘追踪等机制。数据分析和展现应同时提供制式化的报表和图形化交互分析等形式。为降低各级各类用户使用门槛，应能提供自助式报表设计、指标计算、图形化分析界面、分析报告模板等功能。为加强数据使用管理，需要提供基于用户角色的功能使用和数据访问权限管理。

三　县域医共体信息化体系建设

（一）技术架构

图2是医共体信息化架构。在业务架构与技术架构的顶层设计下，标准是业务的指导基础，通过标准管理、指控管理、术语管理，形成业务的统一规范，在整个医共体内推行一致性的底层机制；通过版本管理、公有平台、私有平台、商业平台等多方融合，促进技术服务商的多方融合，提供灵活高效的服务，有力支撑业务的科学有效落地。

如图3所示，总体技术架构可采用云服务的模式，底层是用户权限、租户管理、组织管理、指控体系（枚举字典和元数据管理），中间是各类应用微服务（包括医疗服务微服务、公共卫生微服务、健康档案微服务、疾病与传染微服务、合理用药微服务等），通过数据中台（数据 API 和消息服务）和业务中台（流程和业务建模）把数据和业务进行标准化管理，形成上下一体的数据、业务规范一致性，从而进行统一的 Portal（各个微服务应用可以提供各自的首页容器组件）和决策支持。

1. 指标控制体系

依据《建设指南》，在基层规范化制度建设、管理类指标的要求下，形成一整套可持续的运行机制，并通过技术架构形成指标控制体系，通过指标控制体系直接延伸到基层，进而由监管来形成数据反馈，形成政策改进方案。《建设指南》界定了多个主题域与资源库的内容，基层规范化管理控制指标体系见图4。

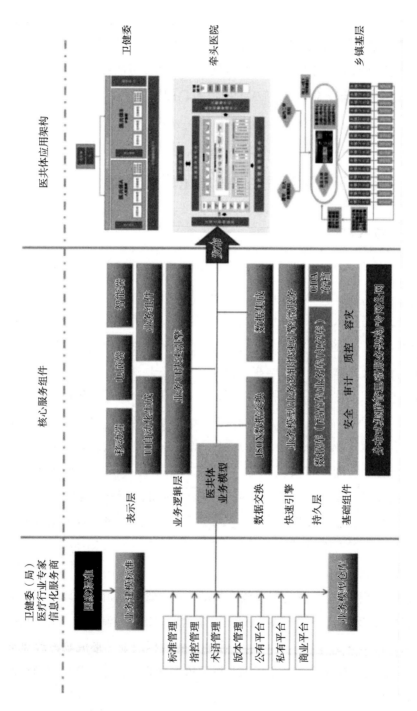

图 2 医共体信息化架构

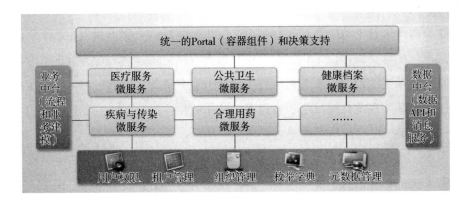

图3　微服务架构

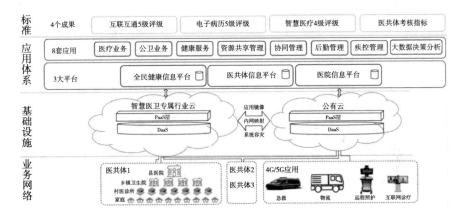

图4　基层规范化管理控制指标体系

　　基层规范化统计资源库包含元数据资源库、填报资源库、统计资源库三大数据资源库。元数据资源库的数据源来自区域人口健康信息平台及传染病监测、重性精神病监测、计划免疫等垂直应用系统。通过区域人口健康信息平台数据归集区域人口电子健康档案资源库、电子病历资源库、人口健康资源库、卫生资源信息库及各条块业务系统应用数据库。填报资源库的数据源来自新建设的基层填报系统。基层填报系统针对基层医疗卫生服务机构划分多个主题域集中填报，如基层医疗卫生服务机构信息主题域、基层医疗卫生

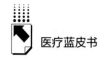

服务机构人员主题域等。统计资源库通过大数据处理工具将元数据资源库与填报资源库进行抽取、转换并存储至基层规范化统计资源库相应主题库。基层规范化统计资源库以采集索引数据与摘要数据为主,核心业务数据以分布式存储在基层医疗卫生服务机构各条块相关业务资源库或者区域人口健康信息平台,基层规范化统计资源库仅存储结果数据。

2. 基层规范化统计资源库主题域

(1) 基层卫生资源主题域。基层卫生资源主题域主要包括基层医疗卫生服务机构基本信息、房屋信息、医疗设备信息、信息设备信息、医务人员信息、辖区人口信息、财务收支信息、资源利用情况。

(2) 基本医疗服务统计资源主题域。基本医疗服务统计资源主题域主要包括基层医疗卫生服务机构门诊、住院相关基本医疗服务所涉及的相关数据源的统计汇总信息。主要包括门诊挂号情况、门诊诊疗情况、门诊用药情况、门诊收入情况、住院诊疗情况、住院用药情况、住院收入情况、住院转归情况等。

(3) 基本公共卫生服务统计资源主题域。基本公共卫生服务统计资源主题域主要包括辖区电子健康档案管理、辖区人口分类信息、辖区人口生活环境、电子健康档案利用情况,老年人、高血压人群、糖尿病人群、肺结核人群、肿瘤人群、慢阻肺人群、精神疾病人群健康管理情况,以及中医药健康管理、健康体检、健康教育、卫生健康监督协管等与公共卫生相关的管理领域。

(4) 家庭医生签约服务统计资源主题域。家庭医生签约服务统计资源主题域主要包括辖区内全人群签约情况、辖区内重点人群签约情况、签约医生就诊情况、签约居民服务满意度、签约服务包执行情况等。

(5) 重性精神病主题域。重性精神病主题域主要包括重性精神病健康管理情况、重性精神病发现情况等。

(6) 传染病主题域。传染病主题域主要包括常规传染病的发现情况、报告情况、传染情况等。

(7) 妇幼保健资源主题域。妇幼保健资源主题域主要包括婚前医学检查情况、孕产妇产前健康管理、产前筛查、高危孕产妇管理、孕产妇产后健康管理情况以及孕产妇死亡、新生儿访视、新生儿缺陷管理、儿童死亡、儿童健康检查、儿童听力筛查、体弱儿童管理情况等。

（8）计划免疫主题域。计划免疫主题域主要包括儿童疫苗接种情况等。

3. 基层规范化统计资源库信息标准化

信息标准化是实现规范化统计资源库的重要部署，是实现区域人口健康信息平台、各条块业务系统与基层医疗卫生综合统计管理系统之间互联互通、信息共享的基础。统计管理系统数据来源于区域人口健康信息平台以及各条块业务系统，需要对数据源进行数据归集。区域人口健康信息平台自身存在一套标准，而各条块业务系统因自身系统的设计和业务需要，相互之间数据内容及结构差异较大，制定一套标准化、规范化的数据集标准，有利于数据归集。标准体系的建设主要是元数据集规范的制定，其中包含标准字典的制定。元数据集以实际应用系统发生的业务数据为来源，结合报告、管理等统计管理类应用需求构建数据集，最大限度地符合实际应用系统的业务与数据规范要求相适应的数据集，以便应用系统可方便、简单地组织数据来源。标准体系的建立，需遵循以下原则。

（1）向上兼容。《建设指南》所制定的元数据集标准规范，除自身开展业务所需的内容外，还应当包含需上报至上级单位的数据内容。上级单位所需数据内容的包含形式分为直接包含和间接包含两种。直接包含即直接在标准数据集规范中添加，可以直接由元数据集提供原始数据；间接包含即将元数据集进行加工后提供给上级单位。

（2）向下兼容。符合实际业务规范，主要体现在内容规范和结构规范两方面。内容规范是指所制定的数据集标准规范，除个别特殊填报内容之外，大部分内容应是大部分同类型基层业务系统中存在的能够直接或间接提供的不应当出现超出实际业务的数据内容。结构规范是指单个数据元字段所存放的某一数据集、多个具有关联性关系的数据集规范之间的关系结构，都需符合大部分同类型业务系统的实际情况。

（3）一次采集多处使用。一次采集多处使用，体现在多个指标中所需

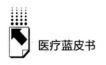

的同一种数据应来源于同一个元数据集。从同一个元数据集中，根据统计各自统计维度和统计算法，提取并汇总出指标结果数据。不应当为了此类多个指标的统计而分别制定多个元数据集进而多次采集同一种数据。国家（行业）有相关标准的必须遵循国家（行业）标准。

（4）元数据资源库建立。元数据资源库依据《建设指南》标准数据集规范，通过区域人口健康信息平台数据交换服务归集电子健康档案资源库、电子病历资源库、人口健康资源库、卫生资源信息库以及各条块业务系统应用库中《建设指南》涉及的原始数据创建基础核心数据源。

（5）填报资源库建立。填报资源库是基层规范化统计资源库重要的组成部分，缺少填报资源库将阻碍很多报告类报表的统计与上报。填报资源库需要针对未建立信息化管理的相关主题域区域统一建设，且数据采集主要依托基层医疗卫生服务机构人员的手工录入。

（6）统计资源库信息标准化。统计资源库是根据本方案所涉及的报告、绩效考核、管理等各类指标而创建的基于主题的数据集市。统计资源库中的数据由元数据资源库、填报资源库以及各条块业务数据库统计分析所得，并为统计管理类应用中的报表展示提供直接的数据源。

（二）信息网络规划

各地应根据本县域医共体建设和信息化基础的实际情况与业务要求，制定本县域医共体的信息网络建设规划。接入网络的基本要求如下。

1. 居民接入

居民统一通过互联网接入来访问系统和访问服务。

2. 村卫生室/社区卫生服务站接入

建议不低于10M卫生专网线路接入或采用互联网宽带经过VPN访问医共体信息系统。在实际工作中，根据业务量及时调整网络带宽和接入模式。

3. 乡镇卫生院/社区卫生服务中心/其他医院接入

所有终端和服务器经过内部网络汇聚后，通过卫生专网访问医共体信息系统。建议不低于100M光纤专线接入或采用互联网宽带经过VPN访问医共体信息系统。在实际工作中，根据业务量及时调整网络带宽和接入模式。

4. 牵头医院接入

医共体信息系统一般部署在专网内，牵头医院通过卫生专网接入，医共体信息系统接入卫生专网的带宽建议不低于1000M。根据实际业务量，及时调整网络带宽。

5. 县级卫生行政管理部门接入

县级卫生行政管理部门接入需要同时接入专网与互联网，专网内医疗机构提供必要的信息监管与统计，互联网为广泛的外网用户提供更加便捷的应用入口，行政管理部门从提升患者幸福感的指标方面来完善政策。

6. 其他卫生相关单位与部门接入

其他卫生相关单位与部门接入，根据业务需要与安全要求，整合专网内外的业务服务内容，以数据整合、便民服务、提升百姓幸福感为指标来进行完善。

7. 医共体和其他系统联通

县域医共体信息平台须与县域（市级）全民健康信息平台上的各类应用进行对接。通过全民健康信息平台实现各县域医共体之间的业务协同和综合管理，提供各类医疗健康数据的共享调阅。县域医共体信息平台的核心目的是建设一个覆盖县域内所有医疗机构的区县医共体信息系统，整合现有基本公卫信息系统，建设乡村一体化HIS系统、家庭医生系统，实现县、乡、村医疗服务一体化管理，做到人事、财务、设备、药品、行政、医保、信息的"七统一"。

8. 5G应用场景的优先利用

5G技术对推进医药卫生体制改革有着重要的支撑作用，其应用场景主要在远程医疗和医院院内的多种应用，包括远程会诊、远程超声、远程手术、应急救援、远程示教等，院内的应用包括智慧导诊、智慧医院、智慧诊疗辅助等。5G技术将大幅度提升医疗服务的可及性和便利性，需要大力推动医疗服务与5G、人工智能、互联网的快速融合发展。

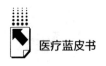

四　县域医共体信息安全体系建设

（一）容灾备份

1. 网络容灾备份

高可靠、高可用是新一代医共体数据中心网络建设的核心技术要求。从保证业务连续性的需求考虑，除了实现单个数据中心内的网络设备和网络架构冗余，还需要考虑建设双活数据中心，抵抗由数据中心或大规模片区网络故障造成的不可用场景。备份中心按照具体业务需求可建设同城或异地备份中心。双活数据中心场景可采用业务数据和应用全部部署在主中心并与备份中心实时同步、实时切换的方案，也可采用业务数据和应用交叉灾备，部分部署在主中心、部分部署在备份中心，以实现负载分担。以上两个方案中，主、备中心之间应具备大带宽、低时延的网络连接，满足实时备份能力。

双活数据中心网络技术主要包括光层传输连接、IP 层网络连接、全局负载均衡三个层次。其中光层和 IP 层承载技术及联动保护等详见 IP + 光技术。IP 层网络连接参见采用 NVo3/VXLAN 技术。本部分重点介绍全局负载均衡技术。全局负载均衡系统具备以下主要功能。一是本地负载均衡器作为探针设备，感知本中心的认证服务器的网络连通性、应用可用性、负载情况。二是主中心（主用）的全局负载均衡设备对用户发起的 DNS 访问请求进行响应。通过分析用户 IP 地址的省份属性、运营商属性（电信、联通、移动等）、当前 4 个认证服务中心内服务器的健康状况和负载情况，对用户的访问进行全局调度，如就近访问、业务量最小优先访问等策略。三是开启 DNSSEC 等安全防护功能，对于 DNS 攻击进行安全防护。当系统受到 DNS flood 攻击时，能够自动将结果解析到高防机房抗攻击。

客户通过互联网访问认证中心，经过智能 DNS 调度的流程如下。智能

DNS，其功能由权威 DNS 服务器开启。光纤网络为主备数据中心之间提供单通道 10G/100G/400G、总带宽 Tbps 级别的高速通道，为数据库集群、主备存储、数据同步提供满足大二层、三层的网络连接。随着 SDN 跨域技术的发展，IP 路由层和光层可以协同部署，其在运维方面的优势越发凸显，IP + 光层的协同需要由两层控制器架构组成，即 Super 控制器拉通 IP 控制器和光控制器，实现整网的一体化维护。

通过部署 IP + 光协同运维方案，可以在 Super 控制器的界面上集中呈现 IP 层、电层、光层拓扑，选中某条 IP 链路后，可以呈现此链路经过的电层、光层路径信息，方便网络端到端的跨层运维。通过 IP + 光的协同，在部署 IP 链路时能够自动创建光层隧道，将 IP 和光的资源、组织协同起来，避免由运维团队不同导致的网络部署时间长问题，降低 OPEX 运维成本。另外，IP + 光协同可以提高网络的整体可靠性。在没有 IP + 光协同的情况下，IP 层的主备路径可能经过同一个物理光缆，如果光缆发生故障，将导致上层 IP 主备路径同时中断。通过 IP + 光的协同，IP 主备路径可以经过不同的物理光路。IP + 光当前可实现的主要功能如下。一是可实现 IP 层（L2/L3）和光传输层（L0/L1）网络视图统一可视，告警统一管理，统一运维，降低运维投入。二是可实现 IP 层（L2/L3）和光层（L0/L1）业务一键式发放，具体包括存储传输、以太传输、光传送和交换设备相关业务，统一自动化发放配置。避免传统 IP 层和光层业务分别手动配置，提升效率。能够实现存储传输、以太传输、光传送和交换设备，统一自动化发放配置。三是可实现 IP 层（L2/L3）和光层（L0/L1）主备业务流自动部署在不同链路，避免单点故障导致业务中断，提升网络可靠性。

2. 数据容灾备份

数据正逐渐成为医共体的运营核心，对承载数据系统的稳定性要求越来越高。为了保证业务和数据的可靠性和可用性，数字灾备解决方案也是医共体数据中心建设的重点。由于各类灾备技术不能互相替换，需要根据实际情况和业务特点合理选择多种灾备保护技术，以保证业务系统和数据在灾难发生后能够快速恢复。

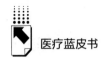

（1）本地双活保护

为满足医共体核心业务系统持续稳定运作，抵御各类软硬件故障灾难导致的数据丢失、业务中断，可以建设同城或同院区双活体系架构。双活方案采用存储数据镜像实时双写技术实现存储双活架构，为两个数据中心同时提供读写服务；结合数据库扩展集群、应用集群和虚拟化高可用技术，在任意数据中心发生故障时，另外一个数据中心可以继续承载业务系统，实现业务连续运行、数据不丢失。整个双活解决方案从存储层、前端网络层、主机/应用层、数据库层、仲裁与管理层进行设计。

第一，存储层。在两个数据中心分别部署存储阵列，基于存储镜像实时双写技术，实现两个数据中心存储数据实时镜像，互为冗余；同时，双活卷、双活文件系统在应用上体现为普通卷、普通文件系统，简化了上层软件管理。

第二，网络层。数据中心之间数据中心网络、数据传输网络采用波分设备连接或裸光纤直连（≤25公里），满足双活数据中心网络时延要求；由于有数据库、虚拟化时延要求，双活数据中心间网络距离建议不超过100公里。

第三，主机/应用层。两个数据中心的虚拟机服务器构成一个虚拟化集群，提供跨数据中心的虚拟机应用迁移和自动故障转移；对于支持集群部署应用，基于应用集群技术实现跨数据中心的应用故障转移。

第四，数据库层。两个数据中心的数据库服务器构成一个数据库扩展集群，提供跨数据中心的自动负载均衡和自动故障转移功能。

第五，仲裁。为保证各种异常情况下存储双活集群能够进行仲裁，建议在第三方仲裁站点部署仲裁服务器/阵列，以保证异常情况下的业务连续性。

第六，管理层。通过双活管理软件实现双活数据中心的可视化管理，并通过管理软件直观地展示双活业务的物理拓扑。

（2）数据保护

在本地双活、远程容灾方案基础上，基于存储数据保护能力构建数据保护解决方案，满足双活存储均遭损坏场景、勒索等病毒场景、人工误删场景、常规灾备演练场景、开发测试场景等数据保护要求。建议针对 HIS/

EMR/LIS/RIS/手麻等核心业务系统数据库、关键业务虚拟机、关键应用数据部署数据保护。数据保护方案设计如下。

第一，在其中一台双活存储中配置高密度保护副本功能（如副本周期1分钟内），生产存储提供双活和数据连续保护能力。

第二，于灾备存储上配置高密度保护副本功能（如副本周期15分钟外），灾备存储同时提供容灾和备份保护的能力。

第三，通过数据保护管理软件提供容灾可视化、容灾管理、数据保护等策略配置和一键式操作能力。

第四，数据保护副本再利用，在不影响生产业务的情况下用于业务测试主机上的软件开发、测试等用途。

第五，基于已有灾备架构构建数据保护，充分利用现有硬件资源，降低数据保护复杂性。同时，启动恢复过程后，存储将指定时间点的差异数据块整体回滚到生产数据 LUN 中（而不是逐个 I/O 回放），数据和业务恢复时间更快，在回滚时不会引入额外的主机、网关设备开销。建议基于自动化数据保护管理软件，减少配置、测试、回滚、业务切换、主机启停等动作和其他用户定义操作，简化和加速恢复过程。

（3）灾备管理

容灾解决方案基于各类复制技术，涉及多种业务应用、软件平台和硬件产品，传统手工的保护与恢复步骤操作复杂、恢复时间长，无法直观获取容灾方案全局拓扑和网元部件实时状态。为了解决传统灾备管理难题，建议在容灾数据中心部署可视化、流程化、简单快捷的操作灾备管理软件。灾备管理软件建议从以下方面与医共体容灾环境结合，用于简化容灾方案的管理复杂度和成本。

第一，应用感知。识别针对 HIS/EMR 等核心业务数据库，保证核心应用数据一致性。

第二，容灾管理。基于核心系统数据库、虚拟化、关键应用制定保护策略，实现定期容灾测试以及灾难发生时一键式切换及关键应用自动拉起。

第三，可视化容灾。软件可视化进行容灾管理，随时掌握容灾的路径、

状态。

第四，数据管理。数据中心内数据统一管理，实现备份及数据再利用。

（二）安全管控

1. 医疗领域的网络安全

2019 年中共中央网络安全与信息化委员会办公室发文《打好医卫网络安全"保卫战"》。重点加强"制度＋科技，管理＋技术"的网络安全双重保障，医疗行业需要对网络安全提出更高要求。公立医疗机构现有网络环境分公网与专网，随着当前互联网医疗的发展以及对便民服务的重视，公网的应用也越发丰富，而公网与专网的衔接也是必要的条件；由此，医疗机构的网络安全，就不只是市场化机构独立的公网业务范畴内考虑的解决方案，还应该在基于公网与专网的结构的基础上满足人民群众的医疗服务的同时，强化网络安全架构，夯实网络安全机制，封堵安全漏洞，制度、网络架构、硬件设备、智能防护软件甚至是业务系统的安全审计都要包括在内，形成可控、可追溯、可精细化管理的医疗机构网络安全管理机制，确保医疗数据安全。

2. 网络安全的分层分级

由于预算投入不同，各医疗机构可以针对自身的预算条件及安全要求，与具有专业能力且拥有三级安全等保障的机构共同设计需求和预算平衡的安全方案，包括为已有的内部各系统进行安全审计，出具安全审计报告，从制度上、流程上，外防内防，提前发现遗漏的风险，提前解决，确保敏感数据不被泄露与防备攻击。

在实践中落地的网络安全架构，也可以是以上多个层面的组合式架构，以加强网络安全的保护。构建一个立体的多层次防护体系，目的是给用户提供强有力的攻防手段，真正能够帮助用户抵御层出不穷的安全威胁。安全既要合规，遇到攻击时更要攻防（见图5）。

硬件防火墙。硬件防火墙一般都是提供高强度、大流量的网络安全防御，一般都是内置专门定制的 Linux 系统，并结合专用的网络硬件，形成常

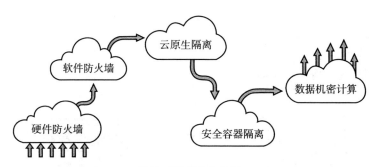

图 5　网络安全分级

见的网络安全策略，其把"软件防火墙"嵌入硬件，把"防火墙程序"加入芯片里面，由硬件执行这些功能，从而减轻计算机或服务器的 CPU 负担。一般的"软件安全厂商"所提供的"硬件防火墙"，就是在"硬件服务器厂商"定制硬件，然后再把"Linux 系统"与自己的软件系统结合嵌入。受医院业务特点以及公网专网架构的融合趋势影响，医疗机构对网络安全的要求越来越高。图 6 是一个典型的医院网络安全架构。

软件防火墙。软件防火墙更多的是把自身内部系统的一些安全策略与软件防火墙做好结合，便于内部的管理体系机制落地。它更多的是对硬件防火墙的一种补充，以及对内部应用的定制化融合。它还是个人计算机的安全防护应用软件。

云原生隔离。当前，云原生里除了容器之外第二大技术是 Service Mesh，其对高并发的安全服务有非常好的帮助。它至少可以做到三点：一是策略化高效流量控制，可以帮助运维迅速适应业务快速变化；二是全链路加密，保护端到端数据安全；三是流量劫持与分析，当发现异常流量与容器时，进行流量阻断。这些工作对业务是透明的，不会给业务开发增加负担，同时可以对流量进行实时的语义分析等，做比传统的防火墙更多的事情。

安全容器隔离。在传统容器架构下，传统容器从虚拟机到容器都是牺牲了隔离性的，一般的容器隔离只隔离到上层应用。安全隔离可以使用一些业界成熟稳定的容器架构，例如，OpenStack 基金会的顶级开放基础设施项目 Kata Containers 安全容器。在安全容器里，每个 Pod 运行在独立的沙箱中，

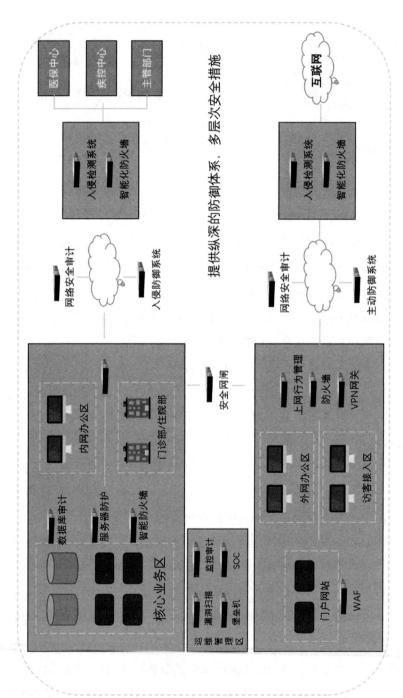

图 6 典型的医院网络安全架构

彼此不共享内核，提供强安全保障。

数据机密计算。数据机密计算就是基于可信执行环境（Trusted Execution Environment，TEE，也称为 Enclave）访问计算机内存时隔离用户数据，以避免将数据暴露给其他应用程序、操作系统或其他云服务器租户的解决方案。Enclave 是运行时的双向保护，例如，当业务跑在 Enclave 上的时候，操作系统看不到 Enclave 里的内存，同时会进行完整性检查，保证访问 Enclave 的代码不被替换。

B.3
县域医共体远程协作：
甘肃省级统筹医疗服务网络

蔡辉　祁晶*

摘　要： 甘肃省人民医院不断探索与市级医联体、县域医共体开展合作
　　　　的长效机制。该院从甘肃基本省情出发，努力改善优势医疗资
　　　　源分布不平衡的现状，建立了覆盖甘肃省的省、市、县、乡、
　　　　村五级远程医疗服务网络，服务全省各县域医共体建设，并重
　　　　点针对边远、贫困县区的医共体采取线上、线下相结合的合作
　　　　帮扶方式，有效提升了省内各县域医共体的诊疗能力，为基层
　　　　群众提供便捷、高效、质优、价廉的医疗服务。

关键词： 远程医疗协作网络　远程医疗会诊　医疗救助

　　甘肃省地域狭长，地形地貌复杂，经济发展不平衡且总体较为落后，
基层医疗资源匮乏。国家推动紧密型医共体建设后，省内不少县域医共体
的牵头医院自身实力有限，制约了全县医疗服务体系诊疗能力的发展。甘
肃省人民医院为了充分发挥省直属公立医院对基层医院的帮扶作用，不断
探索与市级医联体、县域医共体开展合作的长效机制，努力改善优势医疗
资源分布不平衡的现状，着力提高县域医共体的医疗服务水平，结合甘肃
省人口、地理、医疗资源分布情况，建立起覆盖全省的省、市、县、乡、

---
* 蔡辉，医学博士，甘肃省人民医院院长，博士研究生导师，主要研究方向为医院管理；祁
晶，硕士，甘肃省人民医院健康扶贫办公室副主任，主要研究方向为基层医疗。

村五级远程医疗服务网络，服务全省各县域医共体建设，并重点针对边远、贫困县区的医共体采取线上、线下相结合的合作帮扶方式，有效提升了省内各县域医共体的诊疗能力，为基层群众提供便捷、高效、质优、价廉的医疗服务。

一　建设背景与举措

甘肃省地域狭长，东西长约 1655 公里，且交通落后，经济欠发达，城乡医疗卫生事业的发展很不均衡。受自然地理条件的限制，很多偏远地区医疗环境极为落后，导致百姓"看病难、看病贵"。甘肃亟须构建一种符合省情的新型诊疗模式和医疗服务体系。

自国家推行医联体建设以来，甘肃省各县域医共体建设如火如荼，在县内初步形成了有效的上下联动医疗服务体系。但受历史发展原因限制，相当数量的县域医共体牵头医院自身诊疗能力不足，对县内其他基层医疗机构帮扶力度有限。群众集中在县内就医，县外转诊情况依然严重，传统的就医习惯没有被彻底改变。

甘肃省人民医院是一所集医疗科研、教学、预防及干部保健于一体的综合性国家三级甲等医院。近年来，随着医院的迅速发展及"互联网＋"的日趋完善，甘肃省人民医院将信息化发展作为医院重点工作之一。为了更好地为当地群众服务，满足人民日益增长的医疗卫生服务需求，甘肃省人民医院于 2007 年 3 月启动远程医疗工作，11 月正式成立"甘肃远程医疗会诊中心"。至今，"甘肃远程医疗会诊中心"已建成省内规模最大的综合性、多位一体的远程医疗服务网络，业务范围广、辐射面宽、影响力大。

甘肃远程医疗会诊中心以甘肃省"两州一县"和 18 个医疗资源较薄弱的县医疗人才"组团式"帮扶县级医院为载体。甘肃省人民医院在其帮扶的临夏回族自治州东乡族自治县第一人民医院和甘南藏族自治州临潭县人民医院两个诊疗能力薄弱的少数民族县级医院加挂分院牌子并派驻帮扶

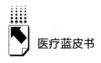
团队，建立长期稳定的对口帮扶关系。与此同时，依托甘肃省人民医院远程会诊中心这一平台，搭建覆盖全省所有县域的心电、影像、病理、检查检验、消毒供应五大县域区域医学中心，以线上、线下相结合的形式，推动落实县级医院重点专科、薄弱学科、区域医学中心建设和人才培养，使得县域内常见病、多发病的诊疗病种每年新增 20～50 种。目前，县级医院分级诊疗病种在 250 种以上。

二 信息技术平台与功能模块

远程医疗服务网络结合了最新的信息化技术和远程医疗协作运作理念，对入网医院设备投入要求低，基层医院只要拥有电脑和一定的互联网宽带接入条件，即可免费为其安装系统，体现了该项目的公益性。以省或大的地区为规划单元，成立区域性的远程医学中心，覆盖区域内所有的县级及以上医院，实现医疗资源共享。远程医疗服务网络项目组成包括健康网站、远程医学平台、远程医学管理系统三大部分，有以下五大功能。

（一）远程医疗会诊

入网医院医师与上级医院专家通过会诊平台建立一种"一对一"或"一对多"的实时视频、声频互动联系，在实现病例资料传输的同时，可进行实时同步共享讨论，完成远程会诊，使基层患者在当地医院就能接受省级专家"面对面"服务，也使一部分基层医院可以处理的患者在上级专家的及时帮助下就地医疗，从而节约大量医疗费用。

（二）突发事件的医疗救助

通过远程医疗服务网络，可以对入网的医疗机构处理当地突发事件提供最快捷、有效的医疗援助。

（三）远程教育

通过网络开展远程医学教育培训，教育面广，实时性强，费用远低于其他教育方式。

（四）远程会议

通过网络进行医学学术会议，这是一种覆盖面广、快捷、节约、高效的学术交流方式。

（五）其他拓展模块

发展多方位的远程医疗功能，如远程救护、远程手术指导、远程护理等。

三 项目建设内容

（一）以远程医疗为载体构建县域区域医学中心

2007年11月24日，在甘肃省委、省政府和省卫生厅的关心支持下，甘肃省远程医疗会诊中心在甘肃省人民医院正式成立。目前，甘肃远程会诊网络的入网医院已由建立初期的133家增加到1489家，成为全国最大的远程医疗会诊网络之一。远程会诊中心已经覆盖甘肃全省市县级医院、部分乡镇卫生院乃至村卫生室，实现了省、市、县、乡、村的五级远程医疗服务网络医院架构（见图1），成为全国首家实现省级医院与村卫生室"直通"的远程会诊网络。省中心（甘肃省人民医院）还不断寻求与国内知名医院、境外医院的长期友好合作，与上海华山医院、湖南湘雅医院、四川华西医院等开通远程会诊。

截至目前，甘肃省人民医院远程医疗服务网络已经发展为集远程病理体系、远程应急救援体系、远程心电图体系、远程影像体系、远程继教体系和依托远程医疗的多点执业于一体的远程医疗网络（见图2）。

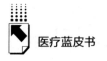

建设省、市、县、乡、村五级远程医疗服务网络

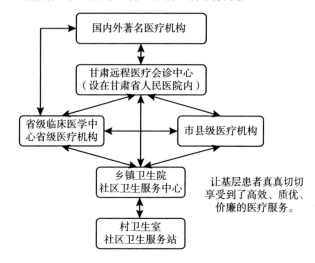

图1 远程医疗服务网络架构

资料来源：甘肃省人民医院（图2、图3同）。

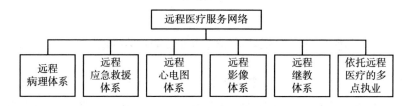

图2 甘肃省远程医疗服务网络

（二）构建信息平台让信息多跑路、群众少跑腿

在甘肃省委、省政府的大力支持下，成立远程心电、影像会诊基地，由甘肃省人民医院提供远程诊断设备、专家技术支持，通过北京中关村华医移动医疗技术创新研究院的华医云远程心电、影像诊断平台覆盖乡镇卫生院、村卫生室；为基层医疗机构提供从智能硬件、软件系统、医疗服务及可持续发展的运行机制等一整套的解决方案；实现基层乡镇卫生院检查、上级县医院诊断、疑难病例上传甘肃省人民医院会诊，真正实现了影像互认、检查结果互认、数据共享，有效降低了县域群众看病成本。

甘肃省人民医院依托甘肃省远程医疗服务网络帮扶深度贫困少数民族地区县级医院打造县域远程医学中心，一方面有利于推进县域医共体牵头医院的提质升级，缓解县域内看病就医的难题；另一方面依托甘肃省人民医院远程会诊网络平台建成的五大县域区域医学资源共享中心，积极推进"基层检查、上级诊断"，真正让信息多跑路、病人少跑腿。

（三）线上、线下相结合，全面提升县域医共体服务能力

发挥甘肃省人民医院综合医院的龙头优势，建设区域性医疗中心，积极推进五大县域医学中心建设。2018 年开始在东乡族自治县（以下简称东乡县）人民医院、临潭县第一人民医院建设心电远程诊断中心，完成了心电远程诊断中心的选址、平面规划及装修。远程心电项目以东乡县、临潭县、西和县三个县人民医院为当地牵头单位，成立了三县的远程心电诊断中心，上联甘肃省人民医院、下联当地各乡镇卫生院和东乡县 1 家村卫生室。以卫生院采集心电上传至县医院、疑难病例上传至甘肃省人民医院的模式，实现三级平台互联互通。东乡县人民医院远程心电连接 29 家乡镇卫生院、1 家村卫生室。临潭县第一人民医院远程心电连接 21 家卫生院、临潭县第二人民医院、临潭县中医院、临潭县妇幼保健院。西和县人民医院远程心电连接 23 个卫生院和妇幼保健院。

压实责任，全方位开展县医院薄弱学科、重点专科建设工作。开展相关专科临床业务，培养业务骨干，提升技术水平，全面加快学科能力建设的步伐。在东乡县人民医院、临潭县人民医院开展帮扶工作，以分院的标准"一对一"进行整体帮扶建设，突出医疗人才"组团式"整体帮扶的特点。支援医院根据受援医院需求选派相关专业的下派人员，不断推动形式、内容等方面的创新，确保帮扶效果。

一是"组团式"驻点。组建"组团式"帮扶工作队，对东乡县人民医院、临潭县第一人民医院共 10 个薄弱学科开展全方位帮建。帮机构、帮学科，主要采取技术、学科、管理团队下沉等方式，在较短时间内促进州、县两级机构达标和学科发展。采取理论讲座、诊疗示范、手术示教、教学查房、案例分析等，重点培养帮带对象常见病多发病诊疗、急危重症识别转诊

能力。

二是"走下去"帮扶。选派高年资专家和技术骨干，通过门诊、教学、查房、会诊、疑难病例讨论等现场"传、帮、带"方式，对帮建医院全面扶持。

三是"物质上"援助。向分院捐赠各类设备、设施，资助房屋装修、改建共计600余万元。其中，向东乡县人民医院捐赠包括血管造影DSA、远程影像、心电设备共计34套，各类设备、仪器等累计价值600余万元；向临潭县第一人民医院捐赠设备支持县医院发展，包括价值60余万元的远程病理及远程影像、心电等设备20余套，以及支持装修改建等费用共计70余万元。

四是"互动式"交流。从技术帮扶、设备帮扶到"管理帮扶"，邀请县域医共体内医疗机构（主要是县级医院）管理人员来甘肃省人民医院观摩学习，在科主任、护士长层面上实现直接对话和经常性的经验交流。

（四）建立有序的预约转诊机制

为进一步畅通双休转诊和上下联动机制，提高医疗资源利用效率，改善患者就医体验，甘肃省人民医院本着"分级诊疗，有序就医，按需转诊，减轻负担，提高效率"的原则，集全院之力，逐步建立医院与省内各基层医疗卫生机构之间有序的预约转诊机制。通过甘肃省远程会诊平台，医院专家积极与会诊患者主管医师进行沟通，详细了解患者病情，双方通过认真分析讨论后，明确诊断并给予治疗建议。对于基层医院无法实施治疗或者不能明确诊断的患者，在符合上转条件的情况下，为患者开通双向转诊绿色通道，并协调相关科室做好患者接待准备工作，明确服务流程，确保服务质量。转诊患者病情稳定后，甘肃省人民医院各科室及时将患者转回基层医院进行后续治疗。

搭建甘肃省人民医院达芬奇机器人远程示教平台，提升医共体牵头医院临床水平。通过搭建远程示教平台手术直播示教系统，可实现对达芬奇手术机器人的手术全景、手术细节以及病人医学体征进行全方位的高清直播和录播，分会场学员无须走进手术室，就可以在线观看完整的手术过程，与手术现场音视频实时交互。也可将示教内容进行编辑，制成课件通过云平台发布，便于医务人员反复观看，完全打破了传统示教模式在时间、空间和人数上的限制。

　　搭建甘肃省人民医院高速医联体，提升县域急救转运服务能力。2017年7月，甘肃省人民医院、甘肃省高速公路服务有限公司和15家市级医联体、县域医共体牵头医院签约建立了"甘肃省人民医院高速医联体"。依托甘肃远程医疗会诊网络平台的技术优势，建立覆盖全省高速公路的常态化医疗紧急救援网络体系。由甘肃省高速公路服务有限公司提供技术支持，在兰州北、定西、甘谷、秦州、西和、武都、平凉、庆阳、武威、张掖、酒泉、玉门、礼县、王格尔塘、白银东15个高速公路服务区建立了高速医联体服务站，由甘肃省人民医院与15个站点邻近医院提供必要的药品物资和医疗服务，从而为高速路广大司乘人员、服务区从业人员、周边地区群众及医联体、医共体牵头医院转运患者提供更加方便快捷、及时有效的健康诊疗服务和急救接驳服务，由甘肃省人民医院专家通过远程医疗协作进行及时有效的诊疗。通过远程医疗协作的方式，各高速医疗站已经具备日常诊疗、健康管理、配合紧急救援三项职能（见图3）。

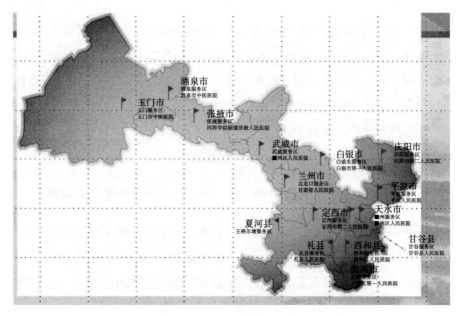

图3　甘肃省高速医联体建设分布

"高速医联体"单位配置了 AED（自动除颤仪）、心电监护仪、诊查床、简易呼吸气囊、喉镜、气管插管、听诊器等基本设施设备以及急救药品和常规物品，由医护人员提供 24 小时医疗服务。2017 年 11 月至今，14 个医疗站陆续投入运营，由就近市县医院配备工作人员，甘肃省人民医院提供经费，甘肃省高速公路服务有限公司提供后勤保障，三方共同保障服务站的顺利运行。为了做好健康宣教工作，医院制作相关疾病的宣传画近 25000 张，通过高速医联体开展司乘人员讲解疾病预防知识、健康咨询等 500 余次，举行义诊活动、应急演练 50 余次，每月接受急救培训人数 200 人次，义诊人数 1000 人次，让更多的社会大众了解医联体的服务职能，具备了一定的社会影响。

四 省级统筹远程医疗协作网络的成效

（一）资源有效下沉，解决基层技术力量薄弱问题

针对基层医疗机构学科基础薄弱的问题，依托国家级重点专科、省级临床医学中心、省级重点专科和一大批实力雄厚的特色学科，实现人员、技术、资金三个"下沉"，全面开展对基层医疗机构学科帮建。根据基层医院和当地群众的实际需求，通过设备投放、新技术推广以及人员培训等措施，开展对全省县级医院血液透析中心、重症监护室、新生儿重症监护室、肾病科等特色科室建设，开展对少数民族地区、老区的儿科、检验科、病理科、妇产科、肛肠科等科室和县级重点专科帮建。

（二）助推甘肃省特色学科发展，并实现医疗资源上下贯通

各县依托甘肃省远程会诊网络平台优势建设五大县域医疗中心，组建了区域影像诊断中心、病理诊断中心、心电远程诊断中心、临床检验中心、医用消毒供应中心等优质资源共享平台，推动检查及诊断结果的互联、互通、互认，实现医疗服务的同质化，形成了包括普外、肿瘤、脑卒中、重症医学、烧伤、检验、放射、血管外科等的专科联盟。甘肃省人民医院与中国医

学科学院整形外科医院和部分市、县级医院建立了"整形美容专科联盟"，借力国家级专科医院优势，助推甘肃省特色学科发展，并实现医疗资源上下贯通。

（三）重大自然灾害和突发事件中突出"快捷、高效"特性

为保证远程会诊的质量，甘肃远程会诊网络建立健全了一系列完整可行的规章制度，组建了以省内著名专家为核心、由多家医疗机构专家组成的会诊专家团队。自远程会诊中心成立以来，已经完成了大量远程医疗会诊工作。特别是在舟曲泥石流、玉树地震、定西地震等数次重大突发公共卫生事件中，充分发挥了远程会诊在应对重大自然灾害和突发事件方面的重大作用和价值。

五　未来方向

（一）依托信息化手段，支持县域医共体内社区卫生医疗服务

在远程医疗协作和帮扶县域医共体牵头医院的基础上继续深耕，探索为县域医共体提供社区卫生医疗服务信息化工具支持，以慢病管理和健康档案为重点突破口，推动县域医共体内基层医疗机构服务能力和健康管理水平的提升。

（二）探索5G环境下全省医疗协作网络的升级和新技术应用

甘肃省远程医疗协作网络建立周期早，覆盖医疗机构数量多，医疗协作内容广，医师使用习惯已经形成。5G的应用为医疗信息化特别是远程医疗协作提供了更大的技术支撑，也拥有了更好的发展机遇。在此背景下，全省远程医疗协作网络面临新的课题。一是在现有应用环境和经济环境下统筹规划，精准利用资源，推动全网基础环境的升级。二是基于5G技术网络传输速率的提升，探索远程医疗协作的新科目，进一步丰富远程医疗协作内容。

B.4

县域医共体智慧分级诊疗：
青海玉树地级统筹健康大数据

郭 勇[*]

摘　要：　青海玉树建立了覆盖全州各市县医院的以"互联网＋健康"
为基础的"健康扶贫智慧分级诊疗项目"信息平台，搭建玉
树州医疗健康大数据平台，并面向全州通过 App 在线开展问
诊平台医疗建设工作，形成玉树州远程医疗协作医联体模
式。通过远程医疗协作网，有效实现了全州医疗资源的上下贯
通，提高了双向转诊的效率和效果，落实了分级诊疗制度，
逐步形成"基层首诊、双向转诊、上下联动、急慢分治"的
就医新格局。

关键词：　脱贫攻坚　医疗联合体　远程医疗　对口支援

一　建设背景与举措

玉树州卫健委着眼"互联网＋医疗"的发展趋势，与中国研究型医院
学会移动医疗专业委员会、中关村华医移动医疗技术创新研究院、清华大学
第一附属医院、北京宣武医院等医院合作，建立了覆盖全州各市县医院的以
"互联网＋健康"为基础的"健康扶贫智慧分级诊疗项目"信息平台，搭建

---

* 郭勇，医学硕士，主任医师，北京市大兴区人民医院副院长，北京市第四批援青干部，挂任
青海省玉树州卫生与健康委员会副主任兼玉树州人民医院院长，主要研究方向为医院管理。

玉树州医疗健康大数据平台，并面向全州通过 App 在线开展问诊平台医疗建设工作，有效实现了全州医疗资源的上下贯通，形成了玉树州远程医疗协作医联体模式。

玉树藏族自治州地处青藏高原腹地，位于青海省西南部，全州总面积 26.7 万平方公里，辖玉树市、称多县、囊谦县、杂多县、治多县、曲麻莱县六市（县），11 个镇、34 个乡，258 个村（牧）委会。2018 年全州总人口 41.66 万人，其中以藏族为主，占全州人口的 98.53%。全州乡级以上医疗机构 85 个（其中县及县以上医院 13 个，乡镇卫生院 50 个，疾病控制中心 7 个，妇幼保健院 7 个，卫生监督所 7 个，中心血站 1 个），编制床位 2437 张，卫生技术人员 897 人（其中执业医师 249 人，执业助理医师 220 人，药剂人员 43 人，检验人员 63 人，其他卫生技术人员 322 人）。

为了更好地贯彻习近平总书记"如期全面打赢脱贫攻坚战"精神，落实国家卫生健康委发展"互联网＋医疗健康"、推进远程医疗、为人民群众提供更加便利的医疗服务，2016 年 10 月 14 日，州长才让太在州人民医院调研时，要求尽快建立完善远程会诊系统，年底前与北京和省内对口支援医院实现远程会诊、远程诊断、远程检查、远程教育和信息共享，促进优质资源的互补和相互支持。2017 年 10 月 10 日，《玉树藏族自治州人民政府办公室关于印发玉树州推进医疗联合体建设和发展的实施方案》（玉政办〔2017〕230 号）发布，要求大力推进远程医疗协作网络。2018 年 10 月 8 日，《玉树藏族自治州人民政府办公室关于印发〈玉树州现代医院管理制度建设试点实施方案〉的通知》（玉政办〔2018〕175 号）发布，明确提出要发展县域医共体，发展面向基层和边远地区的远程医疗协作网络系统，促进优质医疗资源上下贯通。2019 年 5 月，在北京市对口支援大力支持下，玉树州卫健委依托玉树州人民医院，与中国研究型医院学会移动医疗专业委员会、中关村华医移动医疗技术创新研究院合作，建立了覆盖全州各市县医院的"玉树州健康扶贫智慧分级诊疗平台"。2019 年 6 月 26 日，玉树州人民医院建设完成北京高原适应研究康复中心，与北京宣武医院、北京小汤山医院、拉萨市人民医院结对形成"1＋1＋2"协作关系，通过远程协作开展高

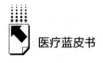

原病研究。2019年10月19日，完成玉树州卫健委信息数据指挥中心建设，内容包括超融合节点和管理软件、数据交换设备、模块化机房、动环监控系统等。2020年4月14日，玉树州人民医院获批互联网医院，为便利群众咨询就医，州人民医院又开通了互联网在线问诊平台，并着手打造全州统一入口，形成全州互联网在线咨询平台，进一步提升患者就医体验，此举极大赋能各市县人民医院，缓解了群众"就医远、就医难"问题。2020年6月30日，建设完成基于全州健康数据共享与应用的健康信息管理体系，面向卫生管理和便民应用，构建省、市、县、乡四级医疗卫生机构之间的数据深度整合和应用渠道；通过对采集数据的统计分析，实现对全州健康信息的综合应用；通过包括诊疗服务、公卫监管、用药分析、费用监测、绩效考核、医改评估等分析，实现对全州健康业务活动的实时监管和动态监测。

二　信息化技术架构、数据采集与管理

（一）技术架构

遵照青海省卫健委省级全民健康信息平台建设总体规划，玉树州医疗健康大数据平台核心目标是解决全州健康信息采集与应用。一方面，完成全州健康信息的标准化改造；另一方面，完成卫生行政管理机构的信息资源整合与服务。建设内容分为数据的采集、管理、应用三个维度，分别对应系统管理、行政管理和居民应用三类用户。

为系统管理人员提供数据采集、归类、汇总、上报等信息化管理系统和工具，完成全州健康信息的标准化改造。对标准化的信息进行采集和归类，反向推进全州医疗机构的健康信息标准化。为行政管理人员提供全州医疗卫生业务管理分析平台，实现对全州医疗卫生业务情况、医疗机构运营情况、医护人员绩效情况、医改指标完成情况以及相关变化趋势的全面监管。为全州居民提供统一的健康服务入口，通过健康信息查询、健康信息获取等方式，提高居民健康服务的可及性，提升群众对医疗卫生服务工作的满意度，

落实国家和青海省卫健委信息惠民的总体要求。

根据玉树州卫生信息化总体架构，充分考虑玉树州当前卫生信息化现状及未来的发展需求，整合最新的软件应用技术，以 SOA 架构、微服务技术体系为基础，以云计算技术为手段，从技术层面构建一个适合于现有需求而又兼顾未来发展的总体技术框架，从而保证系统可扩展、可持续的发展需求。

（二）数据采集与管理

遵照青海省卫健委关于全省卫生信息化建设统一规划，玉树州全民健康信息平台由省卫健委统筹建设。该平台中规划的玉树州卫生数据采集系统主要承担州内 7 家行政管理机构、35 家州县级医疗机构、52 家乡镇级医疗卫生机构诊疗和公共卫生数据的标准化采集、梳理、汇总，一方面为全州行政资源管理和服务提供基础信息支撑，另一方面为省统筹建设的州级全民健康平台提供标准化数据接入。

1. 卫生资源数据的采集与管理

卫生资源数据的采集与管理主要是对辖区内的医疗卫生机构、医疗卫生人员依据医疗卫生数据管理要求和术语分类进行针对性、系统性的数据采集和分类管理。卫生资源数据的采集与管理系统将按照数据性质进行自动分类并提供唯一的标识，形成卫生资源管理数据库。每个数据资源库都具有识别、管理和解决数据对象的多标识符问题的能力。

2. 居民资源数据的采集与管理

居民资源数据的采集与管理主要是对辖区内居民全生命周期健康数据的收集和管理。居民资源库以人口基础信息为基准，建立信息共享和校核机制，建设人口分布、人口基本信息、健康素质、年龄和性别结构、受教育程度、参保情况、婚姻状况等方面的业务信息库。该资源库主要由各医院、社区和公共卫生机构使用，完成居民的主索引功能。个人信息注册在各公共卫生管理机构为居民建立个人基本档案时完成。在本次项目建设中，将居民健康卡号码作为居民唯一标识，将居民健康卡作为居民卫生信息交换介质，实现居民健康信息的全面交换与共享。

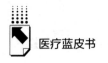

3. 医卫资源数据的采集与管理

医疗卫生人员资源库是作为居民资源库的附属库来使用的，是主要数据从居民资源库提取、扩列医疗卫生执业情况、变更主索引逻辑而形成的一个资源库。目前，医疗卫生人员的唯一标识采用医疗卫生人员的居民身份证号码。通过这种方式，避免医疗卫生人员注册标识号的重复问题，方便医疗卫生人员记忆，以及在统一认证管理时整体授权和审计。本库能够通过绑定医疗卫生人员的专业资格证号，实现人员信息与执业资格的双向确认。

4. 机构资源数据的采集与管理

医疗机构资源库是全州所有卫生医疗机构的数据信息库。医疗机构资源库是独立资源数据库，不与居民资源库产生逻辑关系。玉树州卫生数据采集系统将机构的组织机构代码或医疗许可证号作为机构唯一标识号。

5. 标准资源数据的管理

标准资源库用来规范医疗卫生事件中所产生的信息含义的一致性问题。

6. 信息查询管理

信息查询管理的作用是面向居民提供各类信息查询服务。

（1）诊疗信息查询。提供挂号、就诊、疾病、处方、用药、费用等信息查询。

（2）公卫信息查询。提供个人档案、慢病管理、妇幼档案、健康体检等信息查询。

（3）报告查询。提供各类检验检查报告查询。

（4）挂号信息查询。提供自身挂号信息查询。

7. 信息统计与分析

卫生统计信息系统提供各级各类医疗卫生机构的有关医疗服务、公共卫生服务、医疗保障、绩效考核、妇幼保健、卫生资源、疾病监控和药品使用等系统数据的统计、分析、查询、报表打印等；系统根据不同的用户级别、角色、权限设置，查询不同的数据功能。具体分析如下。

（1）医疗服务指标分析

医疗服务指标分析包括门诊业务分析、住院业务分析、医疗质量分析、年度居民健康报告及医改指标监测等。

门诊业务分析包括业务收入、业务量、患者负担三个方面。业务收入分析即对各级医疗机构业务收入情况的分析；业务量分析即对门急诊就诊人次、挂号人次的分析；患者负担分析即对门诊次均费用趋势及费用构成的分析。

住院业务分析也包括业务收入、业务量、患者负担三个方面。业务收入分析即对各级医疗机构业务收入情况的分析；业务量分析即对住院人次的分析；患者负担分析即对住院次均费用趋势及费用构成的分析。

医疗质量分析是从重点疾病和重点手术两个方面对患者负担、治疗质量进行分析。患者负担分析是对患者平均住院费用趋势分析及费用构成的分析；治疗质量分析是指对出院人次、死亡率、15日再住院率、31日再住院率等多个指标进行分析。

年度居民健康报告是对患者年人均医疗费用分析门诊就诊、住院就诊的经济负担比例，包含自费比例和医保支付比例，以及各种费别占比情况的分析。从年人均可支配收入、人均就医支出两个方面，了解居民医疗健康保障的支出比例情况。按年龄、按家庭分析收入、支出比例情况。对不同年龄层的常见病、就医习惯、就医费用进行分析。

医改指标监测是从医改全民、惠民成效的角度对主题进行分析，主要包括两个方面：一是预约挂号，即机构的预约挂号次数；二是医疗服务，即门诊、住院的就诊次均费用趋势。

（2）公共卫生指标分析

公共卫生指标分析包括慢病管理业务监管和健康档案管理。通过分析慢病（糖尿病、高血压）人群的综合信息，对医疗机构有关慢病人群的管理进行分析，为慢病控制及防治政策提供依据。一是慢病控制分析：分析慢病病人病情控制（血糖控制、血压控制等）情况。二是慢病管理分析：统计慢病病人的规范管理情况，分析慢病高危人群管理率。健康档案是自我保健不可缺少的医学资料。通过各年龄层健康档案的建档情况，分析各医疗机构的建档人数、建档率，以及建档情况的趋势。

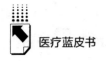

（3）医疗保障指标分析

分析各级医疗机构各类型医疗保险的数据，如门诊医保药品总费用、住院医保报销费用、新农合患者住院自费费用等，了解目前不同地区居民享受医疗保险情况。具体功能包括新农合医保人群分析、城镇医保人群分析。

新农合医保人群分析：对新农合人群的复诊情况、总费用以及医保费用使用情况、药品占比等情况进行分析。

城镇医保人群分析：对城镇医保人群的门诊医保费用使用情况、门诊药品费用使用情况、医保住院费用使用情况、医保门急诊复诊率、医保支付总额超标情况、住院医保病人占比等进行分析。

（4）公立医院绩效考核指标分析

从经营状况、资源配置、医疗费用、服务质量与效率等方面分析公立医疗机构的运行情况，对公立医疗机构进行绩效考核，考察医疗机构内部工作落实情况以及医院持续发展能力。具体功能包括经营状况分析、资源配置统计、服务质量与效率分析、医疗费用分析。

经营状况分析：统计公立医疗机构业务支出与业务收入情况，分析医疗机构固定资产增值情况、万元固定资产业务收入。资源配置统计：统计医生、护士配置情况，监测医生日均担负的门急诊人次以及住院床日情况。服务质量与效率分析：支持对住院病人出院与入院诊断符合情况的统计，监测医疗机构入院 3 日确诊率、危重病人抢救情况、院内感染情况，分析服务质量。统计每个执业（助理）医师门急诊、出院、手术病人情况，分析服务效率。医疗费用分析：统计医疗机构门急诊、住院药品使用情况，监测抗菌药物的使用情况；分析门诊、住院病人的费用增长情况。

（5）卫生资源指标分析

基于目前已有医疗卫生机构数据，如卫生人员、开放床位、卫生设施数据，对现有卫生服务资源配置情况进行分析，为合理配备卫生服务资源、提高卫生服务质量提供数据支持。具体功能包括卫生人员统计分析、医疗设施和设备统计分析。卫生人员统计分析：对各级医疗卫生机构的卫生人员的资源配置情况、职称学历分布情况、医师各种类别比例进行分析。医疗设施和设备统计分析：能够对各级医疗卫生机构的医疗设施和大型医用设备的配备情况、使用情况以及应用规范率展开分析。

（6）药品使用指标分析

抗菌药物使用分析。针对抗菌药物滥用的情况，对各级医疗机构门诊、住院的抗菌药物使用的次均药费、就诊使用抗菌药物的百分比、就诊使用抗菌药物的费用率、抗菌药物的处方使用率等指标进行监测。

基本药物监管分析。对社区基本药物的使用金额、配备种类占比设置阈值，当指标超过该阈值时给出红色高亮提示。对国家基本、地区增补基药的品种数、使用金额进行统计，并进行趋势和药品类别（西药、中成药、中药饮片）构成分析。

高额处方监管。用户设置处方阈值，主要对超过这个阈值的处方进行统计，并按照疾病进行排名，可针对高额处方联动查看医疗机构、科室医生处方明细并进行业务监管。

超品种处方监管。用户设置处方品种数阈值，主要对超过这个阈值的处方种类进行统计，并按照疾病进行排名，可针对高额处方联动查看医疗机构、科室、医生、处方明细并进行业务监管。

三 宏观管理

（一）政府主导制度匹配

由玉树州卫健委主导规范各项制度建设。玉树州卫健委发文，要求各市县在加大财政投入的同时，需要平衡好多方利益，对人、财、物等多方面进行科学化统筹配置，调动各方积极性，引导优质医疗资源下移，促进医疗信息系统之间互联互通，真正实现优势互补、资源共享、多方共赢。建立区域性"健康扶贫智慧分级诊疗项目"信息平台和医疗健康大数据平台，为政策制定提供信息基础，完善医联体监督管理考核评价体系。

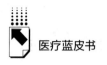
（二）医疗质量同质化

在内部，建立玉树州病案、护理、临床检验、影像、药事、麻醉六大质控中心和儿科、产科专科联盟，成立专家小组、对接小组，建立联系机制。县、乡级医院之间在玉树州人民医院的带领下，努力开展医疗质量同质化工作，逐步消除不同区域专科临床诊疗、护理技能水平等方面的明显差异，使得异地间诊疗水平趋于一致。在"健康扶贫智慧分级诊疗项目"信息平台和医疗健康大数据平台支持下，远程医疗中心使得州、县、乡、村医疗机构能够调用优质医疗资源。

（三）人员激励和资源整合

玉树州卫健委大力开展培训活动，对医务工作人员及患者开展积极的宣传工作，先后组织项目医师培训100余人次。构建职称、工资、进修等方面的激励机制，促使下面愿意上来学习、主动学习，上面愿意下去培训和教学。通过评定机制，实现内部人员的聘任和奖励激励，提升组织绩效和竞争力。

四　创新与特色

（一）技术平台

为了实现内部信息互通共享，提供优质服务，玉树州人民医院依托华医云健康扶贫智慧分级诊疗平台，建立了北京市、青海省、玉树州、县、乡、村六级医疗资源联动的新型服务模式；打造了集影像、检查检验、远程会诊、远程学习于一体的医疗信息服务平台；提供远程会诊、联合门诊、教学培训等远程服务；拓展远程医疗服务能力，形成基于"互联网＋"的"远程医疗＋教学＋培训"的模式。同时，医共体还统一基础服务平台，提供统一的接口管理并与院内集成平台互联互通，其主要架构如图1所示。

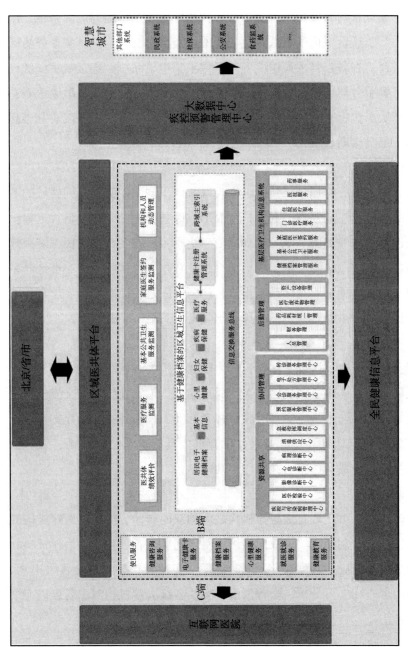

图 1　华医云健康扶贫智慧分级诊疗平台

资料来源：中关村华医移动医疗技术创新研究院。

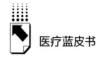

1. 远程影像

远程影像以玉树州人民医院为中心，构建区域影像传输与阅片系统、影像数据中心，实现区域内所有医疗机构间的检查信息交换、共享和业务协同的信息化平台。在各市县人民医院安装影像采集申请系统，连接数字影像设备或通过前置服务器连接院内 PACS 系统，在诊断医疗机构安装影像诊断系统，形成基层影像检查、州医院诊断、省人民医院及北京三甲医院对疑难病例的会诊、出具诊断（会诊）报告、基层打印报告的模式。

2. 远程心电

远程心电基于云存储和云技术，实现区域内不同医院甚至不同区域的不同医院之间心电信息的互通、共享，从而形成医技检查的远程申请、远程诊断、移动诊断、在线调阅、统一管理的信息化平台。在各市县人民医院医疗机构安装数字心电图机和心电采集申请系统，在州人民医院安装心电诊断系统，形成基层心电检查、打印诊断报告，诊断医院进行心电诊断、出具诊断报告，会诊医院提供疑难病例的会诊、出具会诊意见的模式。

3. 远程会诊

远程会诊以州人民医院为中心，向上联通上级高端医疗机构，向下联通各市县人民医院，各市县人民医院医生通过病例传输、在线视频交流、下发会诊意见等方式，与上级专家即时在线视频互动、诊断并指导治疗方案，可实现所有病例的信息保存、可追溯、可查询。具有查看会诊申请、发起会诊、在线视频、完成会诊报告并打印等功能。

4. 双向转诊

双向转诊平台可实现各级医疗机构之间的双向转诊，使各级医疗机构的专业分工得到充分利用，实现双向转诊医院之间病人各项检查、治疗资料的共享，减少重复检查、过度医疗，同时该平台实现转诊病人的全程可追溯、转诊记录的可查询、可分析，全程留痕，方便各级医疗机构对患者提供连续性诊疗服务。

5. 在线问诊

在线问诊平台面向群众，广泛开展在线问诊、慢性病复诊、普及健康信息工作。平台具备在线交流、处方开具、智能辅助诊断、线上预约挂号等功能，并可针对疫情实施监控。在线问诊平台具有如下功能：一是轮播图片与文字新闻，可以动态展现当前的重点内容与新闻。二是全国/全球动态疫情地图，包括全国/全球疫情新闻、全国/全球统计数据及趋势等。三是联合问诊平台可以通过微信快速转发分享，便于百姓使用与转发。四是轮播的动态新闻图片重点展示玉树的成绩与目标。五是滚动新闻可以链接至公众号文章，展示更多内容。六是动态展示玉树疾控中心新闻、玉树卫健委新闻、北京扶贫协助合作新闻、玉树政府宣传部新闻等。七是人工智能辅助诊断，覆盖 5000 多个病种、8000 多种各类疾病症状、3000 多个检查项目、50 多个科室、3000 多个品种药、15000 多种各厂家药品，满足基层医疗的临床辅助诊断服务。

（二）建设模式

1. 深化"互联网＋"医联体模式

基层医疗是中国分级诊疗体系建设的重要基础支撑。因地制宜，按照玉树州卫健委"深化医药卫生体制改革"的总体要求和玉树州"十三五"卫生计生事业发展规划要求，利用华医云健康扶贫智慧分级诊疗平台，在五县一市联通基础上，将妇幼医院与玉树州人民医院联通，将北京、省、市、县、乡、村互联互通，实现北京－玉树零距离诊疗。同时，争取政策支持，将远程医疗费用纳入医保，减轻患者医疗费用负担，增加医疗机构开展远程医疗的动力。

2. 延伸"互联网＋"医联体信息化平台

玉树州区域检验中心、区域消毒供应中心、远程超声中心、远程病理中心可结合州人民医院和各兄弟单位业务需要，由华医云健康扶贫智慧分级诊疗项目陆续开放超声、病理、慢病管理平台模块，探索开展几个县、乡试点及样板。其中远程超声、病理可以通过玉树州人民医院和青海省、北京市医院进行对接，主要发挥疑难病会诊主渠道作用。

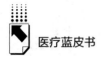

3. 丰富"互联网+"医联体活动

推动医院信息化和远程影像会诊是当前卫生行政主管部门和医院面临的重要任务。依托前期华医云智慧分级诊疗平台与北京市、青海省建立的业务联系，进一步开展深度合作。明确玉树先心病救助筛查、远程会诊、医师进修学习、三级医院医师义诊及培训、建立可持续运行机制等事宜，为深度战略合作做好规划。在顶层设计、业务先行、分步实施、数据共享、结果互认、数据标化、降本增效等方面探索适合基层医改的整体解决方案，即互联网+便民服务、医联体、医共体、分级诊疗、健康扶贫等模式。

（三）质量控制

根据《关于实施健康扶贫工程的指导意见》（国卫财务发〔2016〕26号）、《国务院办公厅关于促进"互联网+医疗健康"发展的意见》（国办发〔2018〕26号）、国家卫生健康委和国家中医药管理局《关于印发进一步改善医疗服务行动计划（2018－2020年）的通知》（国卫医发〔2017〕73号）、《青海省人民政府办公厅关于青海省促进"互联网+医疗健康"发展的实施意见》（青政办〔2019〕18号）等文件精神，玉树州卫健委发布《关于印发〈玉树州健康扶贫智慧医疗分级诊疗项目实施方案〉的通知》（玉卫医〔2019〕32号），全力推进智慧医疗工作、信息数据中心项目，提升玉树州"互联网+医疗健康"工作水平，让"群众少跑路，信息多跑路"，进一步加强医联体（医共体）和智慧医疗工作，提升基层医疗服务能力，将中关村华医移动医疗技术创新研究院与中国研究型医院学会移动医疗专业委员会联手为基层医疗机构专门设计、研发的整体解决方案——华医云健康扶贫智慧分级诊疗项目整体引进，建立玉树州健康扶贫智慧分级诊疗平台，有效控制因病致贫、因病返贫，助力分级诊疗。制定《玉树州健康扶贫智慧分级诊疗远程心电平台运营管理办法》《玉树州健康扶贫智慧分级诊疗远程影像平台运营管理办法》《玉树州健康扶贫智慧分级诊疗双向转诊平台运营管理办法》《玉树州健康扶贫智慧分级诊疗视频会诊平台运营管理办法》，成立玉树州健康扶贫智慧分级诊疗领导小组，远程心电、远程影像、分级诊疗、双向转诊专家小组及州县对接小组。

（四）绩效考核

2017 年 10 月 8 日，《玉树藏族自治州人民政府办公室关于印发〈玉树州现代医院管理制度建设试点实施方案〉的通知》（玉政办〔2018〕175号）要求州、县级公立医院要以外省对口援建和医疗联合体为契机，积极主动引进省外优质资源和优质医疗服务，加快提升医疗服务能力，并带动基层医疗卫生机构发展。强化医院信息系统标准化和规范化建设，积极推进区域统一预约挂号平台建设，促进预约诊疗。2020 年 3 月 27 日，玉树州卫生与健康委员会《关于进一步加强智慧分级诊疗系统（华医云）应用的通知》（玉卫医函〔2020〕11 号）要求各相关医疗机构应健全完善医学影像、远程心电、远程会诊、远程病理、双向转诊工作绩效考核机制，激发工作人员的积极性，有效提升华医云远程会诊系统的应用率。

（五）监控体系

依托区域卫生健康平台、卫生查询门户与青海省医疗健康平台，对玉树州辖区内 7 家行政管理机构、23 家州县级医疗机构、49 家乡镇级医疗卫生机构及公卫数据标准化情况进行数据采集、整理、汇总。数据种类如下。

（1）医疗数据：诊疗、病历、费用等。

（2）人员数据：编制、构成等。

（3）健康数据：健康档案、重点人群、地方疾病等。

（4）应急上报：新冠肺炎、疾病防控等。

已实现数据总量 1.3 亿余条，并对上述数据进行展示、分析、上报等。

（六）疾控预警体系

妇女保健业务监管。基于妇女保健业务数据，如活产数、婚前医学检查人数、检出疾病人数、产后访视人数等，对妇女保健业务开展情况进行监

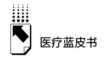

管，完善和规范妇女保健业务的开展，加强医疗机构的责任。具体包括：产前检查统计、产后检查统计、常规检查统计。对医疗卫生机构疾病防治工作进行监管，包括监管疾病发病及防治等工作。具体包括：传染病疫情报告、传染病疫情控制、传染病诊疗、疾病监测。

（七）便民服务

智慧医疗暨"互联网＋医院"项目，能够为患者提供更便捷、贴心的医疗服务。玉树州人民医院充分利用"互联网＋"医疗进一步增强医疗服务质量，打造线上、线下医疗闭环，提升患者就医体验，丰富患者就医方式。平台开通后，州医院将通过"玉树州人民医院在线问诊平台"免费向全州患者提供在线问诊和病情咨询服务。

问诊平台搭载了州人民医院包括内科、外科、儿科、骨科在内的21个临床科室的119位医师。患者可以通过玉树州联合在线诊疗平台、玉树州人民医院微信公众号小程序和玉树州人民医院在线咨询App三种途径进行在线问诊。App是一个线上问诊平台，广大农牧民群众不出家门就可以在手机上咨询医生，通过医生和患者在线上沟通，不但能传送问题，而且能传送图片包括检查单，这样节约了大家的时间，让群众更加方便，这也是互联网医院发挥的一个最大作用。全州推广问诊平台，能为偏远地区的广大农牧民群众解决"就医难、就医不方便"问题。通过互联网打破传统的医疗就诊模式，突破医疗就诊空间和时间的瓶颈。

（八）融合全民健康信息平台

居民资源库以人口基础信息为基准，建立信息共享和校核机制，建立人口分布、人口基本信息、健康素质、年龄和性别结构、教育程度、参保情况、婚姻状况等方面的业务信息库。个人信息注册在各公共卫生管理机构为居民建立个人基本档案时完成。将居民健康卡号码作为居民唯一标识，将居民健康卡作为居民卫生信息交换介质，实现居民健康信息全面交换与共享。资源库能够提供各类信息查询服务功能。

（1）诊疗信息查询。提供挂号、就诊、疾病、处方、用药、费用等信息查询。

（2）公卫信息查询。提供个人档案、慢病管理、妇幼档案、健康体检等信息查询。

（3）报告查询。提供各类检验检查报告查询。

（4）挂号信息查询。提供自身挂号信息查询。

五 地级统筹健康大数据、智慧分级诊疗的成效

玉树自搭建医联体平台以来，不断完善医联体内涵，将传统的帮扶变成了长期合作，为基层医院组建了"带不走的医疗队伍"，促进了当地医疗水平的提高与农牧民群众就医的便利。截止到 2020 年 5 月底，玉树州人民医院为县级医疗机构静态心电诊断 2663 例、双向转诊 72 例、视频会诊 85 例、动态心电诊断 8 例；向清华大学第一附属医院申请远程会诊影像 6 例、动态心电 88 例、静态心电 4 例；向青海省人民医院申请远程会诊影像 29 例、静态心电 26 例、视频会诊 2 例。该项目提高了全州的医疗服务水平，为基层患者提供了方便快捷的医疗服务，有效降低了广大患者的看病成本，受到了各级医疗机构、医疗人员、患者的欢迎。

影像上传工作的医生共有 8 人，参与诊断服务的医生共有 8 人，包括诊断医生 4 人、审核医生 4 人。2019 年 5 月 18 日~2020 年 6 月 22 日，玉树州人民医院为县级医疗机构共计完成远程影像诊断 1741 例，其中合格病历为 1577 例。具体情况见表 1。

表 1 玉树州人民医院影像平台医疗机构联通情况

单位：例

医疗机构名称	设备类型	医疗机构定位	当前使用数量
玉树州人民医院	MR/CT	影像工作站、诊断中心（均设置）	—
曲麻莱县人民医院	DR/CT	影像工作站	394

续表

医疗机构名称	设备类型	医疗机构定位	当前使用数量
治多县人民医院	DR	影像工作站	101
囊谦县人民医院	DR/CT	影像工作站	933
杂多县人民医院	DR/CT	影像工作站	48
称多县人民医院	DR/CT	影像工作站	25
玉树市八一医院	CT	影像工作站	15
隆宝镇卫生院	DR	影像工作站	225
巴塘乡卫生院	DR	影像工作站	—
总计	—	—	1741

资料来源：青海玉树州人民医院（表2～表5同）。

玉树州人民医院影像诊断病历合格率、用时情况、急诊情况、患者性别及年龄分布、影像采集类型、影像采集部位分布情况如下。

在上传的病例中，共有164例病历被判定为不合格，被诊断端打回，占总病历数量（164例＋1577例）的9.42%，病历合格率为90.58%。在合格病历（1577例）中，男性患者为818人，占比51.87%；女性患者为759人，占比48.13%；影像阳性（605例）率为38.36%；急诊病例为209例，占比13.25%。

在合格病历（1577例）中，诊断用时结构、患者年龄分布、影像采集类型分布、影像采集部位分布见表2～表5。

表2 诊断用时结构

单位：例，%

报告时间	病例数	占比
0.5小时以下	572	36.27
0.5～1小时	221	14.01
1～3小时	295	18.71
3～6小时	186	11.79
6～12小时	103	6.53
12小时以上	200	12.68

表3　患者年龄分布

单位：例，%

年龄	数量	占比
7岁以下	58	3.68
7~17岁	222	14.08
18~40岁	529	33.54
41~65岁	477	30.25
65岁以上	291	18.45
总计	1577	100.00

表4　影像采集类型分布

单位：例，%

影像类型	数量	占比
DR	952	60.37
CT	625	39.63
总计	1577	100.00

表5　影像采集部位分布

单位：例，%

类型	描述	数量	占比（%）
胸部	胸部800	800	50.73
头部	头部374＝颅脑348＋耳部2＋鼻/鼻窦24	374	23.72
关节	关节112＝膝关节46＋腕关节6＋双髋关节/骶髂关节15＋踝关节/髋关节20＋肘关节6＋肩关节13	112	7.10
肝脏	肝脏87＝腹膜后腔/肾脏25＋脾脏12＋肾脏/肝脏/胰腺50	87	5.52
腰椎	腰椎87	87	5.52
腹部	腹部46＝腹膜12＋腹部10＋肾上腺4＋胃/胆囊20	46	2.92
四肢骨	四肢骨25＝胫腓骨6＋尺桡骨3＋尺桡骨7＋髌骨/锁骨4＋根骨2＋髌骨1＋股骨2	25	1.59
颈部	颈部22＝颈部11＋颈椎11	22	1.40
足	足11＝踝关节/足1＋胫腓骨1＋膝关节/足2＋足5＋足/手2	11	0.70
手	手7＝足/手2＋足5	7	0.44
子宫	子宫4＝卵巢1＋子宫3	4	0.25
膀胱	膀胱2	2	0.13

B.5
县域医共体远程专科协同救治：
宣武医院脑卒中移动医疗服务

吉训明*

摘　要：　首都医科大学宣武医院牵头联合国内顶级医疗机构（省级三甲医院）和区域性龙头医院（市级三甲医院）、县域医共体牵头医院共同建设了卒中救治网络"国家远程卒中中心"，并在救治网络部分医院建立脑卒中项目医院，实行"纵向整合医疗资源，形成资源共享、分工协作的管理模式"。通过构建远程会诊平台、"一键通"急诊会诊系统、eStroke国家溶栓取栓影像平台，对基层医院进行质量控制、绩效考核，最终形成医院盈利、医生增益、患者受益的闭环医供体模式。未来5G移动卒中单元设计应用于救护车急救途中协同诊治、院间会诊、实时远程手术等场景。其信息化系统包括智慧急救管理平台、车载急救管理系统、远程急救会诊指导系统、急救辅助系统等几个部分。

关键词：　远程会诊平台　"一键通"急诊会诊系统　eStroke国家溶栓取栓影像平台　5G移动卒中单元

---

* 吉训明，医学博士，主任医师、教授，首都医科大学副校长、首都医科大学宣武医院卒中中心主任，主要研究方向为脑卒中筛查与防治，包括急性脑梗死溶栓与神经保护治疗研究、慢性脑缺血的适应保护治疗研究和脑静脉病变的诊断与治疗研究。

一 建设背景与举措

脑卒中是由脑部血管突然破裂或血管阻塞导致血液不能流入大脑而引起脑组织损伤的一种急性脑血管疾病，它具有发病率高、复发率高、死亡率高和致残率高的特点，已成为我国慢性非传染性疾病的首要致死病因。2017年中国脑卒中防治报告显示，我国患病人数约1242万人，每年新发病例约250万人，每年脑卒中死亡人数约110万人，患者年轻化趋势明显，愈后存活的人群中70%留有不同程度的残疾，给社会和病患家庭都带来了十分沉重的经济负担，防控形势十分严峻。

首都医科大学宣武医院是一所以神经科学和老年医学为重点，以治疗心脑血管疾患为主要特色，承担着医疗、教育、科研、预防、保健和康复任务的大型三级甲等综合医院。为了进一步提升县域脑卒中救治能力，助力分级诊疗改革落地，加强县域医共体牵头医疗机构脑卒中专病防治能力建设，建立健全县域医共体脑卒中专科防治体系，首都医科大学宣武医院于2016年面向全国启动了宣武医院远程脑卒中信息化项目（以下简称项目）建设。

项目依托宣武医院互联网医疗诊治技术国家工程实验室、国家远程卒中中心的互联网远程医疗技术及神经科学等优势专业医疗资源，整合全国上、中、下游专科医疗资源，构建国家级、省级、市级三级远程专科协同救治平台，并以县域医共体牵头医院为枢纽，进一步深入基层医疗机构，形成以脑卒中信息化工具为抓手、县乡村三级专病防治与健康管理为基础的新型医疗协作服务与综合防治体系，合理引导基层首诊与双向转诊。项目一方面惠及广大群众，解决"看病难"的问题，同时通过远程培训、人才培养、互联网线上线下相结合的学科帮扶，提升医共体牵头医院医师的专业能力；另一方面，通过吸纳更多优质病源，发挥神经科学"终极诊疗机构"的职能，大大提高宣武医院在脑卒中专病乃至整个神经科学群的影响力和地位。

在2017年、2018年，首都医科大学宣武医院分别为第一批、第二批项目合作单位授牌，目前与全国7个市进行远程对接，包括山东省潍坊市、东

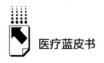

营市、威海市，河南省南阳市，河北省廊坊市，湖北省武汉市，贵州省贵阳市县域医共体牵头医院进行脑卒中专病的密切合作。

宣武医院牵头联合国内省级三甲医院和区域性市级三甲龙头医院、县域医共体牵头医院共同建设了卒中救治网络"国家远程卒中中心"，并在救治网络部分医院建立脑卒中项目医院，实行"纵向医疗资源整合，形成分工协作、资源共享的管理模式"。这种合作模式已在合作医院所在地的卫健委备案通过（一般是省卫建委）。国家远程卒中中心设立管理办公室，专门负责与基层医院（一般是医共体牵头医院）的联络、专家会诊、协调转诊会诊、征求意见、统计工作量、牵头召开工作会议等。

在国家卫生健康委脑卒中防治工程委员会指导下，依托国家脑卒中抢救与治疗指导中心，设立学术部、培训部、宣传部、事业部、会务部、医疗质控部六个管理部门。通过各部门间协调沟通，已经有效开展了远程急诊静脉溶栓和远程血管内介入指导业务以及远程疑难病会诊、远程康复会诊、远程影像会诊、远程教育培训、远程国际学术交流等业务工作，充分利用互联网信息技术将优质医疗资源下沉，提高基层医院脑卒中救治水平。指导中心联合宣武医院脑卒中中心不定期对实际执行情况进行总结检查，对重点会诊患者、转诊患者进行随访，在一定程度上保证远程医学的质量。同时，定期派遣专业人员赴基层医院调研指导，有针对性地为具体医院开展个性化指导和服务。

项目开展前，宣武医院远程医疗主要是下级申请、上级根据情况选择预约的响应模式，流程环节多，持续时间长。项目开展后，为不造成基层患者激增带来的医疗质量下降等资源矛盾，一方面，继续完善远程分级诊疗流程，能够在基层或中级医院解决的问题争取在基层或中级医院解决，宣武医院提供必要的支持；另一方面，针对特殊基层急诊患者可通过远程急会诊系统享有优先响应、优先接诊的优势，基层疑难杂症患者在通过双向转诊渠道到宣武医院就诊时，享受门诊优先检查、诊疗、"一章到底"等宣武医院绿色通道的救治权利。

二 信息技术平台

（一）构建远程会诊平台

脑卒中远程会诊平台主要实现卒中救治网络门户、卒中救治网络管理和远程医疗业务应用功能，支持远程会诊、远程门诊、远程影像诊断、远程心电诊断、远程检验、远程超声诊断、远程监护、远程查房、远程手术指导、病例讨论、远程教学、双向转诊等业务功能，满足卒中救治网络内各医疗机构间开展基于会诊室、科室、病房、手术室等各种场景下的远程医疗业务应用需要。

系统支持与基层医疗机构现有 PACS 系统、LIS 系统、影像检查设备、心电设备或检验设备对接，实现相关影像、心电、检验数据的自动采集上传，满足县域医共体牵头医院通过半托管、疑难诊断等多种合作方式开展专科诊断业务的需求，实现"基层诊断、上级检查、远程会诊、双向转诊"的服务模式。同时，系统还支持与卒中救治网络内各医疗机构现有 HIS、EMR、RIS 等信息系统对接，实现远程会诊流程中自动获取患者相关基本信息和病历资料，为专家远程诊断提供依据；实现转诊过程中门诊和住院的提前预约，简化卒中救治网络内各医疗机构间患者转诊入院流程。

（二）打造"一键通"急诊会诊系统

脑卒中急性期唯一有效的治疗手段是溶栓，溶栓对时间窗口要求较高，远程急会诊与脑卒中相结合的技术核心在于快速有效地与基层医院进行信息对接，完成指导工作，让患者在最短时间得到最有效的救治。在国家发改委和国家卫生健康委的大力支持下，首都医科大学宣武医院针对国内基层医院在脑卒中急救与溶栓救治方面面临的种种难题，精心组织需求调研，整合优势技术力量研发了"一键通"急诊会诊系统，专门针对脑卒中急救场景，打通宣武医院与基层医院的信息渠道，一键启动与宣武医院的急会诊申请，第一时间获取患者信息，操作简易，省去烦琐的中间运维环节。该系统能够实现脑卒中急救远程会诊的快速对接，宣武医院值班专家可以在工作站和移动端实现实时指导基层医院急诊溶栓、取栓，使患者虽然身在基层医院，却可以在第一时间得到上级医院专家的远程救治指导，赢得宝贵的抢救时间，降低脑卒中的致死率和致残率（见图1）。

（三）构建 eStroke 国家溶栓取栓影像平台

为提高中国急性脑卒中溶栓、取栓患者比例，降低致死率和致残率，首都医科大学宣武医院互联网医疗诊治技术国家工程实验室组织创建了 eStroke 国家溶栓取栓影像平台。该平台是基于缺血性脑卒中半暗带、脑微出血、脑侧支循环定量评价的云服务平台，可以实现溶栓、取栓多模态影像学精准评价，为基层医师节省影像判读时间，提高评估质量；建立国家省市县联动的溶栓取栓影像评价体系，让脑卒中影像诊断的优质医疗资源下沉；整体上促进中国脑卒中诊疗医师队伍的建设，提升中国脑卒中的影像诊断水平（见图2）。依托 eStroke 国家溶栓取栓影像平台，可通过互联网和人工智能技术实现分级诊疗和医疗资源均等化，让优质医疗资源深入遥远的山区农村，助力国家医疗体系的变革。①

三 创新与特色

（一）技术平台

在技术平台方面，宣武医院开展了以下创新性工作。一是宣武医院针对脑卒中专病特点，整合卒中救治网络内基层医院（县域医共体牵头医院）的共性需求，对现有远程医疗业务系统进行适应性改造，增加了针对脑卒中

---

① 郭秀海、顾超雄、张旭乡：《互联网＋脑卒中防治医学教育体系的建立》，《医学教育管理》2019 年第 1 期。

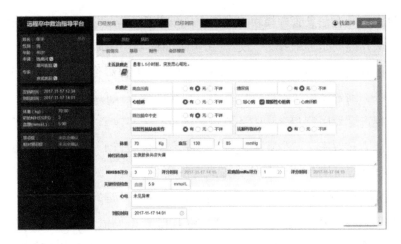

图1 宣武医院"一键通"急诊会诊系统

资料来源：首都医科大学宣武医院（图2同）。

eStroke可以计算并显示灌注成像的各个参数，包括CBF、CBV、MTT和TMAX分别对应脑血流量、血脑容量、平均通过时间和残留函数的达峰时间，用以评价脑循环状况。

结合以上参数通过左右脑循环的对称性，可以进一步计算出用于医学诊断的缺血半影带与梗死核心所在的区域。

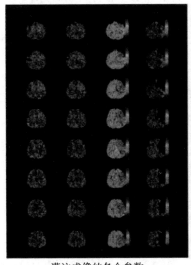

灌注成像的各个参数

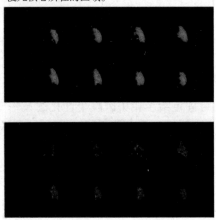

通过TMAX&CBF异常区域计算出缺血性半影带和梗死核心位置，并标记

图2 eStroke 国家溶栓取栓影像平台

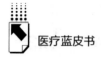

评分量表等专有信息管理模块，让专家能够获取更精准有效的病情描述，提高远程医疗的质量和效率。二是宣武医院面向基层医院（一般是县域医共体牵头医院）提供远程会诊、远程心电诊断、远程影像诊断、远程教学培训等服务，促进卒中救治网络内各医疗机构间检查检验结果实时查阅、互认共享。推进远程医疗和教学服务覆盖全国所有医共体牵头医院，提升基层医疗服务能力和效率。三是宣武医院信息平台不仅覆盖了普通脑卒中疑难病会诊，还将远程范围延伸到急诊。宣武医院研发更适合脑卒中急救的"一键通"远程脑卒中专用平台，在平台上基层医院可一键完成视频连接，并能实时共享患者病历、检验报告、CT、磁共振等相关信息，还能归档留存，同时可调用不同厂家 PACS 的图片信息。四是针对基层医师临床诊断水平和诊断手段有限的现实问题，联合行业领先的医疗信息产业研发及应用机构，通过人工智能、大数据等信息技术，实现与医疗行业的有机融合，开发多模态医学影像相结合的半暗带量化评价工具——eStroke 国家溶栓取栓影像平台，并逐步在卒中救治网络内建立上下联动的溶栓取栓影像评价体系，对提升医共体牵头医院脑卒中溶栓率起到积极作用。

（二）质量控制

为了保证项目的可持续发展和提高基层医院的积极性，宣武医院以远程视频方式组织医共体牵头医院开展国内外培训，并定期进行业务考核，通过综合评定给予相关医院个性化的技术支持，达到规定的成绩和等级后，由宣武医院互联网医疗诊治技术国家工程实验室进行授牌。

卒中救治网络内的所有病例都需经过前质控、过程质控、后质控等程序。前质控主要审核会诊资料上传是否完整，对病例进行分诊，分配最适合的专家对病例进行会诊服务。过程质控主要对会诊过程中的流程进行质控，对上下级医院医师的会诊行为、用语、流程进行质控，保证会诊质量。后质控主要对会诊报告单的专家签字、及时上传、会诊数据保存、会诊满意度调查等进行质控。做好质量控制能有效保证会诊质量，不断完善会诊流程，更好地为患者服务。

（三）绩效考核

项目绩效考核主要包括两个方面。一是建立综合指标。将综合指标分为两类——软指标和硬指标，两个指标比重各占50%。软指标包括医德医风、行风评议两个内容。硬指标包括服务效率指标、服务质量指标、服务效益指标三个内容。二是考核方法的认定。考核办法应从原来的以经济效益为中心向以社会效益为中心转变。根据宣武医院《超额劳务补贴实施方案》相关规定，结合远程医学中心的工作实际情况，充分调动工作人员的积极性，体现多劳多得，强调劳动强度、工作质量和数量。在扣除"单位建设基金"后按管理职责、技术职务、劳动强度、工作质量确定分配系数。参考医院权重区间基数，分别为10%、20%、30%、40%，总和为100%设立，再根据技术职务系数计算。

四　远程专科协同救治的成效

在国家医疗改革方案中已明确了大力推进紧密型县域医共体建设的大背景下，项目积极发展面向医共体牵头医院的信息化协作，不仅能重点发挥宣武医院卒中专科优势，辐射和带动卒中救治网络内医疗服务能力提升，还带来了广泛的社会效益与经济效益。

开展远程医疗会诊时，牵头医院可以得到一定的综合效益。会诊前，患者会在当地医院进行相关的检查、检验，为会诊提供诊断依据。会诊结束后，留在当地医院继续诊治的患者也就明确了治疗方案，减少了主治大夫不能确诊的精神压力。通过远程医疗会诊，牵头医院把患者留在当地治疗，患者也减少奔波劳累，同时也提高了牵头医院在当地诊治的信誉和安全感。这方面的综合社会效益是广泛而实在的需求。①

---

① 李艳、邹卿云、尹传东、李淑靖、宋莉：《农村边远地区远程医疗的社会效益和经济效益分析》，《中国卫生经济》2009年第12期。

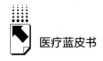

通过远程医疗会诊，将会使更多的患者不用奔波、在当地就可以享受到高级专家的权威诊疗。这不但可以缓解我国医疗重心偏高、城乡医疗资源配置不均衡的矛盾，可以缓解多年积累的"看病难、看病贵"问题，还能够节约国家大量的医疗资源和老百姓的看病费用，整体减轻社会的医疗负担。总之，开展远程诊疗不但有利于当地患者、经治医院、经治医师、会诊医院、会诊专家和县域医疗服务体系，而且有利于国家和社会。从长远角度和可持续常态发展方向来看，远程诊疗可较好地解决边远地区、农村及小城市患者的"看病难、看大病更难"的问题，还能够减少患者非医疗费用的支出，也有利于发挥医学专家的作用，因此值得在全国范围内大力推广应用。

五　未来方向：5G移动卒中单元急诊救治模式

目前已基本建立了国内顶级医疗机构和区域性龙头医院、县域医共体牵头医院三级联动机制。项目合作的各县域医共体牵头医院的脑卒中处置能力已得到一定提升。但因脑卒中抢救对时间窗口具有极强的依赖性，目前院前延误现象仍普遍存在，主要是由于脑卒中患者的严重程度以及转运时间较长，浪费了大量"黄金救治时间"。5G技术的出现和医疗设备小型化的不断发展也为医疗行业带来了变革创新。在医疗急救方面，5G技术、信息化手段与各类设备小型化技术相结合，为急救高速通道的设立奠定了基础。

5G移动卒中单元利用5G高速率、低时延、大连接的特性，同步传输大量高清的医疗影像等数据，将急救的部分工作前移，实现"上车即入院"，抢占抢救的黄金时间。5G移动卒中单元设计应用于救护车急救途中协同诊治、院间会诊、实时远程手术等场景。其信息化系统包括智慧急救管理平台、车载急救管理系统、远程急救会诊指导系统、急救辅助系统等几个部分。

移动卒中单元的应用使现有救治模式和环节必须做出改变和调整，具体包括参与救治的所有人员及设备流程管理，包括伤病员救治流程管理、医护人员操作与施救流程管理、远程诊疗及指挥人员操作流程管理。明确行为边际功能，无断点式记录，全程可查询、可追溯，确保医疗服务的安全和质量。增加更多的循证医学支持，最终呈现科学规范的脑卒中急救流程，有效提高脑卒中救治效率。

地 区 篇

Region Studies

B.6
河北围场：量力务实推进
县域医共体建设

李宝志*

摘　要：　河北围场县围绕乡镇卫生院、村卫生室功能定位和发展瓶颈，因地制宜，充分利用信息化手段，发挥县医院龙头作用，通过建立全县医共体智慧分级诊疗平台赋能基层医疗机构，实现了北京、市、县、乡、村五级联动，同时探索开展了县乡村双向转诊、慢病动态管理等新应用。自转诊平台建立以来，河北围场县实现了平台高质量运行，有效推动分级诊疗，大幅减轻群众就医负担，提升群众就医体验。

关键词：　"互联网＋"　智慧分级诊疗　文件体系　保障机制

---

* 李宝志，经济管理学硕士，围场满族蒙古族自治县地病办主任、爱卫办主任、卫生健康局党组书记、局长、四级调研员、党工委书记，主要研究方向为健康扶贫。

一　建设背景

围场县在县域医共体建设过程中，围绕乡镇卫生院、村卫生室功能定位和发展瓶颈，因地制宜，充分利用信息化手段，发挥县医院龙头作用。通过建立全县医共体智慧分级诊疗平台，赋能基层医疗机构，有效推动分级诊疗，大幅减轻群众就医负担，取得了良好的成效。围场县县域医共体建设先后得到承德市委、河北省委主要负责同志的肯定，成为承德市医共体建设的典型案例。

（一）基本县情

围场县隶属河北省承德市，位于承德市最北部，地域面积较大，县境东西长138公里，南北宽118公里，总面积9219平方公里，全县总人口54万人，下辖36个乡镇、312个行政村，农业农村人口数量多、居住分散，是国家级贫困县。该县地域广阔，医疗资源缺乏，乡镇卫生院和村卫生室较为分散，个别乡镇和村距离县城100多公里，有限的县域医疗资源制约了医疗服务水平的提高。

（二）县内医疗资源

在2016年项目开展前，全县共有各级各类医疗机构515个，其中乡级以上医疗机构39个（局直医疗卫生机构3个，分别为县医院、中医院、妇幼保健院；乡镇卫生院36个），村卫生室312所，民营医院8个，社区卫生服务中心（站）7所，社会办医疗机构149所。全县万元以上设备937台，总价值9530万元，10万~50万元设备115台，50万元以上设备19台，100万元以上设备17台。全县卫技人员总数2610人，其中注册执业医师（含助理执业医师）1099人，乡村医生705人，注册执业护士806人。每千人口拥有卫技人员5人，全县年门诊2319901人次，年住院76734人次；住院病床日511183天，出院者平均住院日数为7天。

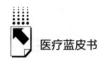

（三）存在的主要问题

医共体智慧分级诊疗平台建设前，困扰全县医疗系统发展的主要问题是基层医疗机构设备陈旧落后，医务人员数量不足、水平不高，且先进设备和优秀医务人员主要集中在县直医疗单位。在 36 所乡镇卫生院工作的执业医师（含助理执业医师）人数为 155 人，具有医学影像学执业资质的仅 2 人（执业医师与执业助理医师各 1 人）；村卫生室工作人员（村医）年龄结构偏大，学历低、服务能力和水平低，具有执业医师（含助理执业医师）人数为 86 人。医疗卫生资源配置的不足和不均衡严重制约了全县卫生健康事业的高质量发展，存在较大的医疗安全隐患，分级诊疗制度难以落实。群众就医体验较差，尤其是偏远乡镇，普遍存在群众"就医难"问题。

二　建设思路

围场县卫生健康局围绕"全县医疗资源整体不足、分配不均与老百姓日益增长的医疗健康需求之间发展不平衡"的主要矛盾，紧紧抓住国家省市县大力推进"互联网＋"应用的重要契机，全面落实全国医共体建设发展战略，提出"建立全县大医疗，实现全县医疗资源的整合及科学合理再分配"的解决新思路。2016 年 3 月联合中关村华医移动医疗技术创新研究院（以下简称华医），在中国研究型医院学会移动医疗专业委员会的指导下，将建立全县医共体智慧分级诊疗平台作为全县医共体建设和分级诊疗工作管理抓手，开展了依托信息化手段推进医共体建设的探索与实践。

自 2016 年起，围场县陆续建设了上联清华大学第一附属医院、第二附属医院、北京大学附属首钢医院以及承德医学院附属医院，辐射全县 36 个乡镇卫生院及部分村卫生室的全县医学影像诊断基地、全县远程心电诊断基地、全县远程会诊中心，实现了北京、市、县、乡、村五级联动，同时探索开展了县乡村双向转诊、慢病动态管理等新应用。

三 建设原则

围场县结合自身医疗卫生状况实际，遵循政府主导、试点先行、分步实施、成熟推广、创新优化的原则，充分利用县医院优势医疗资源，分批次、分阶段陆续建成围场县医共体智慧分级诊疗信息中心。

（一）政府主导

县卫生健康局领导班子高度重视移动医疗带来的发展契机，确定将华医作为合作对象，规划构建基于医共体内的智慧分级诊疗平台，促进优质医疗资源下沉，减轻群众就医负担。2016 年 3 月，围场县卫生健康局与华医达成协议，启动影像诊断服务试点。围场县卫生健康局为此印发专文，形成了以李宝志局长为总指挥的领导班子，出台系列试点方案文件，依托县医院建立全县医共体智慧分级诊疗平台，确定了县医院专科专家及专科医务人员相关服务的责权利、服务岗位定位等，并联合相关试点乡镇卫生院具体实施全县医共体智慧分级诊疗平台试点建设工作。

（二）试点先行

2015 年 12 月，在县医院建立全县远程心电诊断基地，下联棋盘山卫生院及半截塔卫生院。2016 年 3 月，在县医院建立全县影像诊断基地，下联中医院、妇幼保健院以及具备条件的 2 所乡镇卫生院的影像设备，开始进行试点工作。

（三）分步实施

2016 年 6 月，在前期成功试点基础上，全县影像诊断基地逐步覆盖县医院、县中医院、妇幼保健院和 36 所乡镇卫生院。

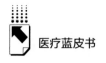

（四）成熟推广

2017 年 11～12 月，围场县实现了县医院、中医院、妇幼保健院及 36 所乡镇卫生院的全覆盖，同时增加 7 所村卫生室，并先后于 2017 年 12 月、2019 年 3 月完成两次技术平台全面升级。

（五）创新优化

2018 年，根据发展需要，在影像、心电远程诊断成功运行基础上，进一步增加动态心电、双向转诊、视频会诊、动态慢病管理等项目试点，探索延伸全县医共体智慧分级诊疗平台。

2019 年，在动态心电、双向转诊、视频会诊、动态慢病管理等试点成绩优异的基础上，将动态心电、双向转诊、视频会诊、动态慢病管理项目覆盖县医院、县中医院、妇幼保健院、36 所乡镇卫生院和部分具备条件的村卫生室。

四　具体做法

围场县医共体智慧分级诊疗建设具体做法可以总结为"123456"，即 1 个智慧医疗分级诊疗平台、2 套文件体系、3 大核心应用、4 项便民措施、5 项保障机制、6 项安全机制。

（一）1 个智慧医疗分级诊疗平台

1. 智慧医疗分级诊疗平台介绍

智慧医疗分级诊疗平台（见图 1）是华医、中国研究型医院学会移动医疗专业委员会、北大医学部联合研发的科技成果。平台采取以省（市）三甲医院为中心，上联北京，下联各市、县、乡、村的六级医疗保障体系，实现医共体内融"基层检查、上级诊断、高级会诊""数据共享、片子互认，结果互认""基层首诊、双向转诊、急慢分诊、上下联动""家庭医生签约及慢病管理"为一体的综合性共享智慧分级诊疗平台。平台建设内容包括远程影像、远程心电、双向转诊、远程会诊、动态心电、远程检验、远程超声、远程病理、动态慢病管理、远程医学教育等。智慧分级平台建设推进了区域内医疗数据共享、片子互认、结果互认、不同医疗机构间远程分级协作的实现。同时，平台将以上医疗信息进行整合，拥有统一的数据标准，避免医共体内信息平台分散，互不兼容，形成信息孤岛。患者在进行检查后，可以通过微信小程序扫描二维码获取病历诊断结果，避免了以往就诊中跑、等、耗现象的发生。平台配备了独立的数据实时监控及病历查询模块，便于卫计管理部门随时对辖区情况进行监控。相关数据经授权后，可实现随时调阅或与其他协作平台对接，避免患者上下转诊时重复检查、过度医疗。

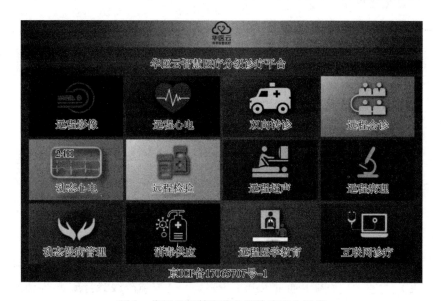

图1　华医云智慧医疗分级诊疗平台示意

资料来源：河北围场县卫生健康局（图2～图4同）。

2. 平台特点

华医云智慧医疗分级诊疗平台具有七个比较显著的特点。一是灵活配置、自由组合，可以实现多个级别、多层次的医疗机构自由组合，灵活组建院内、区域院间、直通上级的会诊网络。二是严格的安全机制。通过网闸、防火墙隔离、HTTPS 传输等技术，建立完善的信息安全管理体系，平台已通过公安部国家信息系统安全等级保护第三级备案。三是电子签名，内部集成电子签名系统。四是医疗数据翔实，平台保留最原始资料，无压缩、无衰减，全程留痕、可追溯、可查询。五是消息推送及时，各个环节均有短信及App（部分平台）及时准确的消息推送，确保及时响应。六是统计查询方便、人性化、全方位查询，便于绩效考核、业务评估。七是支付功能便捷，内部集成了微信、支付宝在线支付以及充值扣费系统，方便开启结算功能。

（二）2套文件体系

1. 卫生健康局

为确保项目运行顺利，围场县卫生健康局成立了以局党组书记、局长李宝志为组长，医改办主任、副局长陈卫东为副组长，县医院院长付国权、县中医院院长祝凤清、县妇幼保健院院长程亚辉、县卫生健康局医政股郭志国、部分卫生院院长、各医疗机构对应科室负责人为组员的项目领导小组，同时建立了管理运行机制、宣传机制等，确保项目常态化运行。

围场满族蒙古族自治县卫生健康局先后印发了《完善三级诊疗体系、建设县级影像中心试点实施方案的通知》（围卫通〔2016〕27号）、《关于在全县大医疗框架下建设影像中心推进分级诊疗有关事宜的通知》（围卫通〔2016〕30号）、《关于推荐基层医改工作、完善三级诊疗体系、建设县级影像中心实施方案》、《关于印发〈全县大医疗框架下影像三级诊疗项目实施方案〉的通知》（围卫通〔2016〕36号）、《智慧分级诊疗暖心行动系统实施方案》（围卫通〔2018〕23号）、《依托智慧分级诊疗项目推动医联体建设方案》（围卫通〔2018〕50号）、《推进互联网＋智慧医疗助力分级诊疗项目实施方案》（围卫通〔2018〕56号）等文件。

2. 围场县医院

为保质保量及时提供服务，做好项目运行配合工作，围场县医院成立了以付国权院长为组长的项目领导小组。

（三）3大核心应用

1. 远程影像诊断基地

依托围场县医院影像科建立县域远程影像诊断基地，下联36个乡镇卫生院、中医院、妇幼保健院，上联承德医学院附属医院、清华大学第一附属医院、第二附属医院、北京大学附属首钢医院，制定了诊断医师准入与退出机制、质控专家遴选办法、质控制度、考核制度、绩效考核机制等，确保项目有序、常态化运行，实现了影像"基层检查、上级诊断、高级会诊""数据共享、片子互认、结果互认"。远程影像诊断基地结构见图2。

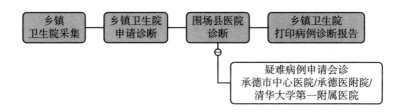

图2 远程影像诊断基地结构

2. 远程心电诊断基地

依托围场县医院心电图室，建立县域远程心电诊断基地，下联村卫生室、36个乡镇卫生院、中医院及妇幼保健院的心电采集设备（动态和/或静态），上联承德医学院附属医院、清华大学第一附属医院、第二附属医院、北京大学附属首钢医院，实现"乡镇检查、县里诊断、高级会诊""数据共享、结果互认"。远程心电诊断基地结构见图3。

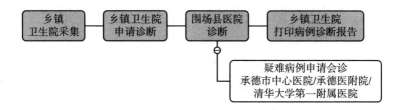

图3 远程心电诊断基地结构

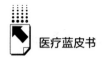

3.远程视频会诊中心

依托围场县医院远程会诊室，建立县、乡、村远程视频会诊中心，下联村卫生室、36个乡镇卫生院、中医院及妇幼保健院，上联承德医学院附属医院、清华大学第一附属医院、第二附属医院、北京大学附属首钢医院，实现常见病远程视频会诊。远程视频会诊中心结构见图4。

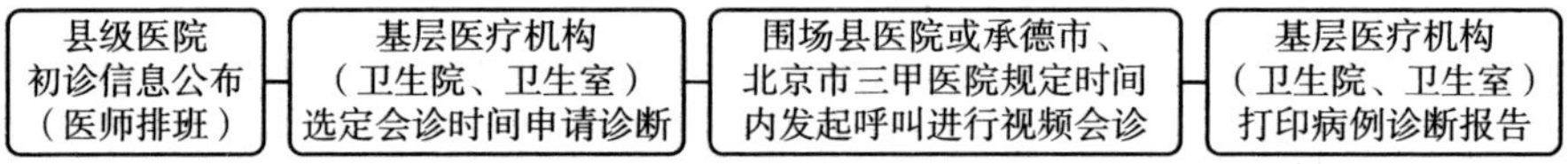

县级医院 初诊信息公布 （医师排班）	基层医疗机构 （卫生院、卫生室） 选定会诊时间申请诊断	围场县医院或承德市、 北京市三甲医院规定时间 内发起呼叫进行视频会诊	基层医疗机构 （卫生院、卫生室） 打印病例诊断报告

图4 远程视频会诊中心结构

（四）4项便民措施

1.基础检查不用跑

通过在县、乡、村建立远程影像、远程心电、慢病动态管理平台，实现了群众在乡镇做影像检查、在村卫生室做心电图检查，不需要出村、出乡就可完成基础检查，享受县里诊断服务的模式，同时群众在家里测量血压、血糖检查，数据结果同步上传到家庭医生手机及电脑终端。整体减少群众跑路次数，提升就医体验。

2.检查结果早知道

平台设计有扫描微信二维码查看检查报告功能。群众在乡镇卫生院、村卫生室进行影像、心电检查时，只要在页面预留手机号码，就不需要在医院长时间等候。使用微信扫描二维码，进行身份验证后，即可在手机上查看县级医院完成的影像及心电的诊断报告，让群众享受服务更及时便捷。

3.远程问诊更放心

如对病情及诊治情况有疑问，群众在乡镇卫生院和村卫生室医务人员的协助下，即可联通和县医院医务人员的视频会诊，非常便捷地进行病情咨询与问诊，在上级医疗机构提供远程医疗服务的支持下，让群众更放心地在家门口看病，助力"小病不出乡、大病不出县"。

4. 转诊预约有通道

群众在乡镇卫生院、村卫生室就医，如乡镇及村无法提供更高级医疗服务时，可通过双向转诊平台为群众预约县级医院的检查、门诊、手术或住院服务，缩短群众就医时间，实现精准就医，提升群众就医体验及获得感。

（五）5项保障机制

1. 不断完善项目运行硬件、软件及网络环境，确保项目有效落地

项目试点以来，围场县卫生健康局先后投资共800多万元，为36所乡镇卫生院配齐了DR诊断设备和信息传输、存储系统；配备数字化心电工作站和申请、诊断系统；配备相关远程会诊硬件及软件系统；配备智慧化慢病管理硬件、视讯及软件系统；落实各乡镇卫生院及村卫生室互联网接入标准（不少于100M），确保项目有效落地。

2. 建立项目运行管理机制，保障医疗服务质量及医务人员工作积极性

项目在全县层面建立了管理运行办法，对诊断报告时限、医疗质量控制等提出了明确要求；制定医生准入与退出机制、质控专家遴选办法、质控制度、考核制度、绩效机制等，保障医务人员工作积极性，保障医疗服务质量，确保项目常态化运行。

（1）县、乡两级费用分配

项目运行初期，国家及省内关于远程诊疗服务收费的政策方向尚未确定，为确保项目各参与医疗机构及参与人员的热情，经反复测算，围场县卫生健康局采取了以下办法：县域内各乡镇卫生院进行影像、心电检查时按正常标准收费；县医院出具远程诊断的结果可以作为乡镇卫生院检查单正常收取检查费用，并纳入新农合及报销范围，不再单独收取远程诊断费用；待省、市制定互联网远程诊断相关标准并纳入医保后，由县医院、乡镇卫生院协商制定费用收入分配标准，确保项目持续运行。

（2）医生准入及退出机制

参与该项目的医务人员均由县医院相关科室主任推荐、县医院审核、卫生健康局备案、提交平台方再次审核认证后给予授权，确保参与该项目医务

人员具有相关资质，严格按照执业规范开展执业。

（3）医务人员绩效管理

县医院诊断医务人员的劳务绩效，由围场县卫生健康局从基层医改资金中统一列支。涉及县外远程诊疗费用时（如北京三甲医院），依照受邀方标准执行，由邀请方医疗机构列支。项目运行四年来用于补贴医务人员劳务绩效60万元，但为全县贫困患者节约检查费、交通及误工等外延费用约1030万元。

（4）医生值班制度

县医院在影像、心电科室内部指定项目运行责任人以及主要负责医生，确定值班制度，确保影像、心电诊断中心24小时值班——正常上班时间由诊断基地上班大夫同时值班，非正常上班时间由医院急诊值班医生值班，确保报告及时性。

（5）医疗服务质控制度

项目运行采用二级审核、三级会诊制度，由基层检查申请，初级大夫出具初步诊断报告，专家出具审核报告，遇到疑难病例转给上级医疗机构会诊；同时，平台质控采取与县医院相关科室相同的质控制度，确保对基层医疗服务的质量。

（6）无资质不诊断制度

对于所有医务人员均无坐班诊断资质的乡镇卫生院，县卫生健康局要求所有病例全部申请上级诊断，杜绝检查不出报告、出报告不签字或不写诊断意见的现象。

3. 建立培训机制，不断提升基层医疗机构医务人员的服务水平

围场县卫生健康局建立了线上与线下相结合的培训机制，项目参与人员定期接受由卫生健康局组织、县医院具体执行、华医参与的业务操作培训，提升设备操作正确率、平台使用流畅性，加强使用习惯的培养。

项目实施期，针对基层医疗机构参与人员年龄普遍偏大、网络知识欠缺、计算机操作基础薄弱等情况，卫生健康局联合华医分批次先后组织线下观摩及实操培训，以医护人员操作中的问题为导向、以平台显示数据的变化

为导向，不断查缺补遗，针对项目参与医护人员开展线下培训近 2000 人次。项目常态化运行后，通过线上微信群及远程教育平台对基层诊断医生开展非即时日常使用常见问题"一对一"解答及培训，同时平台建立系统问题及维护流程。使用中一经发现，随时解决，收效较好，有效地增强了项目参与人员的信心和热情，确保了项目运行的流畅性。目前，围场县该项目运行提升基层医务人员服务能力的论文《医联体内远程胸部 DR 图像质量及其影响因素》已经刊登于国家核心科技统计源期刊《武警医学》2019年第 7 期。

4. 建立标准统一的宣传机制，提升群众知晓率，建立医务人员使用习惯

第一，围场县卫生健康局在项目宣传过程中，联合华医设计了具有统一宣传标识的宣传材料，在县医院、各乡镇卫生院及村卫生室分别进行宣传及张贴，包括项目介绍展板、宣传海报、流程引导牌、展示橱窗、各项工作制度标识、铜牌、条幅等。第二，针对相关项目相关活动，及时发布新闻宣传稿件及举行在线培训、科普讲座等活动，通过互联网进行舆论宣传。第三，联合华医、中国研究型医院学会移动医疗专业委员会的相关专家共同组织健康义诊等实地宣传活动，发放项目宣传页，前后共义诊 1500 余人次，发放手册宣传单 14000 余份，在全县形成了强大的宣传攻势和舆论氛围，不断提高广大患者的知晓率，引导患者形成新的就医习惯，同时建立医务人员使用习惯。

5. 建立全县项目运行监控督导机制，定期总结，动态调换，避免闲置

第一，建立全县项目运行监控监管平台，卫生健康局可对该项目运行情况进行实时动态监控，对于患者检查的病历合格率、采集部位（影像）、阳性率等数据进行宏观把控，出现问题及时介入。第二，为保障项目资源得到合理、充分利用，围场县卫生健康局联合县医保局对项目参与各医疗机构上传病历进行全面清查，逐一核对，确保病历真实性和医保资源利用的准确性。第三，华医不定期组织专家撰写项目运行报告及数据分析，对全县项目运行提出意见建议，卫生健康局不定期针对运行情况进行通报，不断调整和完善，针对平台使用不到位的乡镇卫生院及村卫生室进行督导、培训。如有

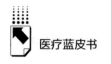

客观原因，则进行动态调换，有效提升设备使用率。

总之，围场县医共体建设工作在通过"互联网＋"促进医疗资源下沉、提升基层医疗服务能力和学术能力等方面取得了较好的效果，在扶贫模式、医改模式、运行机制、技术平台、利益机制等方面得到了较大的创新和提升。

（六）6项安全机制

项目于2018年7月2日获得公安部国家信息系统安全等级保护第三级备案，此标准为2018年7月国家卫生健康委员会、国家中医药管理局制定印发的《互联网诊疗管理办法（试行）》（国卫医发〔2018〕25号）第十三条的要求。围场县正在运行的"远程影像、远程心电、双向转诊、视频会诊、动态心电、慢病管理"6项应用均符合管理要求，在各地远程医疗系统"亡羊补牢"之时，围场县早已"提前上岸"。6项安全机制具体包括云盾、安全骑士、SSL证书、数据及数据传输加密、网络隔离和攻击防护。

1. 云盾

针对互联网服务器遭受大流量的DDoS攻击导致服务不可用的情况，要求云盾通过配置高防IP，将攻击流量引流到高防IP，确保源站的稳定可靠。web漏洞检测通过对网站的SQL注入、XSS跨站脚本等各项高危安全漏洞进行检测，并将检测报告提供给用户。通过静态分析技术与虚拟机沙箱检测技术相结合对网页挂马检测并将检测报告提供给用户。部署专业防DDoS设备来帮助中小网站限量抵御各种服务攻击，并实时通知用户网站被攻击的状态。定期扫描服务器当前开放的端口，降低系统被入侵的风险，并将端口开放列表定期报告用户。通过扫描访问日志实时发现异常登录行为，并以短信或邮件的方式通知用户。通过扫描访问日志实时发现非法入侵，将入侵的IP封禁24小时，并以短信或邮件的方式通知用户。

2. 安全骑士

安全骑士主要用于解决主机层面安全问题，具备顶级webshell查杀能力，一键体检，支持0DAY漏洞修复等功能，从而保护服务安全。

3. SSL 证书

在数据安全方面，证书实现全站 HTTPS，防劫持、防窃听，云盾加密服务/密钥管理服务等功能保证敏感数据加密存储，未经授权员工及黑客拿不到、解不开数据。

4. 数据及数据传输加密

采用国际流行的 AES 算法进行 TDE 加密，密钥长度为 128 比特，对关键字段如身份证号、手机号等进行加密处理，保证这些数据库或者表中的数据在写入任何设备（磁盘、SSD、PCIe 卡）或者服务（表格存储 OSS、归档存储 OAS）前都会进行加密。数据库通过使用阿里云 RDS 提供的服务器端的根证书来验证目标地址和端口的数据库服务是不是 RDS 提供的。

5. 网络隔离

设置访问白名单数据库，只能被白名单里面的 IP 进行访问。

6. 攻击防护

通过检测 SQL 注入威胁，实时识别潜在的数据安全风险，防止数据泄露、被窜改或对敏感数据的非法操作。

五　运行成效

（一）项目运行情况

影像项目完成病例诊断 48211 例，共计诊断出各类阳性患者 29847 人，其中诊断肺癌 5 人、肺占位 27 人、日常门诊常见各类支气管炎 1568 人、肺结核 2103 人、颈椎病 2215 人、骨折 2121 人，整体阳性率达到 61.91%。

心电平台运行期间，静态心电完成病例诊断 13807 例，共计诊断出阳性患者 8211 人，其中冠心病患者 279 人、各类心肌病患者 668 人、各类心律失常患者 2802 人，整体阳性率达到 59.47%。完成动态心电诊断 261 例，各卫生院与清华大学第一附属医院完成动态心电疑难会诊 54 例。围场县医院

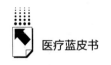

为各乡镇卫生院提供远程视频会诊支持 79 次，医共体内双向转诊 46 人。直接节省百姓看病成本约 1371.78 万元。

（二）取得的成效

1. 社会效益

（1）区域心电、影像医生多点执业

基层心电、影像医师极度缺乏，在乡镇卫生院，无执业证上岗现象较为普遍，规范化诊断难以落实，超范围执业现象普遍存在。专家在线分级诊断服务统一调配县级医疗机构心电、影像医生，以卫生健康局统一备案的形式形成了多点执业模式，共同加入诊断服务平台，在线服务于各个乡镇，解决了基层诊断人才长期缺乏的问题。

（2）全面提升区域基层服务能力和参与热情

基层乡镇卫生院有资质进行心电、影像诊断服务，同时可通过网络进行相关培训，服务水平全面提升。在县域内实现"小病不出乡、大病不出县"，专家在线"传帮带"和培训、继续教育形成新的服务业态，疑难病例会诊、转诊通道因确定性的增强而清晰通畅。

（3）心电、影像资料互认及数据共享

长期形成的机制体制因素使患者的医学心电、影像检查结果异地无法互认，导致重复拍片、增加医疗成本，或者基层医疗机构完成拍片，但是阅片质量存在疑问，患者影像存储管理较为困难，转院需再次拍片形成常态，无形中加重了患者医疗成本。围场县医共体以云服务模式实现了影像资料的全面云服务云共享，免除了远途前往上级医疗机构就医且医保报销额度低的问题，同时为患者定制"个人健康大数据"服务奠定了基础。

（4）真正体现专家价值

平台运行推动常见病及慢病在基层医疗机构得以解决的同时，也使疑难病得到了精准的筛选和对接，真正使专家参与疑难疾病的诊治，总体上也使其获取碎片化时间，并充分利用碎片化时间服务基层，从而双向提升和体现专家价值。

2. 经济效益

截至目前，围场医共体智慧分级诊疗平台连接的 36 个乡镇已联网运行 35 个月，收到影像病例总数 30136 例，均为乡镇卫生院拍片。心电分级诊断平台已完成 13807 例。综合统计和分析这些病例可以看到，分级诊疗项目为基层带来了显著实惠。

（1）经济效益显著，降低百姓就医成本

有效减轻患者治疗直接成本。经测算，远程影像诊断可为每位患者节省 260 元左右（DR 影像检查费差价 47.1 元，挂号费约 5 元，误工费、打车费、食宿费等约 200 元），远程心电平台可为每位患者节省 200 元左右，运营至今已累计为患者节约约 1030 万元。

（2）患者就医效率大为提高

围场满族蒙古族自治县人口 54 万人，其中农村人口 44 万人，乡镇一级仅 2018 年一年影像拍片人数需求为 1.3 万余人。平均看病时间以 1 天/次计，总体预计节约时间为 1.3 万余天，由此充分体现三级影像项目全面提高了就医效率；患者得到及时就医和高效服务，由此带来的社会贡献和相关经济效益更是难以估量。

（3）减少财政支出费用

通过平台整合区域医疗资源并进行合理再分配，直接解决了乡镇卫生院没有影像诊断医生等问题，如按照配备影像医师来核算，以围场县为例，36 个乡镇卫生院影像医师工资费用约为 156 万元（以 2016 年月平均工资 3625 元为标准计算），财政将支出约 300 万元，还不包括影像医师的继续教育、培训等费用支出。同时增加了群众在家门口做心电图及影像检查的可及性及便捷性，长期使用，必将实现早筛查、早诊断、早治疗，减少"小病拖大，大病拖重"现象，减少群众看病费用，减少医保支出。

（4）增加医院收入及医务人员劳务收益

该项目在运行过程中，建立了医务人员劳务绩效，县医院医生在给基层服务的同时，能够增加劳动收入，增强医生责任感、积极性。2017 年，随

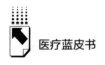

着影像、心电、转诊平台的使用，围场县医院全年转诊人数达 7693 人次，为 2016 年的 2.3 倍，全院总收入增长 8.2%。

六　成功经验

（一）坚持政府主导、多方参与、合作共赢

该项目由围场县县委、县政府主导，县卫生健康局牵头，县、乡、村各级医疗机构参与，中关村华医移动医疗技术创新研究院、中国研究型医院学会移动医疗专业委员会提供学术及项目建设指导，三方协作，发挥各自在行政、医疗、学术、技术等多方面的优势，集中力量，确保该项目从政策落实、学术引领、技术创新、模式创新等方面实现多方共赢。

（二）坚持医疗改革与振兴乡村工作相互融合

通过搭建全县医共体智慧分级诊疗平台，落实了《国务院办公厅关于推进医疗联合体建设和发展的指导意见》（国办发〔2017〕32 号）、《中共中央国务院关于实施乡村振兴战略的意见》（中发〔2018〕1 号）等医联体建设及乡村振兴等文件中有关基层远程医疗体系建设要求，促进全县医共体建设、县乡村一体化，助力全县医疗卫生体制改革。项目将省（北京）、市、县优势医疗资源精准下沉到乡镇卫生院、村卫生室，从根本上解决群众"看病难、看病贵"问题，直接减少群众就医成本，降低因病致贫、因病返贫的发生率，充分赋能基层医疗，夯实医共体建设工作。

七　建设展望

（一）进一步完善医共体智慧分级诊疗八大中心

在不断提升现有远程影像、远程心电、远程视频会诊、双向转诊服务质

量的情况下，大力发展慢病管理平台，建立覆盖全县的远程超声中心、区域检验中心、远程病理中心，通过医共体智慧分级诊疗八大中心建设，拓宽县、乡、村三级医疗机构连接通道，实现医疗资源下沉和区域医疗资源共享，促进全县分级诊疗体系形成，更好地为基层医疗机构赋能，使群众在基层医疗机构享受多维度的服务，解决就医难问题。

（二）建立围场县互联网医院，提升全县群众智慧就医体验

在医共体智慧分级诊疗平台基础上，成立围场县医院互联网医院。通过添加模块、打开接口等形式，实现全县医疗机构医疗电子病历、HIS、LIS、PACS等数据全部高度集成、互联互通、即时调阅。实现医疗全流程互联网管理，包括预约挂号、在线支付、远程门诊（图文、语音、视频）、在线配送、康复期及慢病管理等多方面，将院内医疗服务延伸至院外，为群众提供在线的慢病复诊、随访、监控，开展在线处方等服务，提升全县群众智慧就医体验，使群众就医更便捷。

（三）建立全县智慧分级诊疗信息中心

建立全县医共体智慧分级诊疗信息中心，并实现与县域全面健康信息平台对接，实现全县医疗数据横向联通。通过全县医共体智慧分级诊疗信息中心的运行，对全县医疗大数据进行统计分析和深度挖掘，实现数据结构化和人工智能化，帮助医疗行业提高生产力和医务人员的工作效率，减少病人的看病成本和身体损害；同时，利用大数据远程监控，减少病人住院时间，提升流行病管理、医学科研、疾病预防等工作效率，从而实现医疗资源最优化配置。

B.7
云南东川：引优借力推进县域医共体建设

黄晓燕*

摘　要：　东川区采取紧密型一体化管理方式，积极推进"县乡村医疗服务管理一体化"，实行"十一"统一管理，建立了"促县帮乡、县乡互动、乡村联动、协调发展"的医疗服务新格局。东川区还针对东川区医疗资源现状，采取"引进来、抓重点、铺下去"的战略举措，引入北京、上海等地优势医疗资源，开展对口帮扶和专科患者集中救治活动。与此同时，在医共体内部建立分级诊疗平台，通过远程医疗协同赋能基层医疗机构，有效缓解了区内医疗资源不足，提升了区域医疗体系运转效率和服务能力，形成了东川特色的"远程协作＋对口帮扶"的医共体建设模式。

关键词：　医疗资源　集中救治　分级诊疗

一　建设背景

（一）基本县情

东川区为昆明市所辖六区之一，位于昆明市东北部，拥有人口30.2万

---

* 黄晓燕，云南省昆明市东川区财政局党组书记、局长，曾任昆明市东川区卫健局党委书记、局长，主要研究方向为深度贫困县的健康扶贫工作和健康促进工作。

人，总面积1858.79平方公里，辖6镇1街道1乡，148个村委会、17个社区。东川是深度贫困地区，属国家级贫困县区，也是云南省确定的27个深度贫困县之一，是昆明市唯一一个深度贫困县区。截至2020年5月21日，贫困对象动态管理数据显示，东川区有贫困人口28690户104273人。

（二）区内医疗资源

东川区有区级公立医院4家、公共卫生机构2家、乡镇（街道）卫生院8个、社区卫生服务中心3个、服务站10个、村卫生室148个、民营医院4家、私营诊所15个，基本实现了对区、乡、村、社区和人群全覆盖。全区各级各类医疗卫生机构编制床位总数1927张，其中区级公立医院1346张、乡镇（街道）卫生院362张、民营医院219张，全区每千人口床位数6张。全区医疗卫生机构共有人员编制1098名，全区医疗卫生机构实有人员1886人，其中在职在编人员1039人、编制外人员847人。全区有乡村医生348人、计划生育宣传员163人、流动人口专管员31人。

（三）存在的主要问题

受东川区工作和生活环境条件艰苦等多种因素影响，人才难以引进，现有人才流失，卫生人才匮乏已经成为制约东川医疗卫生事业发展的短板和瓶颈。

二 建设举措

（一）优势医疗资源引入（引进来）

为补齐医疗卫生事业人才匮乏这一短板，2016年5月以来，东川与上海市肺科医院、北京市朝阳区卫生和计划生育委员会、清华大学第一附属医院、中日友好医院、上海市普陀区签订了对口医疗帮扶协议，积极主动引入

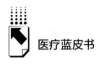

发达地区优质医疗资源和技术，提高各医疗单位诊疗水平。

北京朝阳区卫健委帮扶东川实施"百名骨干乡村医生赴北京适宜技术培训"项目，东川区累计派出78名各级医院骨干医生、106名骨干乡村医生、20名卫生院院长到朝阳区所属医疗机构全免费进修学习，被乡村医生称赞为"影响一个村医一生的培训"。清华大学第一附属医院对东川区开展对口帮扶以来，已累计免费接收了东川区3批9名骨干医生到医院进行3~6个月进修培训。在驻点团体的帮扶下，东川区各医疗单位的诊疗能力得到极大提升。

（二）专科患者集中救治（抓重点）

2017年5月18~21日，东川区举行了"东川贫困家庭儿童先心病救助工程启动仪式"，累计对东川区317名初筛出的先心病患儿进行了复筛，确诊阳性31例，包括复杂先心病5例。2017年10月26日，东川区10名贫困先心病患儿在区卫生健康局工作人员的护送下，抵达北京清华大学第一附属医院接受了全免费医疗手术救治；2019年6月19日，清华大学第一附属医院同意东川区人民医院加入该院远程诊疗系统，继续给予儿童先心病救治方面的帮扶；2019年10月18日，东川区卫生健康局受邀参加"清华大学健康扶贫暨先天性心脏病救助公益论坛"，并荣获先心病救助项目"组织创新奖"。

（三）医共体分级诊疗平台和各单位基础设施建设（铺下去）

为了推进东川区"互联网+医疗健康"的工作，助力东川区乡村医疗服务一体化建设，2019年10月，东川区引入中关村华医移动医疗技术创新研究院（以下简称华医）医学健康扶贫智慧分级诊疗项目，与华医开始进行合作，以其强大的医疗技术研发能力和经验丰富的专家服务团队来负责东川区健康扶贫智慧分级诊疗平台的搭建，实现"清华大学第一附属医院－东川区人民医院－东川基层卫生院、区老年病医院+N"的远程互联互通。

三　建设情况

（一）建设模式

东川区医共体分级诊疗平台是以人民医院为中心，建立区域内的远程心电诊断中心、远程影像诊断中心、远程会诊中心，向下联通全区 8 家乡镇（街道）卫生院和 1 家区级老年病医院，构建覆盖区域内各医疗机构的分级诊疗信息平台，通过分级诊断网络，由乡镇医疗机构发起诊断申请，区人民医院远程进行诊断。当遇到疑难病例时，区人民医院通过平台传输给清华大学第一附属医院进行会诊，诊断完成后再传到乡镇医疗机构，使北京、东川、乡镇（街道）各级医疗机构实现互联互通（需要时还可以延伸到服务人口较多的村卫生室），实现"基层检查、区级诊断、疑难病例申请北京会诊"的诊断模式，架起上下级医疗机构的快速通道，使不同医疗机构间可以远程分级协作。

分级诊疗信息平台突破地域、时间的限制，使北京和东川区的医疗资源直接下沉到各基层乡镇卫生院，通过给基层提供诊断和医疗指导，提高基层诊断水平，同时区域内的医疗数据共享、片子互认、结果互认的同质化医疗资源可以在区内满足百姓的看病需求，能减少患者不必要的检查项目，充分利用了卫生资源，为患者节省了费用开支，真正实现"小病不出乡镇、大病不出区"的看病流程，助力东川区区、乡、村医疗服务一体化建设。与此同时，东川区还加强各单位的基础设施建设，累计争取投入各级财政项目资金 5000 余万元，加快区乡村三级医疗机构的基础设施建设。区人民医院达三级甲等标准、区中医医院达二级甲等标准，8 个乡镇卫生院全部达乡镇卫生院标准化建设标准，148 个村卫生室业务用房、诊疗办公设备全部达村标准化建设标准，为分级诊疗平台的运行提供了良好的环境。

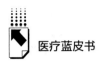
（二）运行情况

1. 远程心电诊断

项目在全区共连接 13 家医疗机构，包括昆明市东川区人民医院、昆明市东川区中医医院、东川区老年病医院以及 10 所乡镇卫生院。其中，昆明市东川区人民医院作为诊断端，其余医疗机构为采集端（见表1）。

表 1　项目连接医疗机构

序号	采集点名称	医疗机构定位
1	云南省昆明市东川区人民医院	诊断端
2	云南省昆明市东川区中医医院	采集端
3	云南省东川区汤丹镇中心卫生院	采集端
4	云南省东川区阿旺镇卫生院	采集端
5	云南省东川区拖布卡镇卫生院	采集端
6	云南省东川区铜都街道中心卫生院	采集端
7	云南省东川区红土地镇中心卫生院	采集端
8	云南省东川区老年病医院	采集端
9	云南省东川区因民镇卫生院	采集端
10	云南省东川区舍块乡卫生院	采集端
11	云南省东川区乌龙镇卫生院	采集端
12	云南省东川区铜都街道沙坝社区卫生服务中心	采集端
13	云南省昆明市东川区京铜社区卫生服务中心	采集端

资料来源：云南东川区卫生健康局（表2～表11、图1～图6同）。

第一例病历的完成时间为 2020 年 1 月 1 日。截至 2020 年 8 月 31 日，已经完成静态心电诊断 1235 例（远程心电诊断 1224 例、本地诊断 11 例），另有 1 例动态心电病历上传至清华大学第一附属医院进行远程诊断。参与本项目诊断的医护人员共计 2 人。心电项目各采集点上传情况见表2。

（1）病历合格率

病历合格率情况见图1。在心电诊断病例（1224 例）中，共有 21 例的病历被判定为不合格，被诊断端打回，占总数的 1.72%，病历合格率为 98.28%。

表2　心电项目各采集点上传情况

单位：例

采集端名称	数量
云南省东川区铜都街道中心卫生院	662
云南省东川区汤丹镇中心卫生院	251
云南省东川区因民镇卫生院	226
云南省东川区拖布卡镇卫生院	39
云南省东川区红土地镇中心卫生院	20
云南省昆明市东川区中医医院	8
云南省东川区阿旺镇卫生院	8
云南省东川区乌龙镇卫生院	6
云南省东川区老年病医院	2
云南省东川区舍块乡卫生院	1
云南省昆明市东川区京铜社区卫生服务中心	1
云南省东川区铜都街道沙坝社区卫生服务中心	0
云南省昆明市东川区人民医院	11（院内）
总计	1235

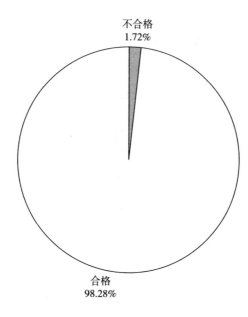

图1　病历合格率

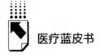

（2）患者性别分布

东川区人民医院诊断结果（1224 例）中，男性病例为 406 例，占患者总数的 33.17%，女性病例为 818 例，占患者总数的 66.83%（见图 2）。

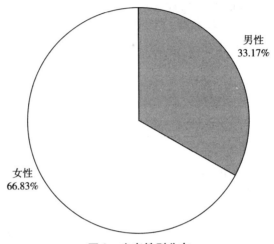

图2　患者性别分布

（3）急诊率

东川区人民医院诊断结果（1224 例）中，急诊病例为 17 例，占比为 1.39%（见图 3）。

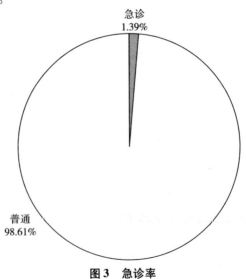

图3　急诊率

（4）诊断用时情况

诊断用时统计数据显示，90%以上的诊断用时在 30 分钟之内，1 小时之内的诊断占到近 95%；12 小时以上的诊断占比不到 4%，24 小时以上的诊断占比只有 1.31%。这意味着绝大多数患者的诊断都能及时获得诊断结果，满足了患者诊断及时性的需求。诊断用时情况见表 3。

表 3　诊断用时情况

单位：例，%

诊断用时情况报告下发时间	病例数	占比
0.5 小时以下	1115	91.09
0.5~1 小时	41	3.35
1~3 小时	8	0.65
3~6 小时	4	0.33
6~12 小时	12	0.98
12~24 小时	28	2.29
24 小时以上	16	1.31

（5）患者年龄结构

从患者年龄结构来看，中青年患者和老年患者的数量较多，占比较高；而青少年患者和婴幼儿患者数量比较少，占比也较低。具体见表 4。

表 4　患者年龄结构

单位：例，%

年龄	病例数	占比
7 岁以下	7	0.57
7~17 岁	41	3.35
18~40 岁	395	32.27
41~65 岁	356	29.08
65 岁以上	425	34.72

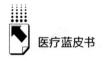

（6）病例阳性率

东川区人民医院诊断结果（1224例）中，阳性病例为459例，阳性率为37.50%（见图4）。

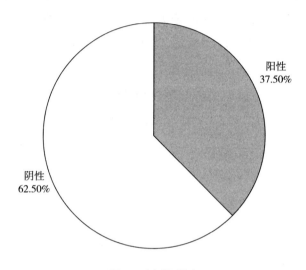

图4 病例阳性率

（7）阳性病例分布

东川区人民医院诊断结果如表5所示。

表5 阳性病例分布

单位：例，%

疾病类型	数量	占比
心律失常	239	52.07
心肌病	82	17.86
冠心病	9	1.96
其他复合型疾病	54	11.76
心电图表现异常未明确诊断	75	16.34
总计	459	100

（8）心电图表现异常病例情况

东川区人民医院诊断结果如表6所示。

表6　心电图表现异常病例情况

单位：例，%

序号	心电图表现	数量	占比
1	T波异常	33	44.00
2	电轴左(右)偏	9	12.00
3	ST－T异常	14	18.67
4	肢导低电压	3	4.00
5	异常q波	5	6.67
6	胸导低电压	6	8.00
7	PR间期缩短	5	6.67
总计		75	100

2. 远程影像诊断

参与项目诊断的医护人员共计2人，2人两种权限均有，可轮值操作。第一例病历的完成时间是2019年12月1日。截至2020年8月31日，已经完成病历1399例。其中合格病历为1384例，各医疗机构上传实际影像病历数量见表7。

表7　各医疗机构上传实际影像病历数量

单位：例

名称	数量
云南省昆明市东川区汤丹镇中心卫生院	573
云南省昆明市东川区阿旺镇卫生院	323
云南省昆明市东川区老年病医院	259
云南省昆明市东川区铜都街道中心卫生院	119
云南省昆明市东川区因民镇卫生院	100
云南省昆明市东川区拖布卡镇卫生院	5
云南省昆明市东川区红土地镇中心卫生院	19
云南省昆明市东川区中医医院	1
总计	1399

其中，影像病历中的合格病历，DR为1383例，CT为1例。在合格病历中，男性病例732例，占患者总数的52.89%；女性病例652例，占患者总数的47.11%。

（1）病历合格率

在1384例合格病历中，共有15例病历被判定为不合格，被诊断端打回，占总病历数量的1.08%，病历合格率为98.92%。

（2）诊断用时情况

病例诊断用时情况如表8所示。

表8　诊断用时情况

单位：例，%

诊断用时	病例数	占比
0.5 小时以下	437	31.58
0.5~1 小时	461	33.31
1~3 小时	359	25.94
3~6 小时	89	6.43
6~12 小时	15	1.08
12 小时以上	23	1.66

（3）急诊率和患者性别分布

在远程影像诊断病例中，急诊病例为158例，占比11.42%。其中，男性患者732人，占比52.89%；女性患者652人，占比47.11%（见图5）。

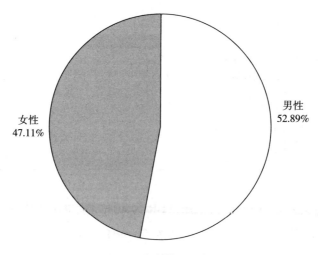

图5　患者性别分布

（4）患者年龄分布

在远程影像诊断病例中，患者年龄分布情况见表9。其中，41岁及以上患者占比接近80%。

表9　患者年龄分布

单位：例，%

年龄	病例数	占比
0～6岁	26	1.88
7～17岁	94	6.79
18～40岁	199	14.38
41～65岁	644	46.53
65岁以上	421	30.42
总计	1384	100.00

（5）影像采集类型和采集部位分布

在合格病历中，影像采集类型及采集部位分布情况见表10和表11。

表10　影像采集类型分布

单位：例，%

影像类型	数量	占比
CT	1	0.07
DR	1383	99.93
总计	1384	100.00

表11　影像采集部位分布

单位：例，%

类型	数量	占比	类型	数量	占比
关节	295	21.32	颈部	33	2.38
腰椎	260	18.79	腹膜后腔	30	2.17
胸部	234	16.91	腹膜	26	1.88
四肢骨	302	21.82	子宫	9	0.65
腹部	103	7.44	颅脑	1	0.07
颈椎	91	6.58			

（6）病例阳性率

在合格病历中，病例阳性率为29.12%（见图6）。

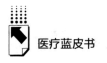

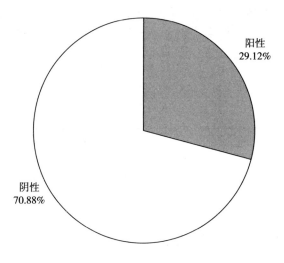

阳性
29.12%

阴性
70.88%

图6　病例阳性率

四　具体做法

（一）明确项目领导体制

目前，东川区建立了区卫生健康局及人民医院内部两级管理体制，确保项目运行各环节得到有效规范，实现项目无死角化管理。一是区卫健局下发了平台建设的通知，明确局分管副局长和人民医院院长负责项目协调安排，并要求每个乡镇（街道）卫生院明确一名副院长负责此项工作，确保项目开展前、实施中、运行后各项工作的顺利进行，确保了项目运行的"东川速度"。二是区人民医院内部专门组织项目协调会议，印发了《东川区分级诊疗项目运营管理办法》，对设备管理、项目准入、诊断时效、会诊机制、转诊机制、质控、培训、宣传、健康扶贫等方面的工作进行了规范，并将每项工作分别落实在各自科室的具体业务中，同时卫健局履行监管职能，统筹平台建立各项事宜。三是区卫健局安排基妇科专人监督系统运营情况，并按月对运营情况进行考核（以远程系统促进基层医疗提升）。

（二）加强宣传培训与健康扶贫有机结合

平台运行初期，面临基层医师操作不熟练、使用意识不强的问题。为提高基层医疗机构上传医师对系统的熟悉程度、迅速提升运行质量，区卫生健康局联合华医的专家、技术人员开展了多次集体培训、上门培训，覆盖到每个乡镇（街道）卫生院。区人民医院牵头，为各卫生院制作了全区统一的宣传标识。在开展健康扶贫工作时，将项目与健康扶贫工作相结合，举办以"冬日暖心活动"为主题的大型健康扶贫义诊活动，进一步提高群众知晓率。在申请医疗机构间组织上传病历质量、数量竞赛等活动，提高上下游医疗机构配合的熟悉度，营造良好项目运营氛围。

五　取得的成效

（一）有效解决基层心电、影像医生人才匮乏问题

项目的实施，在很大程度上解决了东川区基层心电、影像医师极度缺乏和规范化诊断难以落实的问题。平台的建立，将区人民医院的心电、影像医生统一调配，共同加入清华大学第一附属医院华医诊断服务平台，在线服务于各个乡镇卫生院，解决了基层诊断人才长期缺乏的问题。

（二）分级诊疗从医学心电、影像科得以实现

从心电、影像诊断服务切入，借助网络服务，实现了区内的分级诊疗局面"东川模式"。从心电、影像诊断入手对接精准服务，再加入临床诊疗移动医疗服务，优质资源下沉与对接，分级诊疗有望全面落实。

（三）全面提升区域基层服务能力和参与热情

基层乡镇卫生院有资质进行心电、影像诊断服务，同时可通过网络进行相关培训，服务水平全面提升；长期以来基层及区级医疗机构心电、影像医

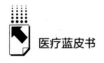

师价值不被认可、收入较低的问题可以逐步得以解决，他们的参与热情全面提高。在区内可以实现"小病不出乡镇、大病不出区"的看病流程，高端专家在线"传帮带"，培训、继续教育形成新的服务业态，疑难病例会诊、转诊通道更加通畅。

（四）心电、影像资料互认及数据共享，为患者减轻医疗费用支出

长期形成的机制体制因素使患者医学心电、影像检查结果异地无法互认，从而导致重复拍片、医疗成本增加，或者虽然基层医疗机构完成了拍片，但是阅片质量存在疑问、患者影像存储管理较为困难、转院需要再次拍片成为常态，这无形中加重了患者医疗成本。分级诊疗平台以云服务模式实现了影像资料的全面共享，免除了群众远途前往区人民医院就医和低医保报销额度的问题；同时，也为未来以患者个人定制为中心的个人大数据服务奠定了基础。

六　主要经验

东川区通过县域医共体分级诊疗项目建设，主要取得了以下七个方面的经验。一是健全领导体制，规范标准和流程，做到权责分明、配合融洽。二是认清项目两个主体（基层医师及患者），培训与宣传相结合，做到"对症下药"。三是将项目与健康扶贫工作有机融合，让群众感受到真正的好处，做到"因势利导"，而非"本末倒置"。四是把握项目发展的"火候"，与医共体区、乡、村医疗服务一体化建设相结合，实现项目运行与区、乡、村医疗服务一体化建设相互促进的规模效益。五是依托该项目，使区、乡、村医疗服务一体化在综合治理体系方面取得实效。在体制上"打破旧框框"，打破区域医疗卫生机构各自为政的旧格局，优化整合区域医疗资源，构建新型的区域医疗卫生服务体系。以人才共享、技术支持为纽带，推行检查互认、信息互通、专家远程会诊等，以"资源整合和信息共享"为目标，促进医疗卫生资源的合理使用，提高医院的服务质量和医疗水平，帮助基层医疗卫生机构提高服务和管理水平。六是采取"基层检查＋专家诊断"服务

模式，把医疗专家送到群众"家门口"。七是建立双向转诊通道，实现上下联动和急慢分治，达到降低个人医疗卫生支出、控制医疗费用过快增长、降低政府医疗卫生支出的目标。

七 建设展望

结合智慧城市规划，推进卫生健康信息化工程，打造区域卫生健康信息平台，形成统一高效、资源整合、互联互通、信息共享、使用便捷的区域卫生信息体系。以居民健康档案为中心、卫生健康业务为主线，推动卫生健康信息化工程（如数据库、区域平台、业务应用、网络、体系等），实现医疗卫生信息在医院、社区卫生服务机构、乡镇（街道）卫生院、公共卫生机构之间的共享交换与相互协作，全面提高区域内医疗业务效率和质量，充分发挥区域内医疗卫生健康资源优势，为居民提供各层次、多样化的医疗卫生服务。近期将重点做好以下几个方面的工作。一是深化现有发展模式，加强与上海市肺科医院、北京市朝阳区卫生和计划生育委员会、清华大学第一附属医院、中日友好医院、上海市普陀区的合作，采取挂牌、义诊、视频会诊、进修培训等形式，长期开展对口支援和专科病筛查救助工作，力争创造"远程筛查诊断＋专科病救助"的"东川模式"。二是拓展东川区医共体分级诊疗平台建设，将现有远程心电、视频会诊业务进一步向具备条件的村卫生室延伸，重点缓解群众就医"最后一公里"的问题。同时，逐步加强全区远程超声中心、区域检验中心、区域消毒供应中心、远程病理中心等远程协同中心建设，拓宽医共体内医疗资源下沉和共享的渠道，多方面赋能基层医疗机构，改善群众的基层首诊就医体验。三是完善东川区互联网诊疗平台的运行质量，重点解决偏远地区患者慢性病、常见病复诊问题，将基本医疗服务延伸至患者家中，推动患者由疾病诊疗向疾病管理的转变，提升患者的健康管理水平。同时，将互联网诊疗平台与区人民医院信息化系统对接，实现就诊预约、智能导诊、检查结果及病历查询、体质自测等多种便利就医功能，不断提升群众就医获得感。

B.8
河南郾城：五强保障助力县域医共体建设

闫志红　胡少磊　姬建国*

摘　要：　郾城区卫健委针对辖区内基层医疗资源相对不足、医疗服务
　　　　　能力有限、群众信任度不高、医疗资源配置不合理等问题，
　　　　　以强化人民健康服务、科学布局、平衡发展、信息共享、科
　　　　　技领航五个方面为着力点，建设医共体智慧医疗体系，打造
　　　　　由区人民医院牵头，上联北京三甲优质医疗资源，向下辐射
　　　　　乡镇卫生院、社区卫生服务中心、村卫生室的智慧分级诊疗
　　　　　信息平台，以及以区人民医院为区域诊治中心，以镇卫生院
　　　　　为区域慢病管理中心，以村卫生室为慢病管理具体工作人员
　　　　　的慢病分级动态管理平台。将医共体智慧医疗体系两个平
　　　　　台、康养医保兜底五大体系、医疗保障七道防线组成健康扶
　　　　　贫"257工程"，促进了优质医疗资源下沉，提升了基层医疗
　　　　　机构服务水平，缓解了基层贫困群众"看病难、看病贵"问
　　　　　题，使郾城区医共体在健康扶贫工作中成效明显。

关键词：　智慧分级诊疗　慢病分级动态管理　健康扶贫

---

* 闫志红，经济管理硕士，河南省漯河市郾城区卫生健康委员会党组书记、主任，河南省卫生
经济研究员，主要研究方向为卫生行政管理、经济运营分析；胡少磊，行政管理硕士，河南
省漯河市郾城区卫生健康委员会副主任，妇产科副主任医师，主要研究方向为公共卫生服
务、医药卫生体制改革；姬建国，预防医学硕士，河南省漯河市郾城区卫生健康委员会扶贫
办主任，心理治疗学主治医师，主要研究方向为慢性病防治、心理危机干预。

一 建设背景

郾城区位于河南省中部偏南、伏牛山东麓平原和淮北平原交错带，属于淮河流域沙河中游平原地区，总面积 413.1 平方公里，全区总人口 52.80 万人，各级各类医疗卫生单位 314 家。其中，市直医院 2 家，区直医院 3 家，民营医院 11 家，基层医疗服务机构 9 家，村卫生所（室）187 家，个体诊所 91 家，全区开放床位 1813 张，平均每千人口床位数 3.55 张，基本能够满足人民群众的医疗需求。但与医疗资源相对丰富的区域相比，郾城区还未达到小康社会标准（国家标准：2020 年每千常住人口床位数 6 张、医生 2.5 名）。同全国大多数县区一样，郾城区在医疗领域存在以下问题。一是社区医疗资源相对稀缺、整体医疗服务能力低下、群众不信任问题较为突出，致使市级医院人满为患。二是现有制度过分依赖医院医疗收入，医患之间的利益矛盾难以有效化解。三是医疗资源配置不佳，省市级的医疗资源较为丰富、医生待遇较高，导致很多优秀医生"跳槽"至大医院，基层医疗资源匮乏。

2016 年，漯河市郾城区启动新一轮医改，致力于破解区域医疗资源不平衡问题，建成门类齐全、功能完善的新型医疗服务体系。2017 年，郾城区完成卫生健康部门职能整合，计划生育、妇幼健康、健康扶贫等功能部门统规统筹，医共体基本框架更加丰富多元。2018 年底，区人民医院与省人民医院、郑州儿童医院、市中心医院建立专科医联体，开通了直升机转诊救治空中通道，首开漯河市空中救援的先河。2019 年初，采取"以强带弱"模式，深度整合区域医疗资源，区人民医院与区妇幼保健院完成医共体联合运营模式；同年 10 月，开始智慧分级诊疗平台建设试点工作，确定与中关村华医移动医疗技术创新研究院合作，规划构建郾城区医共体智慧分级诊疗和医共体慢病分级动态管理平台。2020 年，智慧分级诊疗平台正式投入使用。"八大中心"平台的运行标志着郾城区的医共体建设进入新阶段。

二 总体思路

郿城区医共体智慧诊疗平台始终以"五个强化"为着力点，努力打造医共体新型模式，提高基层医疗机构服务水平，满足贫困群众的就医需求。

（一）强化人民健康服务理念

郿城区医共体智慧诊疗体系建设以全国卫生健康工作会议精神为指导，持续深化医药卫生体制改革，优化医疗资源配置，促进优质医疗资源下沉，减少基层群众到处就医的奔波，减轻他们的就医负担，节省贫困群众的就医费用，更好地服务人民群众看病就医，助推健康扶贫。

（二）强化科学布局

调整优化区域内医疗资源结构布局，在全区3家区直医院、9家基层医疗机构内，利用区域优势、管理优势、便民优势，陆续推进全区医共体"互联网＋便民服务"、智慧医疗协同、基层医疗卫生信息、全民健康信息平台等项目建设，加强"互联网＋医疗健康"建设支持力度，打造分级诊疗平台和慢病分级动态管理平台，从而实现区、镇、村三级医疗资源共享互用，让人民群众在家门口就能获得优质的医疗服务。

（三）强化基层平衡发展

把基层医共体建设和家庭医生签约服务作为解决居民看病就医问题的治本之策，作为分级诊疗制度建设的重要抓手，通过细化基层医疗机构的功能定位，明确转诊路径和规划，做实做细家庭医生签约服务，从重点人群逐步向参保、常住居民拓展，推动基层家庭医生服务扩面提质。

（四）强化共享化策略

将基层医疗机构与区域医疗资源整合优化、区属二级医院综合改革、分级诊疗制度等紧密结合起来，以医共体为抓手，利用信息化手段，上联"三甲"，下达基层医院及村卫生室，构建区、镇、村一体化诊疗平台，实现"基层首诊、高级会诊、在线复诊、双向转诊"等医疗服务，有效解决偏远基层地区"看病难"的问题。

（五）强化信息化策略

以区人民医院为龙头、镇卫生院为枢纽、村卫生室为基础的区乡一体化管理，与乡村一体化管理有效衔接，以信息化手段统筹全区健康信息平台，实现公共卫生信息系统与居民电子健康档案的联通整合，健全高血压、糖尿病等老年慢性病管理网络，重点做好在线健康状况评估、监测预警、用药指导、跟踪随访、健康管理等服务，实现医疗信息资源共享、上下互联互通。

三　运行机制

郾城区医共体建设首先从基层医疗机构设备相对落后、医务人员数量不足且水平不高、医疗卫生资源配置不合理且不均衡（优秀的医务人员主要集中在区直医疗单位）等问题入手，按照"总体规划、分步实施、业务先进、创新推进"的建设原则，全面贯彻国务院关于医改的各项新政策、新精神，整合各医院的重点特色，集中人、财、物等资源优势科学推进，形成发展各有倚重、特色差异化的发展新格局。

（一）智慧诊疗平台建设

在建设进度方面，自 2020 年 6 月 11 日起，在郾城区人民医院搭建安装远程影像、视频会诊、双向转诊、远程检验、远程超声、消毒供应、监控等平台设施，在 6 个镇卫生院、3 个社区服务中心、30 个村卫生室安装视频会诊、双向转诊等设备，在 7 个卫生院（包括黑龙潭）、2 个社区卫生服务中心安装远程影像设备，目前已全部安装到位，调试并进入运行。

在人员培训方面，各医疗机构负责组织本单位医务人员学习智慧分级

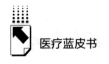

诊疗实施方案，提高对项目重要性的认识，理解项目与医共体建设工作的内在联系，熟练掌握操作技巧。另外，工程师在安装调试设备时对医务人员进行强化操作培训，区人民医院参与影像项目的医务人员共 12 人，乡镇及社区参与的医务人员共 9 人；区人民医院参与双相转诊、视频会诊的科室有基层服务科、医务科、急诊科相关人员共 11 人，乡镇社区及村卫生室共有医务人员 40 人；参与超声、检验、消毒的 15 人均已完成培训，并能熟练操作。

（二）运行情况

1. 远程影像

项目连接 11 所医疗机构，包括 2 所区级医院（郾城区人民医院、郾城区妇幼保健院）、7 所镇卫生院、2 所社区卫生服务中心。其中，郾城区人民医院为影像诊断端，其余医疗机构为影像采集上传端。郾城区人民医院与各医疗机构设备的连接情况见表 1。

表 1　郾城区人民医院与各医疗机构设备的连接情况

医院	连接设备类型
郾城区人民医院	DR、CT（内部连接）
郾城区妇幼保健院	DR
郾城区中医院	DR
郾城区沙北社区服务中心	CR
郾城区淞江社区卫生服务中心	DR
郾城区孟庙镇卫生院	DR
郾城区龙城镇卫生院	DR
郾城区裴城镇卫生院	DR
郾城区新店镇卫生院	DR
郾城区黑龙潭镇卫生院	DR
郾城区商桥镇卫生院	DR
郾城区李集镇卫生院	DR

资料来源：河南郾城区卫生健康委员会（表 2～表 8、图 1 同）。

郾城区人民医院参与服务的远程影像诊断、审核医生共 12 位。截至 2020 年 10 月 31 日，已经上传病历 636 例，合格病历为 619 例，其中，男性病例为 296 例，占比 47.82%；女性病例为 323 例，占比 52.18%。在合格影像病历中，DR 为 616 例，CR 为 3 例。各医疗机构上传影像病历数量见表 2。

表 2　各医疗机构上传影像病历数量

单位：例

名称	数量
郾城区裴城镇卫生院	303
郾城区李集镇卫生院	114
郾城区新店镇卫生院	78
郾城区龙城镇卫生院	67
郾城区商桥镇卫生院	52
郾城区孟庙镇卫生院	7
郾城区黑龙潭镇卫生院	5
郾城区淞江社区卫生服务中心	5
郾城区沙北社区服务中心	3
郾城区妇幼保健院	2

在合格影像病历中，急诊病例为 5 例，占比 0.81%。诊断用时分布见表 3。

表 3　诊断用时分布

单位：例，%

诊断用时	数量	占比
0.5 小时以下	216	34.89
0.5~1 小时	122	19.71
1~3 小时	122	19.71
3~6 小时	84	13.57
6~12 小时	53	8.56
12 小时以上	22	3.55

在合格影像病历中，患者年龄分布和影像采集部位分布情况见表 4 和表 5。

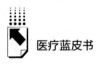

表 4　患者年龄分布

单位：例，%

年龄	数量	占比
0 ~ 6 岁	24	3.88
7 ~ 17 岁	43	6.95
18 ~ 40 岁	96	15.51
41 ~ 65 岁	286	46.20
65 岁以上	170	27.46

表 5　影像采集部位分布

单位：例，%

类型	数量	占比
胸　部	245	39.58
关　节	120	19.39
四肢骨	94	15.19
脊　柱	58	9.37
颈　部	62	10.02
头　部	24	3.88
腹　部	16	2.58
总　计	619	100.00

在 619 份合格病历中，明确诊断率如图 1 所示。明确检查比例为 86.83%，后续检查比例为 13.17%。

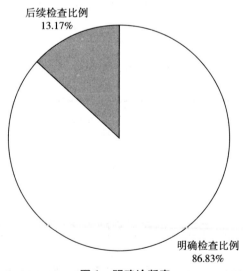

后续检查比例
13.17%

明确检查比例
86.83%

图 1　明确诊断率

后续检查设备类型和胸部检查结果（重点部位）分布见表 6 和表 7。

表6　后续检查设备类型

单位：例，%

类型	数量	占比
其他进一步检查	16	48.48
CT	3	9.09
复查	14	42.42
合计	33	100.00

表7　胸部检查结果（重点部位）分布

单位：例，%

病型	数量	占比
肺部感染	71	29.00
肺炎	63	25.71
肺结核	29	11.84
慢性支气管炎	25	10.20
尘肺	18	7.35
骨折	12	4.90
肺部感染并胸腔积液	8	3.27
气胸	8	3.27
肺不张	5	2.04
肺脓肿	3	1.22
肺气肿	3	1.22

2.远程心电

远程心电项目连接 4 所医疗机构，包括 1 所区级医院（郾城区人民医院）、3 所镇卫生院（李集镇卫生院、孟庙镇卫生院、商桥镇卫生院）。其中，郾城区人民医院为影像诊断端，其余医疗机构为心电采集上传端。各卫生院上传心电数据情况见表8。

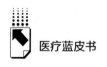

表8　各卫生院上传心电数据情况

单位：例

医院	数量
郾城区李集镇卫生院	32
郾城区孟庙镇卫生院	30
郾城区商桥镇卫生院	30

3. 视频会诊

视频会诊项目已覆盖区人民医院、10家卫生院及社区卫生服务中心、30家卫生室。已成功实现远程在线视频会诊190例，其中，男性128例（占比67.37%），女性62例（占比32.63%）；从患者年龄结构来看，主要集中在18~40岁、41~65岁两个区间。

4. 双向转诊

双向转诊项目目前已覆盖55个医疗机构。已成功实现87例乡村病例转诊（上转87例），其中，男性64例（占比73.56%），女性23例（占比26.44%）；急诊4例（占比4.60%）。从患者年龄结构来看，主要集中在18~40岁、41~65岁两个区间。病例报销类型以居民医保为主；转诊目的主要是住院。

5. 远程超声中心

远程超声中心依托郾城区人民医院建立，目前已在商桥镇卫生院进行试点，已完成远程超声诊断15次。

6. 区域消毒供应中心

区域消毒供应中心依托郾城区人民医院建立，已覆盖商桥镇卫生院、龙城镇卫生院、郾城区妇幼保健院3家医疗机构。目前，已发放消毒供应器械30次。其中，龙城卫生院15次，郾城区妇幼保健院14次，商桥镇卫生院1次。从供应类型看，抢救包13个，人流包12个，上取环包4个，其他消毒包1个。

7. 区域医学检验中心

区域医学检验中心依托郾城区人民医院建立，已连接商桥镇卫生院。目前，已送检 30 次，其中，尿液分析 9 次，生化分析 5 次，微生物检验 12 次，血细胞分析 4 次。区域数据监控中心设在区卫健委，可以随时查询、掌握各中心相关数据，便于督导检查、评估考核。

（三）慢病分级动态管理平台建设

1. 管理机制

以商桥镇申明铺村、前甄村、坡边村和龙城镇的十五里店村、黑龙王庙村、西刘村 6 个村庄为试点，对患高血压、糖尿病的慢病患者通过绑定具备远程传输功能的检测设备（血压计和血糖仪），患者日常的检测数据会及时推送到慢病平台，通过平台实现对患者的健康数据监测提醒、监测数据查看、异常健康数据提醒、服药提醒、开药提醒、就医复诊提醒等服务；患者根据医生医嘱在家里通过智能设备进行健康指标检查、接受远程服务，从而实现对高血压和糖尿病的分级管理，让慢病管理走向精准化、精细化。

商桥镇卫生院和龙城镇卫生院安装了慢病分级动态管理平台，负责建立、完善慢病信息化管理工作，包括建立慢病信息化管理系统，实现对管理对象的建档、诊疗记录、随访信息和各项业务提醒、统计分析等功能，并与卫生院现有信息系统对接，逐步实现对各个环节全方位管理的信息化。

2. 运行机制

慢病管理服务工作室。选择龙城镇、商桥镇卫生院下属 6 个卫生室作为试点。对高血压、糖尿病患者配备具备自动传输功能的检测设备，由村医发放、落实与管理对象的签约管理，并负责日常管理工作，主要包括日常测量、建档、随访、资料更新、健康知识培训宣传、上转病人的预约转诊、下转病人的承接治疗等。

慢病管理指导工作室。选择龙城镇、商桥镇卫生院，负责对卫生室村医管理慢病患者进行业务督导，上转病人诊治。

慢病管理干预中心。设置在郾城区人民医院，负责监控各试点单位慢病管理情况，对高危级别慢病进行干预，接收相关患者的诊治，形成上下协作的分级管理体系。

3. 实施内容

（1）规范管理。建立健康档案，在慢病管理系统内为所有管理对象建立健康档案和高血压、糖尿病专病档案。患者随访管理：采取上门、系统 AI 电话、短信和诊疗等形式对管理对象定期、规范开展随访工作。患者自我管理：建立高血压、糖尿病患者自我管理小组，实行患者自我管理。控制效果评估：每年度对管理对象的血压、血糖控制情况进行效果评估，形成评估报告。

（2）合理干预。个性干预：针对管理对象的不同情况，建立干预方案，落实个性措施。行为干预：合理膳食，减少钠盐、脂肪摄入；适量运动，控制体重；戒烟限酒；保持心理平衡。健康干预：通过不同方式开展高血压和糖尿病有关知识、防治技能和行为方式的针对性健康教育。健康体检：对管理对象每年开展一次健康体检，根据体检结果调整干预措施。

（3）分级诊疗。卫生室监测：根据患者病情，开展监测、治疗效果评估，适时进行健康教育及健康指导。卫生院治疗：卫生院到关联卫生室为辖区慢性病患者提供便利的治疗服务，并带教提高村医的医疗水平。人民医院指导：对管理对象开展规范化诊疗、健康管理；对村卫生室、镇卫生院规范治疗工作提供技术指导。双向转诊：村卫生室将符合转诊条件的患者通过预约转诊及时上转到区人民医院，同时为医院下转患者提供规范服务。区人民医院设置绿色转诊通道接收上转患者，患者经过治疗进入康复期后及时向下级医疗机构进行下转。

（4）项目进展。目前，绑定相关设备的慢病患者 140 人（主要是高血压、糖尿病患者）已开始上传数据，截至 2020 年 10 月 31 日，监测系统显示，共监测 13473 人次，血压 12265 人次（异常 6067 人次），血糖 1208 人次（异常 943 人次）。通过系统分级管理，已有 60 人的指标处于稳定并达到正常值。

四　运行效果

（一）促进了优质医疗资源下沉

远程影像、远程心电由村医及卫生院把采集的影像上传到二级医院，由二级医院进行诊断和审核后，发送至各申请机构，由卫生院及各诊所打印报告。通过医学影像远程会诊平台，卫生院医生得到上级医院放射科专家的会诊反馈信息，使自己的初步诊断得到证实，立即与患者经管医生进行电话联系，并给出诊疗建议，避免了在各科室不同意见之间徘徊，不仅缩短了诊疗等待时间，也可让老百姓在家门口就能享受到二甲医院的服务和一级医院的收费，更有利于为患者争取到最佳的治疗时机，有效缓解了基层群众"看病难、看病贵"的问题。

项目规范运营，降低了乡镇卫生院成本，也为群众节省了医疗费用。目前，郾城区乡镇卫生院普遍存在放射、彩超、心电等部门只有技师而无诊断医师的情况，通过智慧分级诊疗平台建设，有效解决了基层医院没有专业人员的难题，也为基层医师正确地诊断和治疗提供了帮助，缓解了3个镇卫生院无资质、无人才而不能办理相关"执业许可证"和10余个部门不能出诊断报告的困境，实现了医共体的上下联动和优质资源共享的理念，大大地降低了医疗风险和医疗安全隐患，同时为群众就医大大节省了费用。

项目规范运行，密切大、小医院间互通。按照分级诊疗的"基层看诊、双向转诊、上下联动、急慢分治"的建设方案，构建了北京、省、市、区、乡、村六级互联互通模式，实现了各级之间的远程视频会诊，架起了医疗机构间的快速通道，满足了老百姓在区内就能得到上级医院专家看病的需求。

项目规范运行，提高了基层医务人员服务水平。通过实施智慧诊疗项目，线上、线下的紧密融合，提升了基层医务人员服务水平，通过对比项目前后乡镇卫生院影像学及心电图检查临床病例，发现乡镇卫生院影像学检查的拍片数量、拍片质量、拍片阳性率和临床诊断率、心电图的诊断符合率均有明显提高。

项目规范运行，实现慢病管理智能化。按照国家大健康的理念，要把"治"转为"防"，通过建立慢病管理平台，实现对临床医疗与慢病信息的动态化监控。基层医生联合乡镇、区级医院组成服务团队，开展患者的随诊服务、指导用药、健康教育宣传等工作，慢病管理智能化，能及早发现慢病风险，尽早干预，防止小病熬成大病，降低发病风险。能让老百姓真切地感

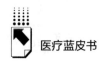

受到医疗改革带来的福利，提升群众的健康意识和生活质量。

项目规范运行，健康扶贫成效明显。没有全民健康，就没有全面小康。健康扶贫是打赢脱贫攻坚战的关键战役。郾城区建档立卡贫困人口中，"因病致贫、因病返贫"的约占44.7%，是脱贫攻坚战中必须要啃的"硬骨头"。郾城区卫健委立足工作实际，创新工作机制，利用"互联网+"打造出智慧分级诊疗平台和慢病动态管理平台，完善康养、医保及兜底保障五大体系，筑牢基本医保、大病保险、补充保险、医疗救助、商业保险、医院减免20%、"防贫保"贫困人口医疗保障七道防线这一健康扶贫"1257工程"。

智慧分级诊疗平台由区人民医院牵头，构建上联清华大学第一附属医院、北京大学人民医院等北京高端医院，向下辐射乡镇卫生院、社区卫生服务中心、村卫生室的智慧分级诊疗平台，实现北京高端医院、区级医院、乡镇医院、村卫生室的互联互通，形成多层次、横纵多向组合的远程医疗服务网络，从而实现"基层检查、上级诊断、高级会诊""数据共享、信息互认、结果互认"，同步开通"基层首诊、双向转诊、急慢分诊、多级联动"的医疗服务模式。

慢病动态管理平台以郾城区人民医院为区域监控及诊治中心，以镇卫生院为区域慢病管理中心，以镇卫生院辖区的村卫生室为慢病管理具体工作人员，区镇村一体化，整合医生、护理、AI医生及患者家属多个角色为一体的慢病管理团队，实现对高血压和糖尿病的动态分级管理。

（二）强化载体创新，完善康养、医保及兜底保障五大体系构建

紧盯郾城区建档立卡贫困群众中无自理能力、半自理能力和高龄独居分散特困供养人员等特殊贫困群体，通过"两院三中心"（镇办敬老院和卫生院集中供养或托养，区残疾人康复中心、慢性病救治中心、精神病治疗中心集中收治康养）兜底保障模式，进一步提升贫困群众的幸福感和获得感，与全区人民同步进入小康社会，确保现行标准下贫困人口实现整体脱贫。

（三）强化医疗保障，筑牢七道保障线

做精基本医疗保险，筑牢第一道防线，采取政府减免政策，为贫困群众建立统一的居民基本医保；做实大病医保，筑牢第二道防线，严格落实大病医保补助标准；做细大病补充保险，筑牢第三道防线，对贫困对象住院个人负担的合规费用由大病补充保险再次报销；做好商业保险，筑牢第四道防线，对贫困患者经以上四项报销后再按比例补偿；做好医疗救助，筑牢第五道防线，对贫困患者经三种医保报销后个人负担的合规费用直接予以救助；全面落实健康扶贫优惠政策，筑牢第六道防线，在区域内住院就诊的贫困患者，在以上五种报销基础后，自付部分医院再减20%；完善防贫保，筑牢第七道防线，经以上报销仍然负担较重可能致贫的，对剩余部分按相关规定报销，确保无一因病返贫。

五　优点与障碍

郾城区医共体智慧分级诊疗平台实现了区域内各级医疗机构远程医疗信息的互联互通，实现了区域内远程医疗信息系统数据的标准交互，使医疗信息不再成为孤岛，使优质医疗资源实现共享、发挥最大效用。充分发挥了各级医疗机构的特点和优势，使基层医疗机构的医疗设施和医疗卫生人员得到有效利用。远程医疗分级诊疗平台，突破地域、时间的限制，将大医院的医疗资源和先进医疗技术向基层医疗机构延伸，为基层医生提供诊断和医疗指导，提高了基层诊断水平，减少患者不必要的检查项目，充分利用了卫生资源，为患者节省了费用开支。但基层医疗机构设备相对落后，医务人员数量相对不足、水平不高，且先进的设备及优秀的医务人员主要集中在区直医疗单位，医疗卫生资源配置的不合理、不均衡严重制约全区卫生健康事业的发展，使分级诊疗制度难以落实，基层贫困群众基本医疗难以保障。

郾城区将进一步完善、总结、提炼慢病分级动态管理运行机制，在条件成熟的情况下，进一步向全区推广铺开；完善区医院、市级医院、省级医院

的合作对接，形成北京、省、市、县、乡、村六级联动；进一步实现消毒、检验、超声乡镇全覆盖，着力全面推进医疗资源共享八大中心建设。按照"顶层设计、分步实施、业务先行、逐层推进"的原则，陆续推进全区医共体"互联网＋便民服务"项目，实现智能导诊、预约挂号、咨询问诊、在线处方、药品配送等便民服务；推进全民健康信息平台建设及疾控预警中心建设；推进郾城区医共体智慧后勤管理项目，实现人、财、物、药耗、资产等的统一管理，最终接入医保、民政，对接智慧城市，形成全区资源共享、互联互通、统一管理的郾城区紧密型医共体模式。

广东阳山：推动医院集团医共体建设

田军章*

摘　要：　广东省第二人民医院于2015年6月29日与阳山县人民政府签订协议，共建广东省第二人民医院阳山医院集团。经过五年的积极探索和创新实践，阳山医院集团在医共体建设模式、信息化平台建设和运行管理等方面开展了大量务实而富有创新性的工作，在提升帮扶对象医疗服务能力、重点专科建设和新业务开展、深化远程医疗影响、人工智能助力乡村医生、促进分级诊疗、科普战疫等方面有所突破。

关键词：　"互联网＋"　医疗健康　分级诊疗

一　建设背景

2015年6月29日，广东省第二人民医院（以下简称省二医）与阳山县人民政府签署协议，共建"医疗卫生服务共同体"，成立广东省第二人民医院阳山医院集团（以下简称阳山医院集团）。阳山医院集团成立以来，省二医积极投身其中，履行公立医院的社会职能，将提高阳山公立医院综合服务

---

* 田军章，影像医学与核医学博士，主任医师，广东省第二人民医院党委书记，博士研究生导师，主要研究方向为影像医学与核医学、紧急医学救援体系建设、"互联网＋医疗健康"应用、智慧医院与人工智能建设。

能力和提高人民群众健康水平作为工作目标，不断健全工作机制，积极推动优质医疗资源下沉，深化远程医疗建设，提高基层医疗服务能力，促进分级诊疗制度的落实，各方面工作取得一定成效。

二　模式探索

（一）制定方案，明确职责

2015 年，阳山县出台了《广东省第二人民医院阳山医院集团建设实施方案》（阳党办〔2015〕46 号），建立以县人民医院为主体医院，县中医院、县妇幼保健院、乡镇卫生院为成员单位的"医疗卫生服务共同体"，制定了《阳山县县镇医共体建设工作实施方案》，促进基层医疗卫生服务能力提升，形成"基层首诊、双向转诊、急慢分治、上下联动"的分级诊疗线下、线上服务新模式，让广大群众就近享受到"安全、有效、方便、价廉"的基本医疗卫生服务，提升群众的医改获得感。

（二）签订托管协议，组建阳山医院集团

2015 年，阳山县人民政府与广东省第二人民医院签订了组建广东省第二人民医院阳山医院集团的合作框架协议，为阳山县域内的医疗卫生服务一体化打下坚实基础。阳山医院集团组建以来，阳山县域内就诊率由 2014 年的 71% 提升到 2020 年的 89%。

（三）实施片区卫生院帮扶，促进分级诊疗体系建设

阳山医院集团将省、县、镇、村四级医疗纵向串联，实现了省、县级医院优质医疗技术人才和以远程医疗为基础的优质医疗资源的"双下沉"，进一步提升了阳山县人民医院及基层卫生院的医疗业务发展能力，初步构建起分级诊疗体系。

三　信息技术平台建设

（一）建设目标

互联网医院服务平台的建设目标是依托互联网技术，提供在线诊疗、在线咨询、在线电子处方、在线诊后关怀及健康管理等，从功能业务、技术架构、安全体系、运行维护等方面按照特定规范和等保要求搭建，并随着业务发展不断进行完善和充实。

（二）功能业务

要满足互联网用户对常见病、慢性病的诊疗和健康咨询，互联网医院平台需具备接诊、分诊、转诊、音视频问诊、电子病历、电子处方、药品字典、线上支付、满意度评价、诊后回访、质量控制、工作量考核、远程辅检设备接入、上传图片等功能。应用形式以能满足信息共享、使用便捷为目的，各部分业务功能在组织过程中需有机结合而不局限于传统的子系统、分系统等模式，但需要明确统计医生工作站建设、接诊点端建设、用户端建设、后台运行维护端建设等特定角色用户的工作站，部分业务与医院HIS系统实现对接。

1. 接诊与分诊部分

接诊功能。平台需具备用户基本信息登记功能，按当地对门诊病历的要求提供必要的用户信息，包含疾病史、过敏史及联系信息等，必要时配备身份证阅读器，也可用刷脸识别功能满足用户快速登记个人基本信息的需求。在用户端展示医生信息、出诊时间、候诊情况及诊后满意度评价功能，方便用户查看、选择在线医生和候诊。医生端可直接查看接入的用户信息。

分诊功能。医生在与用户交流的过程中，根据专业知识的判断和病情需要，可向其他科室或其他医生发起分诊。用户有分诊知情权，可在分诊过程中向医生提出自己的意见。平台需要对用户在诊疗过程中的分诊路线做留痕

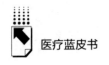
查询。

转诊会诊功能。平台具备在线转诊专科、专家预约及会诊功能。

2. 音视频问诊部分

音视频交流功能。平台需要在用户端提供双方视频交流窗口，形象展示各自图像状态，医生可清楚查看患者精神状态，能进行清楚的声音通话交流。平台需要维持和保持双方实时的通信网络状态，展示网络信号流畅情况。

文字交流功能。平台需具备文字交流功能。在特定情况下用户可以通过文字与医生辅助交流，包括在极端网络情况下和医生做咨询性交流。

图形辅助功能。在医生有需要查看用户局部图像信息时，平台需提供拍照上传功能，用以辅助医生判断。还需提供具备电子白板交互功能的人体示意图，方便用户与医生在描述健康问题时进行在线实时指导，辅助医生判断。

音视频、电子病历的存储。平台需要将问诊过程中产生的音视频以及文字交流作为电子病历的一部分进行关联存储，在后续的复诊以及质量跟踪过程中可以方便调取查看。

3. 电子病历部分

根据国家卫生健康委、国家中医药管理局病历书写规范的相关要求，电子病历的基本内容需要包括主诉、现病史、既往史、过敏史、检验检查等必要信息记录。互联网医院使用电子病历需要对网络问诊、网络咨询部分的音视频以及文字交流数据进行同步关联存储。

4. 药品和电子处方部分

药品管理。平台需具备管理适用于常见病、慢性病、健康处方涉及的药品目录的管理功能，排除网络问诊不能涉及的剂型品规。

普通处方、中成药、中草药处方。平台开具处方格式要符合《处方管理办法》的要求，格式内容需遵循医院纸质处方及医院要求。

电子处方签章。通过互联网医院开具的处方必须符合公安部授权备案的第三方电子签章规范，医生接诊前通过专用的授权密钥登录系统开具处方。

5. 穿戴测量部分

平台需提供互联网医院用户常规的身高、体重、血压、血糖、体温等体征测量数据对接功能，将检测数据上传和远程穿戴设备检查结果回传至平台，直观呈现给医生作为诊断参考，同时同步到电子病历的相关模块。

6. 诊后关怀部分

因涉及慢性病用户的可能，响应国家对基本公共卫生管理的要求，平台需提供对用户就诊后的关怀相关联的管理功能，用于后续跟进以及健康管理人员对就诊情况开展随访。

7. AI 医生助诊部分

覆盖慢性病，助力家庭医生签约服务。AI 西医呈现疾病常见症状、诊断与鉴别诊断、治疗和转归预后；AI 中医涵盖多部中医经典古籍，能通过智能采集四诊数据进行辨证施治，给出治疗建议；AI 皮肤可通过拍照、扫描、传输等步骤识别常见皮肤病。

8. 质量跟踪部分

平台需具备质控部门对就诊医院、医生音视频、病历、处方审核管理、知情与同意功能。

（三）技术架构

1. 总体要求

对技术架构的总要求是采用层次清楚的分层架构，技术总要求是技术稳定性好、适应性强，具有开放性和可扩展性。数据采集和交换具有集成性和共享性，能够集成整合各类终端检测设备数据。在后续发展与健康管理过程中，能够提供更多相关服务、硬件产品、个人健康行动等，以便以更低成本对接与整合，更好地服务用户。

2. 数据存储与备份

（1）数据分区存储。将大的数据库内容分成多个片段，在提供性能的同时增强可管理性，每个分区可单独地被查询和维护，并建立单独索引，尤其是在处理过往年度产生的就诊数据时。

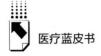

（2）数据压缩存储。以便显著减少整体数据的存储空间。

（3）主库备库机制。定期归档重做日志到备份库，同时保持备份库与主库之前传输的一致性，当主库失效后，备份库能自动打开并接管相关数据库的应用服务。

3. 数据分析与预警

（1）即时查询。平台提供即时的查询与分析功能，严格根据各客户端使用权限管理即时查询类服务，严格此类数据的输出量限制、输出场景授权限制，将复杂的数据结构以及大量关联隐藏在背后。

（2）静态报表。将大量使用的重复性的静态报表定期生成并存储，在各客户端发起请求时直接响应结构集，减少对实时业务数据库数据的使用，通过第三方报表阅读工具如 Microsoft Office 等调取，精确控制布局与输出，减少实时业务数据库对此类数据请求的响应。

（3）数据预警。具有对业务数据的监控能力，通过模式的判断、量化闸值、授信自检、数据库日志分析工具、数据库性能分析工具等来判断特定问题是否发生，并通过电子邮件、短信等通知管理人员，及时调整各数据模块的开放程度，提升数据服务能力。

（四）安全体系

1. 物理安全

（1）平台建设要保证信息平台所依附的计算机硬件免于物理损毁，就需要防火、防盗；防止遭受各种物理和环境因素的影响，保证平台所依附的设备设施正常运行。

（2）物理安全还需要就位置选择、访问控制、电力供应等方面选择高标准。

2. 网络安全

（1）对于互联网医院平台业务所使用的网络设备、服务器、终端实现接入控制，采用数字证书方式与网络设备集成，实现可靠的准入控制，并启用基于身份凭据鉴别的接入控制措施。

（2）网络设备登录认证。建立开启设备自身的策略审核机制，设置有效的登录口令和账户；在采用用户名/口令方式进行登录认证时，应禁止多个管理员共享用户名/口令；应制定登录错误锁定、会话超时退出等安全策略。

（3）对于平台所属的业务系统所在的网络区域边界，采取流量监控措施对数据流量实行监控管理，并制定流量策略及阈值报警策略，定期实现对异常流量进行分析。

3. 应用安全

采用数字签名等技术手段保证对敏感信息流的防护，可在应用程序中使用认证、加密技术或对信息流数字签名来实现。

（1）身份认证。电子处方采用公安部授权备案的第三方电子签章，对所有开具的处方做签名处理，医生工作站登录时需要使用医生专用证书方可开具处方，从而保证电子处方的完整，不被破坏和修改。

（2）资源授权。根据各角色客户端在业务规划过程中的不同权限，对平台系统各功能和服务提供不同的资源使用策略。

（3）容灾备份。为了应对各种意外事件造成的数据丢失，平台需要将全部或部分核心数据（病历、处方、文字、音视频等）从主要的硬盘或阵列复制到其他存储介质进行存储，以更高级别保障数据安全（等保不低于三级）。

（五）运行维护

为保障互联网医院正常安全地运行，提供必要的运行维护功能，制定必要的运行维护制度并贯彻执行。

1. 平台常规维护

（1）平台提供对互联网医院各项基础资源的维护功能，包括医院、科室、医生、出诊、分诊、转诊等信息的管理功能。

（2）平台提供对接诊点资料的维护功能和对接诊点接诊用户的管理功能。

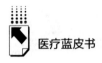

（3）平台提供对互联网医院使用西药、中草药目录的管理功能。

2. 客户端应用协助维护

平台需要具备在线问诊用户出现常见问题时，在会话过程中直接接管协助的功能，可以对用户端的处方打印设备、可穿戴检测设备的运作做指导干预，对用户在问诊过程中医学专业外其他技术性问题做出排除和解决，可以为用户稳定终端特定功能做出指导和协助维护等工作。

四　运行机制

2015 年 9 月，阳山医院集团印发医院集团章程和医院集团建设方案，建立了以理事会为最高领导机构的法人治理结构，探索建立统一、高效的运行机制。根据医院集团章程和建设方案，集团下设理事会、监事会、管委会，由管委会管理医院集团。

（一）推行互联网医疗平台和远程医学中心

利用"互联网＋"医疗的优势，阳山医院集团在 3 所公立医院、13 家乡镇卫生院和 159 个村卫生站推行了"互联网＋"远程门诊、远程会诊、远程常规检查的互联网医院线上服务体系。目前，阳山医院集团互联网医院已覆盖县、镇、村医疗机构。在此基础上，阳山医院集团通过拓展线上功能，建立了远程县域诊断中心，让县域内人民群众享受更加便捷优质的医疗服务。

1. 互联网医疗平台

在信息化时代的发展背景下，医疗卫生事业要想改革，就应该积极利用互联网的优势来促进医联体的构建。阳山医院集团与省二医互联网医院对接，利用远程医疗信息系统构建网络协作型医联体，实现与省二医医疗资源和信息数据的共享互联，充分发挥"互联网＋"优势，围绕罕见疾病的协同诊治、专业技术的协同教学、疑难病例的协同讨论等，积极开展远程医疗、会诊、查房、教学、疑难病例讨论等业务，不断实现医疗全方位协作。

在阳山医院集团成立初期，根据《广东省医疗卫生强基创优行动计划（2016－2018年）》的总体要求，省二医投入资金300余万元，着手建设阳山县网络医院，实现了各级医疗机构软硬件的全覆盖，同时以"传帮带"和远程诊断等方式与技术相结合，实现信息网络一体化、医疗技术一体化、辅助诊断一体化和专业培训一体化。阳山县人民医院作为阳山互联网医院的枢纽，上与省二医互联网医院连接，下与乡镇卫生院和村卫生站信息化诊断终端连接，以互联网为工具，该诊断模式破解了培养人才的时间差以及提升服务、健康管理不畅等问题，从而形成较为牢固的省、县、镇、村四级诊疗体系。

2. 远程诊断平台

自2014年10月省二医成为全国首家获批开展互联网医疗服务单位以来，已搭建远程影像、远程超声、远程心电实时监测中心等平台。依托远程诊断中心，建立一套较为完善的超声、影像、心电监测系统，可连接区域内外医疗机构，实现较为完整的远程影像诊断流程及工作机制，探索可持续发展的创新型业务模式。

远程影像诊断平台通过信息技术使省二医医生能够为基层医疗机构进行远程影像诊断，能缓解县级、基层医疗机构现存的影像诊断医生缺乏、诊断水平不高等问题，提高了县级、基层医疗机构的影像诊断质量，让偏远的县级医院、基层医疗机构患者能享受到中心医院的专业影像诊断服务。基层医疗卫生机构可根据实际情况来选择上级医院发起诊断申请；上级医院收到诊断申请后及时调阅影像数据中心的病人影像资料，根据影像资料进行阅片并书写诊断报告，报告审核后及时回传至影像数据中心；基层医疗卫生机构从影像数据中心及时获取诊断报告并打印。这为远程医疗的顺利、有效实施和获取大数据提供平台保障。

远程超声会诊及教学平台是省二医为阳山医院集团搭建的影像采集传输集成化、传输网络数字化、信息结构一体化的安全稳定、可扩展、兼容性强的系统，让超声诊断摆脱了设备、科室、医疗机构和地域的限制，使原有的经验化的诊断增加了大量定量分析。省二医和阳山医院集团定期以会诊带动

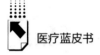

教学，切实提升各级超声医师的诊疗水平，提高超声医学的诊断质量。通过信息化建设提升科室管理、医师工作效率，优化汇集帮扶区域内优质专家资源，服务基层患者。充分发挥上级医院技术特长，按检查项目部位等进行有针对性的指导，将患者进行精准匹配。增强上下级医院之间的实际指导帮扶效果，解决无法实现全方位覆盖的问题，促进对绝大部分病症的精准治疗。解决基层超声医师缺乏以及经验不足、能力低、漏诊率和误诊率高等难题。

远程心电平台是由省二医负责业务培训、质控监管，以市级中心医院带动乡镇医院的模式，实现远程三级诊疗。乡镇医院负责采集心电监护数据，实时传输至县级心电中心；县级中心收集远程心电数据后，进行初步筛查和诊断，对有疑问的数据向上级医院心电医师提出会诊请求；由省二医实施监测预警、人员培训、远程会诊应答以及协调病员转运等。

远程心电监测中心主要采用智能、全面、快捷的便携设备，实现了对12导联同步动态心电系统的远程实时监护，采用网络传输，真正实现了随时随地移动心电监护；兼具动态心电监护和动态心电图（holter）功能，一机两用，比遥测心电监护更全面，监护范围更广。相较传统holter设备，无须数据导出，具有更加智能化、实时性、快捷性的特点。在报告解读方面，内设实时心电监护功能和动态心电图分析功能，经三级判读后，可出具完整的动态心电图报告。在实时性方面，采用云平台，具备基本网络条件即可随时随地查看实时动态心电数据。在功能模块方面，通过预设场景、配置合适的权限和功能，可满足多种应用场景下的使用需求。系统同时搭配远程动态血压监测仪和血氧饱和度监测仪，可远程实时获得更多的重要生命信息服务，从而具备更高质量，更有安全保障。在后台支持方面，由省二医提供全面的专科技术支持，云医学研究相关机构提供软硬件支持、远程技术支持、现场支持四大服务，且服务标准均为行业领先，真正做到了有效减少医师工作量。云平台与三级医院无缝连接，可以获得三级医院的优质心电判读服务和远程会诊服务。

（二）人工智能贯彻始终，加快推进医疗卫生信息化建设

2017年8月，阳山县完成了广东省基层医疗卫生机构管理信息系统项目建设的铺设、培训工作，同年10月，所有乡镇卫生院全面上线基卫项目。为贯彻落实《广东省促进"互联网＋医疗健康"发展行动计划（2018-2020年）》《广东省健康扶贫三年行动计划（2018-2020年）》的文件精神，在广东省卫健委的部署和领导下，省二医与阳山县积极配合，在阳山县55个省定贫困村全面铺开"互联网＋健康扶贫"AI医生村村通项目，创新了"互联网＋人工智能"的健康扶贫新机制，为实现高水平、高质量脱贫奠定坚实基础。

从AI医生开发应用之初，省二医就着眼于将其应用于贫困地区健康扶贫工作。创新使用AI技术，把互联网医疗健康作为促进基层医疗能力和服务体系建设的抓手，经过技术的不断迭代升级，依托医疗大数据和人工智能技术，自主研发的AI"叮呗医生"覆盖300多种常见病的智能诊断，把相当于临床主治医生水平的智能医生通过互联网引入贫困村、边远地区。

2018年7月，AI医生率先在广东阳山县55个省定贫困村启用。2019年9月，AI智能医生与广东省远程医疗平台对接，成为集健康档案、远程医疗、智能问诊、智能处方、语音视频五大功能于一体的省级医疗平台，为村医的诊疗工作提供了高效、实用的业务支撑，拓展了基层医生的诊疗业务。目前，省二医AI医生村村通项目"飞入寻常百姓家"，实现了对全省2377个贫困村村医的全覆盖。截至2020年5月底，阳山县通过AI医生进行诊疗110957例，其中86例较重患者转诊到上级医院进行治疗，并开展3轮集中培训和1轮精准"一对一"培训，共计培训220人次。除了阳山县，2020年，省二医还与中国建设银行广东省分行签署了战略合作协议，推出"AI村医＋裕农通"培训项目，该项目计划在三年之内，将全省村医进行一次轮训，同时实现村卫生站患者的就诊支付缴费，对村医的业务流程进行全面升级。2019年6月，省二医又以AI医生为核心，启动了全国首个全生命周期人工智能大健康管理平台，发布了《广东省人工智能大健康管理蓝皮

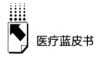

书》，分析了省二医自 2007 年以来 52 万份健康体检档案，率先绘制了广东人的基础"健康画像"。该平台可以实现健康画像、健康监控等 14 项功能，从检测、评估、干预、监测四大方面对人体健康进行管理，不仅能够较好预测人们的健康状况，还能够帮助用户实现数字健康管理闭环，真正做到为群众健康减负、为健康真抓实干撑腰。

（三）5G + 医共体 + 远程诊疗

2019 年，广东省人民政府专题制定《广东省加快 5G 产业发展行动计划 (2019－2022 年)》，支持省内三甲医院率先开展"5G + 智慧医疗"示范，发展远程监护、移动式院前急救、远程医疗、远程机器人手术等应用。2020 年，根据广东省委、省政府的规划，省二医与多家对口医疗机构建设基于 5G 网络下的紧密型医共体，探索 5G + 医疗行业应用的全新场景。利用 5G 网络的高速率、低时延特性，结合其移动性，在移动医疗推车上内置车载摄像头、集成电脑、5G 网络终端等，打通医院内部数据系统，通过实时数据传输，对医共体单位开展远程查房、会诊、监测、急救辅助等，实现 5G 远程查房、5G 远程超声检查、5G 远程会诊、5G 远程手术直播、5G 三维影像重建等多种全新应用。通过共享医院的专家资源，在 5G 技术的支持下，省二医在互联网医院、医学影像、数字化手术室、卫生应急指挥等领域不断探索新的应用场景，颠覆传统输出，创造对基层医务人员传、帮、带、教全新模式，带动基层医院的医疗水平提升，切实为基层诊疗能力不足减负。

5G 技术已经成功应用在远程手术直播与远程超声诊断等新实践上。2019 年 4 月，省二医在广东首次开展 5G 在远程手术中的应用实践，实现了从省二医到 200 公里外的阳山县人民医院 5G + 4K 双向端到远程手术的示教与指导，有效解决了偏远山区优质医疗资源不足的问题，实现了医疗服务的精准帮扶。超声科通过 5G + 4K 设备，进行远程超声会诊。5G + 远程超声，通过清晰非延迟的画面解决了过去的困扰，实现了患者在基层医院就能得到省级专家的远程诊疗。5G + 远程超声，不但实现远程超声会诊，还可以实现远程示范教学。专家在省级医院实时操作，基层医生可通过高清屏幕学习，4K 高清级别的画面让整个流程清晰可见，毫无卡顿，仿佛是专家在"面对面""手把手"教学。5G 应用下的远程诊疗技术，让基层学习有了新路径。

五　创新与特色

（一）平台建设

省二医作为全国的互联网医疗开拓者，在互联网医院建设、"互联网 + 医疗健康"、智慧医院建设等方面走在了全国前列，被誉为引领医改的广东新概念医院，也是广东医改最重要的试验田。通过网络医院组建了阳山县域内省、县、镇、村四级专科联盟，实现了技术帮扶管理一体化、学术培训同质化。通过不断探索，构建互联网 + 远程诊断设备，创建了 AI 大健康管理平台，开展贯穿全生命周期的健康管理，面向省内基层贫困村医、面向全国边远地区、面向城市亚健康人群、面向在院患者，从建体系、提能力、促实效、真减负四个维度，扎实为基层和偏远山区群众服务。

（二）管理机制

1. 医院集团工作原则

在董事会和理事会法人治理结构的基础上，在集团内部推行按需设岗、全员择优聘任的动态调整管理机制。与此同时，通过制度的建立和完善，促使医院管理更加制度化和规范化。

2. 人才建设团队，提高县人民医院整体业务水平

省二医派出管理团队进驻阳山医院集团，并担任医院集团院长、副院长，派驻的管理人员引进三级医院的先进管理理念，与阳山县人民医院本地班子密切配合，全方位加强县人民医院的管理水平。同时，省二医根据阳山县人民医院及基层卫生院的学科发展需要，派相关专业中级及以上职称专家到医院及基层卫生院驻点帮扶。

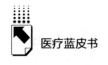

创新实施特岗模式。成立初期，阳山医院集团充分利用特岗专家资源，创新实施"特岗团队""组团帮扶"的模式，每月最后一周，由省二医产科、心内二科、骨科、妇科组成特岗团队专家，"组团"帮扶县人民医院对口专科，在阳山开展包括门诊坐诊、教学查房、手术指导、危重病例诊治、专题教学等工作，变"输血"为"造血"，培养本地医生。特岗团队帮扶的实施，不仅方便了阳山县群众足不出户即能享受省级专家的诊疗，而且有效地促进了医务人员技术水平的提升，密切了医共体内帮扶关系。特岗专家及驻点帮扶人员积极参与由县卫健局组织的片区基层卫生院帮扶工作，提高了基层卫生院的业务水平及社会声誉。

实施"组团式"紧密型帮扶。根据中共广东省委组织部、广东省卫健委文件工作要求，省二医与阳山县人民医院于 2019 年 12 月 26 日签署《医疗卫生人才"组团式"帮扶协议》，启动"组团式"紧密型帮扶相关工作。省二医从派驻人员中挑选出管理和技术团队优秀人才 5 人，作为"组团式"紧密型帮扶队员长期下沉阳山县人民医院实施全面的帮扶。

六　主要成效

（一）优质资源下沉，医疗服务能力持续提升

阳山医院集团成立后，省二医派出相关团队下沉阳山县人民医院实施全面的帮扶。一是派出管理团队进驻医院集团。派人担任阳山县人民医院院长、副院长，引进三级医院先进管理理念，与医院本地班子密切配合，医院各方面管理得到全方位加强。二是省二医业务骨干驻点帮扶。根据阳山医院集团学科发展的需要，省二医四年来先后派出相关专业的中级以上职称医疗骨干共 74 人到阳山医院集团驻点帮扶，专家们带领对口科室人员通过开展查房带教、病例讨论、讲学培训、手术示教等形式，全方位提高科室医护人员诊疗水平和服务理念。同时，通过开展省二医专家门诊，使广大群众实现不出县就能找到省级专家看病的愿望。三是创新实施特岗模式。充分利用特

岗专家资源，根据阳山医院集团的实际情况，省二医创新实施"特岗团队""组团帮扶"的模式，各特岗团队的专家"组团"在阳山开展包括门诊坐诊、教学查房、手术指导、危重病例诊治、专题教学等工作，变"输血"为"造血"，培养本地医生。至今已开展了40期的特岗组团帮扶，通过实施特岗团队帮扶，既方便群众不出县就能享受省级专家的诊疗，又有效促进医务人员技术水平的提升，同时特岗专家及驻点帮扶人员还参与片区基层卫生院帮扶工作，进一步密切了医共体内的帮扶关系，提高了基层卫生院的业务水平及社会声誉。四是进修渠道得到保障。阳山医院集团成立之后，省二医优先保障医院集团医护人员的进修培训渠道。根据各科室发展的需要，医院合计派出了80人次医疗骨干、328人次护理人员到省二医等上级医院进修或短期培训学习，并完成了所有临床科室护士长到省二医的进修培训计划。学员学成归来后迅速将所学知识运用到实际临床工作中，医院整体诊疗水平得到进一步提高。

（二）临床重点专科实现零的突破

在阳山医院集团成立后，阳山县人民医院根据医院集团的建设目标，结合国家关于提升县级医院服务能力的要求，认真分析了当时学科建设情况及存在差距，制定了"一年内创建县级重点专科，三到五年内创建市级重点专科，争取实现省级重点专科破零"的工作规划。重点专科创建工作启动后，按照广东省县级医院二级学科建设标准，阳山县人民医院完成了对医院临床科室的重新整合、分科，并在省二医驻点专家的指导下，积极开展重点专科建设工作。2016年，医院骨科、产科、泌尿外科、心血管内科、呼吸内科、肾内科共6个临床科室顺利通过阳山县医疗机构重点专科评审，实现了县级重点专科零的突破，并按计划逐步向市级重点专科迈进。

（三）新业务、新技术不断开展，填补技术空白

借助省二医的技术平台，阳山医院集团在省二医特岗团队及相关驻点帮扶业务骨干的指导下，医疗技术水平得到进一步提高，新业务、新技术不断

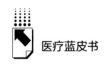

展开。阳山医院集团成立以来，合计开展新业务、新技术149项，填补了阳山县的技术空白，部分技术项目甚至达到省级先进水平，取得了良好的社会效益和经济效益。很多以前在阳山不能开展的手术，现在在阳山就能完成，医院医疗技术服务能力不断提升，更好地满足了广大群众的医疗需求，有效地减轻了群众的就医负担，促进了县域内就诊率的提升。

（四）设备装备配置不断完善

不断完善设备装备建设，为临床工作提供了准确的诊断依据，解决了因缺少检查检验设备而流失病人的困境。阳山医院集团成立以来，更新购置万元以上医疗设备合计176台（套），设备总额4308.606万元。大型设备方面，2018年底购入了64排128层螺旋CT和1.5T核磁共振系统，现已投入使用。基本设备配置方面，配置完成率为97.37%，尚缺DSA、吊塔和胆道镜。2019年上半年完成了DSA专家论证，计划下阶段按流程完成DSA配置。与此同时，阳山县人民医院已选派人员到省二医进修介入技术，确保届时DSA设备与人员能同步到位、项目能顺利开展。

（五）完善基础设施建设

随着医院业务的不断发展，医院住院病房环境残旧、业务用房面积不足的困境逐渐显现。为进一步改善医疗环境、保障医疗安全、满足日益增长的群众医疗需求，县人民医院先后启动了门诊综合楼装修改造项目及新建外科大楼项目，并于2019年1月完成了门诊综合楼装修工程。医院外科大楼项目占地1500平方米，总建筑面积为19500平方米，层高12层，目前已完成主体建设，正进行室内装修，竣工后将为医院增加近400张床位，医疗服务能力将进一步得到提升。

（六）深化远程医疗建设，助力优质医疗资源下沉

阳山县人民医院作为阳山网络医院的枢纽，实现了医疗机构间的上下联动和医疗资源下沉，推进了分级诊疗的落实，取得了良好的社会效益。2018

年 1 月，阳山县人民医院骨科率先成立"阳山县骨科远程医学中心"，实行远程预约会诊。截止到 2020 年 6 月底，骨科远程医学中心共进行远程会诊 667 例，由阳山县提供病例 150 例，转送 12 例到上级医院治疗。同时，依托省二医的教学资源，远程培训阳山基层骨科医务人员超过 562 人次。目前除骨科远程医学中心已投入使用外，心内科、眼耳鼻喉科、妇科、产科、神经内科、普外科等专科也相继使用联动式的远程专科会诊。

（七）AI 医生村村通项目助力健康扶贫

为贯彻落实《广东省促进"互联网＋医疗健康"发展行动计划(2018－2020 年)》（粤府办〔2018〕22 号）、《广东省健康扶贫三年行动计划(2018－2020 年)》的文件精神，由省二医牵头部署、阳山医院集团率先落地、贫困村村医免费使用"互联网＋健康扶贫" AI 医生村村通项目，覆盖了 300 多种常见病，其中囊括了普通社区医院日常诊断的 90% 的病种，达到中级以上医师（相当于临床主治医师）专业水平的 AI 医生 App，不仅扭转了村医会看而不能看病的局面，更解决了村医有时需要看不会看的病的难题。如果遇到村医难以判断的情况，只要根据村民的症状描述在手机上一步一步问诊，智能医生就能帮助辅助诊断，准确率高达 95%。除了西医，也开通了中医智能问诊功能，还开通了智能皮肤辅助诊疗系统，通过皮肤扫描等能为 98 种皮肤病看诊。村医还可以通过在手机 App 中输入文字病情描述、拍照、录制视频、采集音频等信息，同时通过 App 把这些信息全部推送给云端的省二医网络医生来进一步帮助诊断。

AI 医生大大拓宽了基层诊疗范围，可以快速诊疗，村民看病也不用动不动就往镇上或者县里跑了。AI 医生操作便捷，仅需在个人手机上下载 App，借助医疗可穿戴设备，成为村医诊疗服务的智能工具，参与家庭医生签约、慢性病管理、疾病诊治、电子病历、电子处方、设备检查、药品服务、工作考核等，最终将联通乡村健康监测设备包，成为村医信息化应用的小 HIS，接入省二医互联网医院，实现优质资源下沉、远程诊断落地、智慧医疗助力，提高贫困地区卫生服务能力。

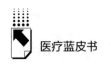

乡村留守老人多，慢性病特别是心血管病急性发作越来越多，早预防、早确诊、早治疗非常必要，胸痛中心建设也必须接地气、下基层，但目前基层心电诊断医生缺乏，远程心电尚未充分延伸到乡镇卫生院和村医站。继向医生开放"叮呗医生"之后，阳山医院集团还拟面向大众推出"叮呗健康"，搭建全民健康平台。

2018年AI医生项目刚引入阳山时，很多村民以为是"走过场"，但省二医互联网医院派驻一名副主任医师住在阳山，与村医同吃同住，手把手地教。如今AI医生已成为村医的"好帮手"和村民生活中必不可少的"好朋友"。AI医生助力阳山健康扶贫攻坚战，屡获国家及省政府部门称赞。2019年1月，《人民日报》刊登《AI医生进村记》，打响阳山医院集团AI医生品牌。2019年8月22日，中央纪委国家监委网站刊发的礼赞70年系列报道《从一切从人民利益出发到解决最关心最直接最现实利益问题》中介绍了AI医生的应用让农村医疗生态悄然改变。2020年4月29日，广东电视台新闻联播"决战决胜，脱贫攻坚"系列报道以《人工智能"医生"进村记》进行报道；2020年5月4日，广东卫生在线以《广东小县城如何打通远程医疗最后一公里》进行报道。

（八）实施片区卫生院帮扶，促进分级诊疗体系建设

阳山医院集团将省、县、镇、村四级医疗纵向串联，实现了省县级医院优质医疗技术人才和以远程医疗为基础的优质医疗资源的"双下沉"，进一步提升了阳山县人民医院及基层卫生院的医疗业务发展能力，构建了"基层首诊、双向转诊、急慢分治、上下联动"的分级诊疗格局。

为切实提升基层卫生院及村卫生站的诊疗能力，确保分级诊疗体系中"基层首诊"的关键环节，医院在县卫健局的部署下开展了基层卫生院片区管理工作。按县域内乡镇卫生院发展现状和区域分布，确定划分阳城镇、七拱镇、黎埠镇、岭背镇四个片区，建立县域内片区管理模式，由县人民医院根据各片区卫生院的技术水平和医疗力量，确定以"科对片、片对院、院对站"的方式，医院派出1~2个重点专科定期下沉，与各片区卫生院建立

密切帮扶关系、乡镇卫生分院主要由片区卫生院联系帮扶、基层村卫生站由所在辖区卫生分院联系帮扶的四级医疗机构联动的模式，力求实现"做强做大中心片区卫生院、做全做精边远山区卫生院、中间卫生院保持基本功能"的目标。

阳山县人民医院对口帮扶临床科室派出医疗技术骨干到所辖片区乡镇卫生院开展培训、坐诊、查房、会诊、处方点评、手术示范等医疗技术服务指导，并指导乡镇卫生院、分院开展常见病、多发病防治，发展适宜技术，形成专科特色。自启动片区帮扶工作至 2020 年 6 月 30 日，省二医专家和医院各专科在阳山乡镇卫生院共开展查房 54 次，开设专家门诊 39 次，义诊群众750 人次，开展适宜技术培训 39 期，培训卫技人员 800 余人次，得到了群众和"村医"的一致认可，有效提升了基层医生的诊疗能力，使阳山县群众足不出户即能享受省级专家的诊疗。

基层卫生院片区管理工作有效提升了乡镇卫生院服务能力和群众就医满意度，对逐步建立和巩固分级诊疗机制具有良好的促进作用。据统计，自2017 年 7 月 1 日至 2020 年 6 月 30 日，县人民医院共接收基层上转病人约6909 人次，接收上级医院下转病人 21 人次；下转基层卫生院病人 20 人次，上转上级医院 1303 人次。"基层首诊、双向转诊、急慢分治、上下联动"的就医新秩序正逐渐形成。

（九）积极参与健康科普"百姓宣讲"活动，提升群众健康意识

根据县委宣传部、县卫健局关于开展"健康知识普及"进机关、进学校、进乡村、进社区、进企业、进单位的有关工作部署，为进一步做好群众的健康宣教，阳山医院集团积极配合参与活动，派出省二医相关专业的驻点帮扶专家，对机关、企业、学校、乡村等干部职工和辖区居民，根据不同人群需求，制定相关课题并开展健康宣教活动，切实提高了人民群众对健康科普知识的获得感，提高了阳山县人民群众的健康素养，增强了群众的健康幸福感。自宣讲活动开展以来，共派出 12 名专家开展了 12 期的健康宣教活动，获得了群众的高度赞同。

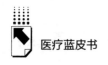

（十）科普战役，助力复学

为帮助学生正确认识、理性看待、科学应对新冠肺炎疫情，引导学生在思想上、行动上做好复学准备，阳山医院集团积极参与复学前健康宣教，从医院"战役"转战学校科普"战役"，帮扶学校疫情防控健康宣教，针对不同学段和年级学生的生理和心理特点，精准施策、以生为本、以学定教，努力打造简约、趣味、扎实的健康第一课堂，先后完成了广州市和清远市阳山县从高中、初中、小学、幼儿园等学段16家学校"健康第一课"授课，线上、线下共培训26万余人次。为了更好地培养小朋友们正确的洗手习惯，创作《七步洗手法》儿歌，已成为小朋友正确洗手的操作宝典。健康素养从娃娃抓起，通过"小手牵大手"，促进全社会健康素养的提升，让全民健康托起全面小康，早日实现健康中国梦！

开展"医务、警务人员疫情心理危机干预"培训。针对湖北和阳山医务、警务人员心理情况，在广东省临床医学学会、湖北医药学院、宜昌市中心医院、阳山县卫健局等协助下，阳山医院集团组织对医务、警务人员以"疫情期间如何获得安全感的幸福"为题展开演讲及直播，湖北省和阳山县共4656人次收看直播，为打赢疫情防控的人民战争增添动力。

七 建设经验

（一）加强医疗人才梯队建设

制定出台相关医疗人才政策，加强对高层次医疗人才的引进力度，不断完善医院人才梯队建设；做好现有人才的培训提高工作，加强政策激励和人文关心，拓宽员工的职业发展空间，提高员工凝聚力，充分发挥员工的积极性和创造性，促进医院健康持续发展。

（二）充分利用医共体优质资源，提升医疗技术服务水平

借助驻点帮扶工作，省二医各专科业务骨干兼任阳山县人民医院各科室

副主任，协助主任做好专科诊疗水平的提升，包括手术示教、教学查房、疑难病例讨论、各项操作示范等；特岗专家定期帮扶专科建设；邀请驻点医师及特岗专家及上级医院专家不定期到阳山县人民医院开讲座、授课；继续安排专科业务骨干到省二医进修深造；充分利用桌面对桌面远程医疗网络、省内专科联盟、省远程会诊平台教学资源，抓好业务培训，提升业务能力；通过组织华医网网上继续医学教育学习培训等形式，全面提升阳山县人民医院医务人员诊疗服务水平。

（三）深化"互联网＋医疗健康"建设，打通惠民"最后一公里"

利用现有阳山县网络医院建设的基础，结合医共体各医疗单位网络资源和医疗环境，持续拓宽建设医疗机构间安全、有效的远程诊疗平台，实现对医共体各医疗单位患者的远程诊疗及教学交流，增强医共体业务的凝聚力。依托各远程医学中心、远程诊断中心平台，探索开展出院患者在医共体各单位间远程复诊业务，实现检查检验报告推送、药品物流配送等惠民便民服务，方便患者就近复诊，提高复诊率及患者满意度。

持续深化推进"互联网＋健康扶贫"AI医生村村通项目，拓宽覆盖面，加强村医AI医生培训，逐步扩展AI医生外延功能，通过链接远程医学中心实现患者快速转诊，通过链接远程诊断中心平台实现检查检验报告推送，通过链接合作药房实现药品物流配送，等等。

（四）强化医共体内纵向联系，加强对基层技术帮扶

巩固医共体建设成果，充分利用省二医特岗专家和驻点骨干优质资源，通过专家门诊、义诊、手术示范、业务培训、健康教育等多种形式服务指导，进一步提升基层卫生院的医疗服务能力。积极推进片区卫生院帮扶方案，根据不同机构实际需要采取上级医院定期派出医师下沉、远程医学中心会诊交流、远程诊断中心业务互融等形式进行"落地化"帮扶，并辐射影响其他乡镇卫生分院及各基层村卫生站，落实分级诊疗、双向转诊制度，进一步提升基层卫生院医疗服务能力，尽快实现"做强

做大中心片区卫生院、做全做精边远山区卫生院、中间卫生院保持基本功能"的目标。

八　存在困难

阳山医院集团在医疗技术、服务、管理等方面取得了一定的成效，医疗服务能力不断提高，但依然存在一些比较现实的人才问题。人才引进尤其是高层次人才引进难。虽然各医院在人员待遇方面逐步提升，但依然面临"招不来、留人难"的困境，人才储备不足及人才断层的问题日益凸显，一线医护人员工作超负荷，继续教育和进修培训计划难以落实，整体业务技术水平的提高受到一定的限制，在一定程度上出现了人员流失造成人员紧缺的恶性循环。

针对人员引进困难及留人难的问题，阳山医院集团计划在下一阶段设立人才专项基金，出台人才引进政策，加大医疗人才尤其是急需人才的引进力度，同时加大激励力度以维护现有医护骨干的稳定性。但是，建立优秀人才引进政策，维持医护骨干稳定，不仅需要医院自身的努力，还需要政府层面相关政策引导的支持。

B.10

浙江德清：整合创新县域医共体建设

陆国强*

摘　要：　2017年以来，德清县坚持以问题为导向，做实治理体系、管理体制、持续发展、运行机制和服务模式五篇文章，深入推进紧密型县域医共体建设，实现了县域医疗卫生服务水平、医疗卫生机构运行质量和城乡居民满意度"三个提升"，构建了以人为本的优质高效的整合型医疗卫生服务新体系，有力提高了群众获得感和健康指数。

关键词：　综合医改　治理体系　管理体制

2017年以来，针对基层医疗服务能力偏低、县域医疗资源布局不合理、分级诊疗格局尚未形成、医药卫生体制机制不完善、居民健康素养不高等卫生健康问题，德清县始终坚持以党建为引领，以基层为重点，以改革创新为动力，做实治理体系、管理体制、持续发展、运行机制和服务模式五篇文章，深入推进紧密型县域医共体建设。通过几年的努力，取得了县域医疗卫生服务水平、医疗卫生机构运行质量和城乡居民满意度"三个提升"的良好成效，基本构建了以人为本的优质高效的整合型医疗卫生服务新体系，有力提高了群众获得感和健康指数。德清县县域医共体建设的发展历程和实践探索为全省和全国县域医共体建设提供了有益经验。

---

* 陆国强，浙江省德清县武康健康保健集团党委副书记、院长，副主任医师，主要研究方向为医共体改革与实践、医院绩效管理。

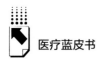

一　建设背景

德清县位于浙江北部，地处长三角腹地，总面积937.92平方公里，辖8个镇、5个街道，户籍人口44万人。2019年财政总收入为113.1亿元，城镇、农村居民人均可支配收入分别达59431元和36013元。拥有各类医疗卫生机构270家，其中武康健保集团下辖人民医院、中医院、8家镇卫生院（社区卫生服务中心）及77家村卫生室（社区卫生服务站），新市健保集团下辖中西医结合医院、4家镇卫生院（社区卫生服务中心）及57家村卫生室（社区卫生服务站），省级医疗机构1家，民营医院（含民营门诊部）15家，个体诊所92家。全县共有医疗床位2540张，其中医院、卫生院病床1890张。卫生技术人员3579人，其中执业（助理）医师1385人、注册护士1345人。2019年，全县医疗总收入为13.4亿元，其中两大医共体收入9.85亿元；总诊疗549.5万人次，住院7万人次；孕产妇死亡率为0，5岁以下婴儿死亡率为1.42‰，人均期望寿命达到81.98岁。

2009年新医改以来，国家基本药物制度、公立医院综合改革深入推进，在一定程度上缓解了群众"看病难、看病贵"问题，但县域综合医改也进入深水区和攻坚期，各种体制机制性矛盾凸显。特别是当前慢性病高发导致的巨额医疗费用负担已较大程度地影响了居民健康生活；医疗卫生仍以割裂化、碎片化、个体化的机构发展为主，机构间多重竞争又缺乏深度合作和资源整合共享，基层医疗卫生机构能力较为薄弱，县级医院专科能力不强，无法有效承担基层首诊任务和危急重症患者的救治。此外，德清县临沪接杭，县城距杭州市区仅13分钟的高铁车程，省会就诊非常便利，加之居民收入较高，医保政策不完善，杠杆作用有限，在省会大医院的"虹吸"作用下，患者流失严重，基层就诊率和县域内就诊率普遍不高，医保基金整体使用效率不高，政府财政压力较大。而医保缺乏对医疗的正向激励和内生动力，人口老龄化、慢性病高发、医保基金的压力逐年加大，无法有效遏制医院的过度检查和治疗，无法有效推动以健康为中心的转变和管理效率、服务能力的进一步提升。

为了解决上述卫生健康领域的一系列体制机制难题，加快推动形成"县强、乡活、村稳、上下联、信息通"，构建为人民群众提供全方位、全周期健康服务的整合型医疗卫生服务新体系，浙江省作为全国改革试点，率先开展县域医共体建设工作。德清县作为全省改革高地，具有较好的经济、人文和健康基础，是杭州都市区、长三角经济圈的重要组成部分，位居全国综合实力百强县第 36 位，财政总收入破百亿元；户籍制度改革、城乡体制改革、多规合一、农村集体经营性建设用地入市、坡地村镇等 75 项国家和省重要改革试点落地生根，在改革创新上赢得了先机、掌握了主动、释放了红利。在县委、县政府的高度重视和极力推动下，德清县成为全省首批县域医共体建设试点县，在全省率先开展县域医共体建设工作。

二　具体实践

"郡县治，天下安。"县域是治国理政的重要基石，也是深化医改的主要平台。德清县基于扎实的改革基础，在充分借鉴福建三明、深圳罗湖、安徽天长、江苏镇江等全国各地医改成功经验的基础上，结合自身实际，于 2017 年 10 月出台《关于创新实施医药卫生体制综合改革的若干意见》《德清县健康共同体建设实施方案》，在全省率先开展了以县域医共体建设为主抓手、放管服改革为导向、三医联动为引擎、分级诊疗为目标、医防融合为载体的县域综合医改，不断提升医疗水平、服务质量、管理效率和群众满意度。

（一）坚持整合联动，构建医共体治理新体系

一是机构设置"一家人"。2017 年 11 月，德清县依据本地实际情况，通过整合 3 家县级医院、12 家镇卫生院（社区卫生服务中心）和 134 家村卫生室及社区卫生服务站，组建了两个医共体，即服务中西部的武康健康保健集团和服务东部区域的新市健康保健集团。医共体及所有成员单位设唯一

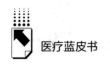

法定代表人，由医共体院长担任。医共体设"一办四部"，实行行政管理人员集中办公。在基层医开设全科－专科联合门诊及专科医生工作室、康复联合病房，提升基层医疗服务能力。支持社会资本参与医共体建设，2020年民营医疗机构德清中医针推医院与武康健保集团签约合作，重点发展中医理疗、康复治疗等学科建设。二是人员使用"一盘棋"。打破单位、科室、身份限制，实行人员统一自主招聘、统筹使用的有序流动机制，以解决基层人才缺乏引致的医疗服务能力不足的问题。与此同时，选拔全科医生到县级医院轮训，与邵逸夫医院合作开展全科医生教学共同体建设，实施潜力医生培养计划，增强基层发展后劲。三是财务管理"一本账"。县镇医疗卫生的财政补助资金统一打包给保健集团，但仍按原渠道核算。四是资源共享"一张网"。对保健集团内的医疗资源进行统一管理和整合优化，提升资源贡献和利用效率。

（二）坚持政府主导，构建医共体管理新体制

一是加强公立医院党的建设。在全省率先组建两个医共体党委，由县卫生健康局党委直管，医共体党委书记和院长均由县卫健局党委聘任。全面落实医共体党委领导下的院长负责制，建立健全党委统一领导、党政分工合作、协调运行的医共体领导机制。将"支部建在学科上"，两个医共体党支部从原来12个增至37个，科主任以上担任支部书记的占92.3%，实现党建与业务工作同部署、同检查、同考核。二是推动政府简政放权。制定权责清单，厘清权责分工，卫生健康、人力社保、编办等部门转变职能，重点做好医共体规划、考核、监管、服务等工作，不再担任"裁判员"和"运动员"的双重角色。落实医共体人力资源管理自主权，以激发内生动力和活力，如高级职称评聘工作已由二甲以上县级医院牵头的医共体自主评聘。三是加强政府监管考核。制定以医保基金流向（如医保基金住院部分县域内支出率、医保基金县域内基层医疗机构支出率）和医疗技术水平（平均难度系数CMI值、疑难病例指数RW值、三四级手术占比等）为正向激励的医共体运行绩效考核办法，实施与绩效考核挂钩的医共体书记、院长年薪制

和医共体工资总额制，倒逼医共体加强医保基金管理，提高医疗技术和健康管理水平。同时，卫生健康、医保等部门每年定期开展医疗服务、医保使用等督查，确保医共体各项工作落实到位。四是落实政府办医主体责任。县人民医院二期、德清医院易地迁建项目作为县政府交钥匙工程，累计投入10.5亿元，2020年9月投入使用，县财政对购置进口DSA、64排CT、1.5T磁共振等大型医疗设备给予补助，县、乡两级财政全额出资开展新一轮乡镇卫生院标准化建设和美丽村卫生室建设。县政府积极争取沪杭大医院优质资源，与浙江大学医学院附属儿童医院签约共建高水平国家级儿童医疗中心（县政府出资25亿元建设），与邵逸夫医院、浙大医学院附属儿童医院、上海市第一人民医院等建立战略协作关系，在医院管理、学科建设、人才培养等方面深入合作，每年合作经费达1400万元。县政府出台《德清县高层次医疗卫生人才引进实施办法》，对引进不同类别的高层次卫生技术人才给予10万~200万元的安家补助，并由政府协调解决配偶工作、子女入学等事宜。进一步加大人才引进培养力度，自医共体建设以来，已引进高校毕业生220名和卫技人员106名，其中包括硕士及以上研究生40名，定向培养社区医生265名。

（三）坚持统筹规划，构建医共体发展新格局

一是推动机构差异化发展。明确成员单位的功能定位，推动各单位错位差异发展；加快学科整合、人员融合和强强联合，避免学科重复建设、过度竞争和资源浪费。如武康健保集团设置"三院区八分院"，人民医院院区专注发展胸痛、卒中、创伤、危重新生儿、危重孕产妇等专业中心建设，中医院院区专注发展中医妇产、中医诊疗、针推康复等特色服务，乾元院区专注发展常见病、医养结合等服务；卫生院分院在强化内科诊疗能力的同时，发展中医、针灸、骨伤、康复等特色专科，实现"一院一品"。二是推动业务垂直化发展。基层成员单位负责人（卫生院执行院长）由医共体直接考察任命，重点做好单位的行政管理和与医共体的联系协调等工作，与条线分管院长共同做好业务工作。医学检验、影像、心电诊断等和医务、护理、质管等已将业务管理垂直延伸到基层成员单位。探索县级医院内科、骨科等临床

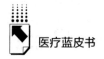

专科直接管理基层成员单位相应科室，并统筹负责人员调配、绩效分配等工作。三是推动中西医协同化发展。统筹县域中医药资源，建设规范化中医馆，重点提升武康健保集团中医院院区能力，设立中医药博士工作站、名中医工作室，把治未病科列入省"十三五"中医药重点专科建设项目，常态化开展中医大讲堂、膏方养生节、香囊节等品牌活动。新市健保集团牵头医院县中西医结合医院与杭州师范大学进行全面托管合作，西学中培训班开班，加快提升县域东部地区中医药服务和综合管理能力。浙江佐力药业有限公司、陆有仁中草药博物馆分别成功创建国家级和省级中医药文化养生旅游示范基地。成功通过全国基层中医药工作先进单位复评。四是推动公卫机构融合化发展。率先将公共卫生工作融入医共体，向两个医共体派驻公共卫生专员 2 名和联络员 12 名，组建公共卫生服务指导团队。设立公共卫生管理中心，成立糖尿病、心脑血管、慢性呼吸系统疾病等五大慢病防治指导中心，均挂靠在医共体牵头医院。

（四）坚持三医联动，构建医共体运行新机制

一是完善三医联动管理体制。由一名县领导分管医保、医疗、医药工作，并于 2017 年 10 月率先组建县医疗保障办公室，切实提高政策衔接和工作效率。2018 年医保支付方式改革、医疗服务价格调整等各项工作快速推进。2019 年政府机构改革后组建县医保局。二是推进医保支付方式改革。率先推行医保"总额预算、结余留用、合理超支分担"医保支付方式改革，病组权重向高难度和基层倾斜，促使医共体主动控费，推动精细化管理和精准化治疗，减少过度诊疗行为。医保总额根据上一年度医保基金的支出情况和增长比例来推算，分别打包给两个医共体，超出的合理部分由医保局和医共体协商分担，不合理部分由医共体自负，结余部分由医共体自行留用。医共体之间交叉就诊和双向转诊等医保费用，由两个医共体自行协商解决。研发启用 DRGs 综合管理平台，将 DRGs 数据用于医保支付、绩效管理、人事薪酬、职称评聘和分级诊疗。三是加强药品耗材的统一保障供应。2018 年，通过联合限价和统一采购，有效节约药品耗材成本 2418 万元。统一省、县、

镇医疗机构药品 830 种，基层有用药需求随时从县级医院调配。推出最长可配 3 个月药量的签约患者慢性病长处方制度，相关药品不纳入门诊均次费用考核，解决群众在基层配药难的问题。四是统筹调整医疗服务价格。2018 年 4 月，遵循"控总量、调结构、腾空间、保衔接"的思路和要求，对医疗服务价格进行统一调整，调出 1818 万元药价空间，并将调出的药价空间向诊疗、护理和患者转移。2020 年正在筹备第二轮医疗服务价格调整工作，预计可腾出调整空间 2616 万元。

（五）坚持以人为本，构建服务新模式

首先，开展家庭签约医生服务。组建签约团队，为签约群众提供诊疗、慢性病随访、健康体检等医疗与公共卫生服务，推出签约入企服务，当好群众健康"守门人"。实施家庭病床模式，全县共建立家庭病床 160 张，12 家镇卫生院（社区卫生服务中心）实现全覆盖。其次，推进连续医疗服务。设立连续医疗服务中心，积极引导患者首诊在基层，减少"小病去大医院"现象。再次，深化智慧健康服务。启用健康德清公众服务平台，提供窗口、自助机、手机端、诊间、床边、医后付、人脸识别等多途径预约挂号和付费方式，挂号缴费等候时间降至 5 分钟以下。最后，创新医防融合服务。推出慢性病双处方，在提供药物处方的同时，由系统开具个性化的健康处方（饮食、运动等健康意见）。医共体在基层开设"健康指导门诊"，开展"营养健康村"建设，并出台全国首个地方标准《营养健康村建设规范》。医共体在基层试点设立 2 个高年资主管护师健康管理工作站，选派护龄 20 年以上、具有主管护师职称、有丰富临床护理经验和良好沟通技巧的护士下沉社区卫生服务站，一周四天专门从事健康教育、慢性病管理、家庭医生签约服务和双向转诊工作。

三 主要成效

德清县以县域医共体建设为抓手，通过体系重组、体制重构、格局重

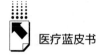

搭、机制重建、服务重塑，实现县域医疗卫生服务水平、医疗卫生机构运行质量、城乡居民满意度的"三提升"。出台了全省首个医共体地方标准规范，承办了全国综合医改暨构建整合型服务体系经验交流会、全国县域医共体建设专家座谈会、全省县域医共体建设现场推进会。2018年，受到国务院的表彰，2019年受到省政府的表彰，连续两年收到国务院医改领导小组秘书处对县医改工作的感谢信。

（一）提能力，县域医疗服务水平提升

得益于上级和德清县域内医疗资源的整合，德清县级专科能力明显增强。特别是基层服务能力提升明显，居民群众对卫生院的信任度提升。2019年，基层就诊率达71.95%；基层门诊人次同比增长8.2%，住院人次同比增长17.57%；5家乡镇卫生院恢复或新开展了一、二类手术；实现等级卫生院全覆盖，一半以上卫生院获评"全国满意乡镇卫生院"。基层卫生人才不足的难题以县级医院医务人员在基层排班的形式开始破局。与此同时，通过模块化培训，基层医务人员能力和素质都得到了很大的提升。

（二）增绩效，医疗机构运行质量提升

医保基金高效利用、运行安全。2019年，德清县医保基金支出增速较上年下降了3.15个百分点。在医保基金支出结构中，无论是县域内、县外，还是民营机构的医保基金支出都出现了大幅度的下降。其中，县域内增长率为5.77%，县外增长率为12.44%，民营机构增长率为3.68%。2019年，医疗总收入同比仅增长1.94%，住院均次费用下降3.23%，实现负增长。

（三）优服务，城乡居民满意度提升

随着县域医疗服务能力的显著提升，老百姓在家门口就能享受医共体的同质化优质服务。通过统一药品目录、实施慢性病长处方、开展免费用药等工作，较好地解决了群众看病难和用药难问题。据第三方评估，群众对医共体满意度连续多年超过90%。德清县卫生健康局在政府部门绩效考核中提

档进位，连续三年获得一等奖，连续两年的市对县考核列全市第一名，并获"湖州市人民满意公务员集体"称号。

四　经验启示

德清县坚持以人民健康为中心，以基层为重点，以体制机制创新为着力点，做好治理体系、管理体制、发展格局、运行机制和服务模式五篇文章，全面推动以紧密型县域医共体建设为主抓手的县域综合医改"德清模式"，为德清高质量赶超发展提供了强有力的健康保障，为全省与全国深化医药卫生体制改革提供了可复制、推广的"德清经验"。

（一）坚持提升医疗服务能力，是县域医共体建设的根本

在坚持基本医疗卫生事业的公益性的基础上，不断完善制度、扩展服务、提高质量。针对德清县级医院重点学科建设滞后、医疗服务能力有待提升、医保基金支出压力较大的现状，德清县以县域医共体建设为抓手，利用资源要素优化与制度供给改革的叠加，推动"强基层"目标的实现。重点通过人员上下贯通流动，配置先进医疗设备，引入先进服务技术，较好地提升了基层和县域医疗服务能力，使医共体这一新生事物焕发了强大的生命活力。

（二）坚持体制机制改革创新，是县域医共体建设的关键

习近平总书记在全国卫生与健康大会上提出，当前和今后一段时期，要以建机制为重点，围绕重要领域和关键环节，力争在基础性、关联性、标志性改革上取得新突破。德清县针对医改体制机制存在的突出问题，由政府主导和高位推动，注重整体规划和顶层设计，坚持改革的系统性、整体性和协同性，构建协同高效的管理体制和组织推动机制，统筹医疗、医保、医药各项改革，保证了相关政策的配套跟进和有效实施。同时，将绩效考核和薪酬制度作为改革的"牛鼻子"，在绩效考核的基础上建立有效的激励分配机制，调动了医务人员的积极性。

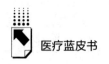

（三）坚持以人民健康为中心，是县域医共体建设的宗旨

德清县加快转变"以治疗为中心"的传统理念，全面落实"以人民健康为中心"的指导思想，结合"健康中国"、"健康浙江"和"健康德清"建设，率先将大卫生、大健康理念部署到县域医共体建设中，提出"健康保健集团"的建设思路，意在切实加强全民健康管理，促进医疗卫生服务体系的整体融合，实现防治结合。

（四）坚持将健康融入所有政策，是县域医共体建设的方向

德清县通过以县域医共体建设为载体，以城市医联体建设为补充，以三医联动为保障，以健康信息化为依托，以医防融合为延伸的县域综合医改，将健康融入所有政策，有效撬动分级诊疗、现代医院管理、全民医疗保障、药品供应保障、综合监管等各方面的改革，打造了整合型、一体化、连续性的医疗卫生服务新体系。以县域医共体为载体，通过组建两大紧密运作的健康保健集团，充分整合医疗机构床位、学科、人才、设备等资源，实现管理同体、资源共享，提高效率。以城市医联体为补充，与沪杭大医院紧密合作，提升县域医疗服务能力和急危重症救治水平。以三医联动改革为保障，整合医改成员部门职能，利用医保支付、价格调整、绩效考核等管理工具，实现发展同心、目标同向，高效推动医共体各项工作。以卫生信息化为依托，充分借助智慧健康的优势，有效推进医疗服务领域"最多跑一次"改革，改善群众就医感受，提升管理服务效率。以医防融合为延伸，将公共卫生机构资源整合融入集团，加快推动由"以治疗为中心"向"以人民健康为中心"的转变。

五 存在问题及展望

尽管德清县医共体建设取得了积极成效，但也存在一些体制机制的问题和困难，需要在下一步的工作中重点予以解决。

（一）治理体系转型不彻底

实行医共体建设以来，德清县卫生健康局转变职能，充分下放权限，主要履行宏观政策、绩效考核等职能，但由于缺乏医保支付、医疗服务价格等经济管理工具的同步配套，无法实现有力的引导、调控与监管。同时，三医联动力度有所减弱，从原先的医保办与卫生健康局合署办公，到目前县医保局单独设置，出现了相关政策措施出台变慢、改革进度放缓、先发优势削弱等问题。下一步，宏观上要进一步将医疗、医保和医药联合改革推向纵深，探索卫生健康与医保整合联合的大卫生、大健康管理新体制；微观上要找到医疗机构、医务人员和医疗对象三者之间的利益平衡点，一体化推进"三医联动"和"三医平衡"，探索建立医保、医疗、医药、医院、医生和医患"六医统筹"新格局。

（二）服务多样性较为欠缺

德清县医共体基本实现了资源共享和管理统一，同质化趋势明显，有利于基本医疗卫生服务的均等可及，但一定程度上也会导致服务内容提供的单一化，如两个医共体实力相差悬殊，竞争力度有限；公立医疗机构"抱团"成立集团，加重了对民营医疗机构的冲击，不利于多元化办医格局的形成。下一步，医共体要居安思危，主动加强与周边地区医共体（德清县周边长兴、余杭等地医共体牵头医院均为三级医院，实力较强）的竞争；进一步鼓励民营医院参与同台竞争，将民营、康复、护理等医疗机构全面纳入医共体建设框架，将多元化办医格局向纵深推进。

（三）县域医疗水平依然偏弱

随着县域医共体建设的全面推进，德清县基层医疗能力不强的现状得到明显改善，但医联体建设力度不够大、重点学科力量不强、高层次人才引进力度偏弱，德清县尚未成功创建一家三级以上医院，县域内就诊率依然较高。下一步，要进一步加强城市医联体建设，加大力度发展县级医院重点专

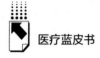

科，推动学科的精准帮扶和专家的常驻下沉，并加快出台县域内外差别化医保支付政策，切实提升县域医疗服务能力，努力拉回去沪杭大医院就诊的患者。

（四）健康管理力度有待加大

经过近三年的医共体管理运作，德清县的医保基金得到了有效控制，医保基金支出明显趋缓。但德清县 60 岁及以上老年人占比已达 26%，糖尿病、高血压等慢性病及其并发症高发，医保基金支出压力持续加大，导致无法实现医保"结余留用"的目标，每年医共体各成员单位仍要分担近千万元的超支费用。下一步，医共体要进一步创新医防融合新举措，加强健康管理力度，推动县级医院主动参与公共卫生管理，进一步降低心脑血管疾病、肿瘤及其并发症的发生率，有效节省医保基金。

（五）医共体内部融合需持续推进

经过近三年的资源整合，德清县医共体领导班子、行政职能部门、医技、后勤等岗位已基本整合到位，目前正在推动医共体各院区间临床学科的深度整合。但受文化差异、收入差别、能力差距等因素影响，临床学科的深度融合有一定难度。下一步，要探索行之有效的办法，全面持续推进，真正建成以人为本的优质高效的整合型医疗卫生服务体系。

江苏浦口："院府合作"县域医共体建设

赵　俊　王忠民*

摘　要：　"院府合作"模式是通过多种形式的临床专科融合，打造
务实高效优质服务，发挥党建引领保障作用，最终实现同
质化、一体化管理，确保优质资源共享，畅通上下转诊双
向渠道，丰富与基层医院合作内容；通过构建跨行政隶属
关系、跨资产所属关系的区域紧密型医联体，以江苏省人
民医院为龙头，将浦口分院作为"一本部三院区"重要组
成部分，实现医疗、教学、科研、管理等资源全面共享。
"院府合作"模式是推行实施分级诊疗的有效形式和体
现，通过"向上提升，向下扎根"的科学发展思路，秉承
"五个不变"的合作原则，实现人通用、质同管、效等高。
"浦口院府合作"突出显示了优质医疗资源和政府主导的
双重效应。

关键词：　院府合作　一体化管理　优质资源下沉

　　2018年7月，江苏省人民医院开启与南京市浦口区人民政府的"院府
合作"之路。"院府合作"是推行实施分级诊疗的有效形式和体现，对中心

---

*　赵俊，教授，博士，博士研究生导师，江苏省人民医院院长，中国医院协会医院健康促进专
业委员会主任委员，主要研究方向为医院管理、医学科技创新与应用转化、临床试验与临床
药理；王忠民，系统工程博士，江苏省人民医院信息处处长，教授，主要研究方向为医学信
息学、资源管理学。

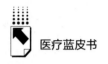

医院的发展具有里程碑式的意义。开展合作以来，江苏省人民医院浦口分院（以下简称浦口分院）的质量、服务水平和效率得到了全方位提升。

一 建设背景

（一）国家级新区的区位优势

2015年6月，南京江北新区建设上升为国家战略，成为中国第13个、江苏省唯一的国家级新区。立足"大江北"战略，依托南京市作为特大城市在高等级医疗资源，高校、科研院所等综合实力，优质资源的提升、辐射作用，积极发展和完善面向大区域的内涵丰富、结构合理的现代医疗、公共卫生、健康管理与促进、健康保障和健康服务产业五大卫生健康体系，打造区域性医疗高地。南京城市总规2035明确了拥江发展战略，强调"一江两岸、联动发展"的拥江格局。在江南主城、江北新主城联动一体发展大背景下，高速发展的江北对医疗行业提出了更高的要求。怎样快速发展医疗卫生这一重大民生行业，有效缓解医疗资源紧缺与医疗需求激增的矛盾，让江北居民不过江也能享受到高质量的医疗服务成为亟须解决的问题。

（二）各级文件政策精神引领

根据国务院办公厅《关于建立现代医院管理制度的指导意见》和《关于推进医疗联合体建设和发展的指导意见》等文件精神，2018年7月，江苏省人民医院、浦口区人民政府本着创新机制、需求互补、合作共赢的原则，进行"院府合作"，在浦口区中心医院的基础上共建江苏省人民医院浦口分院。

（三）双方医院发展的需求

浦口区中心医院地处长江之滨、老山脚下，是浦口区投资最大、重点打造的社会民生事业单位，医院有 20 个南京市级医学重点专科，重点专科及学科建设在同级别医院中位列前茅。医院占地面积 180 亩，编制床位 800 张。而江苏省人民医院作为省内综合实力最强的公立三级甲等综合性医院，有责任带动医疗服务区域发展和整体水平提升，同时医院自身对提高优质资源使用效率有着非常迫切的需求。

二 浦口分院发展存在的主要问题

（一）医疗技术水平依然偏低

医院在儿科、核医学等科室的水平略有欠缺，仍未能满足区域内百姓对卫生服务的需求。医院在引进先进技术设备和开发新技术、新项目上缺乏突破，要大胆尝试高精尖技术项目。医院各项医疗、护理技术指标距离"三甲"医院评审标准仍有一定差距。随着浦口及江北新区建设带动经济快速发展，居民医疗保健的需求迅速增长，要求提升诊疗水平和服务能力，要求医院具有开拓创新的超前意识。

（二）人才引进与培养缺乏

医院虽然重视人才引进和培养，但高水平专业技术和管理人才与同类医院相比仍显不足。受地域、编制、待遇等因素影响，高层次、高水平人才引进比较困难，人才梯队建设亟须加强，医疗服务需求发展和医疗管理人才不足之间的矛盾日益凸显。

（三）科研和学科发展相对滞后

医院在重点学科、优势学科的创建和学科带头人队伍建设方面进步不明显，仍有较多制约因素，如缺少学科带头人、缺少资金支持等。在课题申报成功率、论文发表数量和质量方面与兄弟单位相比仍有不少差距。缺乏良好的科研平台、高水平的科研团队和全方位的激励措施。建立学科团队，加强

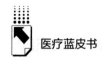

学科建设，形成医院的品牌、优势和特色，提升医疗技术水平和社会服务能力仍是未来工作的重点。

（四）医院教学能力不足

医院作为南京医科大学的教学医院、江苏卫生健康职业学院附属医院，教学能力与其他同级教学医院相比仍有一定差距。学生培养机制和教学体系不够完善是制约医院教学能力发展的因素。须建立一系列培养制度，投入人力和物力，增加教学活动，扩大教学规模。教学规模的不断扩大和教学能力的不断提升，将促进医院学科发展、人才培养、医疗和科研工作增强，从而扩大医院影响力和辐射力，推动医院整体建设。

三 "院府合作"创新性及运行机制

构建跨行政隶属关系、跨资产所属关系的区域紧密型医联体，江苏省人民医院作为紧密型医联体建设核心，除现有妇幼院区、二院院区两个院区外，将浦口分院作为省人医的第三个院区进行统一管理。概括而言，就是以江苏省人民医院为龙头，将浦口分院作为"一本部三院区"重要组成部分，一体化同质化发展，实现医疗、教学、科研、管理等资源全面共享。

（一）合作原则

（1）公益性不变。保留"南京市浦口区中心医院"建制和执业名称、独立事业单位法人主体，公益性质不变。

（2）基本职能不变。新成立院区须承担政府各项指令性任务，政策性目标要求不变。

（3）国有资产属性不变。区中心医院现有的土地、房屋、配套设施以及医疗设备等固定资产归属权不变。

（4）编制内人员身份不变。区中心医院原事业编制内人员身份不变。原有编外聘用人员的聘用关系在聘用期内继续有效。

（5）政府原投入渠道不变。合作运行后，区政府在建设项目、设备、人员待遇等方面的投入维持原有投资渠道不变，业务发展需要的基建投入由区政府承担。

（二）管委会组织体系

成立院府合作管理委员会，制定章程，管委会主任由江苏省人民医院院长、南京市浦口区人民政府区长担任，副主任由江苏省人民医院副院长和南京市浦口区人民政府副区长担任。管委会下设办公室，负责日常工作。浦口分院实行管委会领导下的院长负责制，合作期间重大发展建设项目、重大资产购置由管委会办公室提议，双方共同商议确定。

（三）创新长效运行机制

以浦口分院中长期发展规划为指导，以推进两院工作深度融合、实现同质化一体化发展为目标，坚持高质量发展标准，加强分院学科建设和能力提升，在保证人员依法依规执业的基础上，有序推进两院人员的双向流动，逐步实现"人通用、管同质、效等高"的发展目标。

1. 交流人员类别

一是临床医技科室高级职称人员。分院需重点发展的专科，江苏省人民医院派驻知名专家指导带教，分院选派人员到江苏省人民医院进修，双向提升分院技术、科研、教学等综合能力，为创建省级重点科室打下良好基础。二是亟须提升能力的专科人员。分院存在技术短板、亟须提升能力的专科人员，江苏省人民医院派驻专家指导带教，分院选派人员到江苏省人民医院进修，人员双向流动，提升专科能力。三是技术空白专科人员。分院尚未开展的专科，江苏省人民医院根据专科发展实际，有序派驻专科专家、专家团队至分院指导带教，分院选派人员到江苏省人民医院进修学习，填补分院技术发展空白，满足区域百姓健康需求。四是管理人员。分院临床医技、医务、护理等管理人员薄弱的部门，江苏省人民医院派驻管理人员至分院指导科室管理工作，分院派人至江苏省人民医院学习，提升分院精细化管理能力。

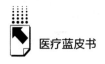

2. 人员交流程序

分院结合学科建设、等级创建、能力提升等需要，经院办公会集体研究，提出人员交流计划，原则上分院选派至江苏省人民医院的工作人员，根据工作需要应逐年增加，最终实现双方人员统一调动、统一使用；年度需求计划经浦口区卫健委审核同意后，报江苏省人民医院人事处、医务处协商沟通；双向交流人员情况书面报浦口区卫健委组织人事科备案，作为人事管理、绩效考核的重要依据，交流期间由所在医院统一管理。

3. 交流人员管理

交流人员管理以常驻两院工作半年以上人员为主，按照属地化原则，由所在医院统一管理。江苏省人民医院长期派驻分院人员，除每周在江苏省人民医院专家门诊坐诊外，其余工作日均需在浦口分院工作，并需连续工作半年以上；在分院门诊坐诊专家，每周需在浦口分院坐诊一天以上；根据相关法律法规，江苏省人民医院和浦口分院及时做好交流人员执业地点变更、技术备案、党团组织关系转接等工作，确保人员依法依规执业。

四 合作模式实践探索

（一）合作历程

2018 年 7 月 19 日院府合作签约；2018 年 9 月 12 日浦口分院揭牌换装；2018 年 10 月 10 日免费互通班车开通；2018 年 10 月 15 日消化科 2 病区成立；2018 年 12 月 19 日骨科病区进驻；2018 年 12 月 20 日三期综合楼项目启动；2019 年 1 月 31 日脑血管病诊疗中心成立；2019 年 2 月 1 日胸外科病区进驻；2019 年 2 月 21 日分院新增两台省人医自主挂号机；2019 年 3 月 2 日普外科病区进驻；2019 年 3 月 24 日血液内科病区进驻；2019 年 3 月 29 日精神科开科；2019 年 9 月 19 日泌尿外科、肿瘤内科病区进驻；2019 年 11 月 14 日高血压诊疗中心、放疗科进驻；2019 年 11 月 29 日浦口慢淋中心揭牌；2019 年 12 月 26 日三期药物临床试验项目启动；2020 年 7 月 1 日血液科淋巴瘤 2 病区对外开放；等等。

（二）具体做法

1. 夯实基础，实现同质一体化管理

探索形式多样的临床专科融合。如专科整建制、专业组融入式、技术帮扶式、人员交流式融合等，多种融合方式因地制宜，协调发挥积极促进作用。①"一本部三院区"一体化管理全面链接本部——院周会、科主任例会、护士长例会、质量持续改进会等远程联通，同步开展。②推行每周"院长书记医疗及行政查房"，现场办公及时解决临床医技科室工作中存在的问题、困难。③规范教学查房、交接班、手术安全管理等，制定全院各科业务学习计划表并贯彻落实，优化流程，夯实院科基础管理。④执行值班院长每日巡查制度、行政总值班每日访视制度，及时排查医院安全生产风险点，实现规范、科学、同质化管理。

2. 以人为本，打造务实高效优质服务

2018年10月10日开通往返两院之间的交通车，平均每天运送100余人次，截至2019年10月共运送病人及家属6.78万余人次。2019年2月浦口分院门诊增设省人医自主挂号机，实现分院与本部预约就诊全面对接。推出"共享轮椅"服务，开通线上支付宝刷脸支付，方便患者就医，改善医疗服务。设立"60000"抢救插管、"30000"行政一站式服务中心、"70000"后勤服务调度中心、"80000"医疗总值班四条专线，从医疗质量、安全、应急抢救、后勤保障等方面给予大力支持，努力做到来人办事"只跑一趟"，大大提高工作效率，得到社会各界及广大职工的一致好评。

3. 不忘初心，发挥党建引领保障作用

以党建引领医院中心工作，并提供坚强保障，激发工作活力。唐金海书记、赵俊院长率队到分院开展"不忘初心、牢记使命"专题查房调研及主题教育座谈会，认真听取患者心声及来自临床一线人员的交流发言，强调要坚持以人民健康为中心，打造融合发展一体化。用实际行动，为加快浦口分院深度融合、促进拥江发展战略提供强有力的支持。融合以来，省人医本部

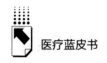

到浦口分院定期开展党日活动及各类志愿服务，组织多场健康教育科普大赛、品管圈成果汇报、临床授课技能比赛等各类活动。

4. 向下扎根，构建"1+1+5"医共体

江苏省人民医院、浦口分院及5家社区卫生服务中心和下设服务站，组建成立"1+1+5"医疗共同体。在紧密型医联体建设方面，浦口分院发挥区域医疗中心承上启下的作用，遵循"向上提升、向下扎根"的宗旨，探索创新医联体建设新模式，不断提升基层医疗服务能力。

（1）优质资源共享，医联体内医疗、公卫相互协作。浦口分院专家团队为公卫工作提供医疗保障。构建心电、影像检查远程会诊平台，实现区域医疗资源共享。浦口分院消毒供应中心在保证消毒供应质量的同时，向医共体成员合理配置区域消毒资源。

（2）畅通双向渠道。在门诊一站式服务中心成立医共体成员单位接待处，指定专人负责接待医联体单位上下转诊病人，协调安排就诊、联系住院等。指导基层建立卒中、胸痛、创伤等危急重症急救处理规范，助力基层提升急救服务能力。联合基层单位定期开展义诊、健教、查房、手术等活动，帮助其开展医疗特色服务。

（3）丰富合作内容。根据基层医院需求，结合特色科室创建工作，浦口分院在基层（桥林、江浦、石桥）进行联合病房建设。成立区域性疼痛、糖尿病专病联盟，定期到各家社区卫生服务中心开展专家坐诊、会诊、疑难病例讨论、教学查房、适宜技术指导等协作服务，通过优质资源下沉、技术帮扶、联合病房等建设，使基层卫生院的医疗服务能力不断提高。

（4）制定专项绩效考核。制定医院年度医共体考核方案，将驻点医务人员补助、分级诊疗工作、特色科室创建及基层能力提升等指标纳入考核范围，极大地调动了医务人员的积极性。2020年1～10月，派驻15个专科、57位专家坐诊1689余天。浦口分院助力基层医院成功创建省级社区医院1个、市级特色科室3个、区级特色科室1个。

五 合作建设效果

浦口推进"院府合作"以来，职工干事创业的精气神空前提升，浦口分院各项工作快速有序推进。医院先后获"江苏省文明单位""安康杯竞赛优胜单位""江苏省母婴友好医院""江苏省健康协会融媒体科普比赛优秀组织单位""南京市文明单位""南京市五一劳动奖状""南京市巾帼文明岗""南京市工人先锋号"等荣誉。

（一）融合共建，医教研同步协调发展

1. 多科室进驻，快速融合发展

依托省人医的优质资源，大力发展浦口分院医疗、科研、教学工作。消化内科、骨科等7个病区团队整建制入驻分院，有26个专科在分院开设专家门诊。成立"浦口慢性淋巴瘤治疗中心"，床位使用率接近100%，病人来自全国包括香港在内的23个省份，浦口慢淋中心的知名度和影响力不断提升，未来将建成世界最大慢淋中心，成为国内慢性淋巴瘤的医教研中心，造福更多患者。医院新增风湿免疫科、血液科、介入科、生殖医学科、放疗科等科目，多项新技术落户分院；放疗科的开设填补了区内空白，每日放疗病人达50人；每天手术30~40台，三、四级手术例数及占比持续增加，医疗技术水平不断提高。

2. 资源共享，科教研水平大幅度提升

2019年医院顺利通过助理全科医生培训基地验收，并招收了第一批22名助理全科培训学员，由临床具有丰富教学经验的老师进行带教；加强培训基地考核工作，通过将考核结果与职称晋升挂钩、发放带教津贴等，调动带教老师培训的积极性。全年申报省市科技项目、课题、基金项目93项，发表SCI文章（科学引文索引）5篇，医院的科研能力快速提升。

3. 创新发展，实现临床药物验证零的突破

与江苏省人民医院科技处联合举办了3期药物与医疗器械临床试验质量

管理规范（GCP）培训班，邀请本部科技、临床药物（医疗器械）验证、临床各类专家、教授来院授课，通过专项培训，使医院具备临床药物（医疗器械）验证资格，并在省药监局备案；300 多名医务人员获临床药物（医疗器械）验证合格证书，为开展各类临床药物验证做好人才储备。血液科已开展"多中心、随机、双盲、对照、Ⅲ期临床研究"的临床试验，在分院科研史上具有里程碑意义。

4. 延伸服务，推进"互联网＋护理"服务平台建设

开展 PICC 维护、伤口护理等 18 起线上预约、线下上门服务，解决区域内患者的需求。通过大数据平台，不断完善与拓展护理服务的内容，提升护理人员的专业价值，更好地满足区域内患者的居家护理服务需求，彰显以人为本、回报社会的医者情怀。

（二）合作共赢，有效提高运行效率指标

2019 年，在医院现开放床位 800 张的情况下，单日住院病人最高达 923 人，创历史新高。门急诊、住院人次及医疗业务收入比上年同期有较大幅度增长。2016～2019 年业务数据对比如表 1 所示。

表 1　2016～2019 年业务数据对比

	2016 年	2017 年	2018 年	2019 年
床位使用率(%)	95.00	92.40	110.6	97.10
门急诊人次(万人次)	38.82	46.64	58.76	68.81
出院人次(万人次)	2.06	1.93	2.23	2.83
医疗业务收入(亿元)	2.69	2.64	3.38	4.93
三四级手术占比(%)	未统计	30.17	48.67	59.47

注：2016～2018 年总床位数为 540 张，2019 年总床位数为 800 张。
资料来源：江苏省人民医院（表 2 同）。

2019 年，医院的居民医保住院服务人次占比由 2018 年的 19.07% 上升到 30.52%，基金支出占比由 15.49% 上升到 28.19%。医保经费的回流、高难度手术的开展，表明区外看病的老百姓正逐渐改变就医观念，留在分院医

治，为实现医改总目标90%区域就诊率提供了有力支持。

2020年1~6月，虽然受疫情影响门急诊及住院病人有所减少，但由于自"院府合作"以来就开始逐步调整医疗收入结构，医院业务工作仍然取得较好成绩，尤其是医院总收入、业务收入和三四级手术较上年同期有了提升，2019年1~6月与2020年1~6月全院业务数据对比如表2所示。

表2　2019年1~6月和2020年1~6月业务数据对比

项目	2019年1~6月	2020年1~6月
床位使用率(%)	96.12	67.38
门急诊人次(万人次)	33.00	27.80
出院人次(万人次)	1.34	1.01
医疗业务收入(亿元)	2.22	2.34
三四级手术占比(%)	59.00	63.00

（三）资源下沉，提升基层医疗服务能力

2019年以来，浦口分院加大专家派驻各基层医院力度，截至12月共派出神经内科、内分泌科、疼痛科、骨科、康复科等10多个专科专家，500余人次至基层医疗机构，助力基层医院创建省级社区医院1个、市级特色科室4个、区级特色科室4个。2020年制定医院医共体考核方案，将驻点医务人员补助、分级诊疗工作、特色科室创建及基层能力提升等指标纳入考核内容，极大地调动了医务人员的积极性，区域医共体建设务实有效开展，"基层首诊、双向转诊、急慢分治、上下联动"的分级诊疗模式正逐步形成。

六　实践经验

（一）拥江发展科学规划是院府合作的发展背景

江北新区是中国第13个、江苏省唯一的国家级新区，其建设能带动南

京乃至长三角区域的快速发展，可发挥经济枢纽、服务功能、金融中心、科技高地和要素配置中心等效应。高速发展的江北对医疗行业提出了更高的要求，站在高起点、高定位科学制定的医院中长期发展规划是"院府合作"走向成功的关键。未来浦口分院坚持"向上提升，向下扎根"的发展思路，"向上提升"就是要作为江苏省人民医院"一本部三院区"的重要组成部分，努力建成省人民医院国家级医学中心承载地，医疗、教学、科研的支撑点；"向下扎根"就是要满足浦口区人民不断增长的医疗服务需求，推进紧密型医联体建设，构建"1 + 1 + 5"纵向医疗共同体模式，推动优质医疗资源有序、有效下沉，提升基层医疗服务能力，完成政府指令性的各项任务。

（二）秉承"五个不变"的合作原则是院府合作的前提保障

江苏省人民医院、浦口区人民政府进行"院府合作"，在浦口区中心医院基础上共建江苏省人民医院浦口分院，双方约定并达成共识，保持浦口区中心医院公益性不变、基本职能不变、国有资产属性不变、编制内人员身份不变、政府原投入渠道不变的合作原则，一方面充分考虑了中心医院原有区域医疗中心身份，承担政府指定的任务及公共卫生职能，另一方面充分考虑现有人员队伍的稳定，兼顾医院的未来发展等情况，这是"院府合作"能够良好开启的前提保障。

（三）实现"人通用、质同管、效等高"是院府合作的最终目标

"院府合作"以来，浦口分院遵循"大综合、优专科"的发展宗旨，医教研和公益行风工作全面发展，医院竞争力和影响力显著提升，各项工作快速、有序、健康开展，"院府合作"工作取得了有目共睹的成果。回顾分析"院府合作"取得的成效，首要因素是省人民医院、区委区政府的大力支持以及区卫健委的关心指导；其次是合作双方统一思想，将深度融合和实现一体化同质化管理作为合作内容和目标；最后是按照这个思路，坚持推进双方人员的交流互动及文化理念的融合，并形成常态机制，夯实基础，实施管理

一体化,逐步缩小双方人员绩效待遇,最终实现"人通用、质同管、效等高"的院府合作模式。

七 存在的问题

"院府合作"创新机制启动了紧密型医联体建设,深化了医药卫生体制改革;创新了公立医院发展新模式,扩大了优质医疗卫生资源惠及面;让区域内百姓享受到了更加优质、高效、便捷的医疗卫生资源与服务。

(一)合作激励机制有待进一步健全

"院府合作"初期,为了提升省人医专家帮扶力度,给予了相应补贴。随着同质化一体化运行和管理的深入,补贴标准下降,相应的激励机制不完善,双方深入融合合作通道不顺畅,省人医专家下沉到浦口分院的积极性不高。通过制定相关机制和规定,关于省人医"一院三区"运行模式,省人医出台内部规定,明确长期派驻分院专家来院奖励补助,作为人员职称晋升、评先评优的优先条件;制定融合双方人员交流机制,明确人员交流类别、程序、管理及待遇,推动"院府合作"健康、可持续发展。

(二)两院区文化理念有差距

浦口分院为二级甲等医院,医院内部管理不够完善,管理方面相对粗放,精细化程度不高。分院虽有20个市级重点专科,但各专科能力、科研教学、学术地位等综合能力弱,综合服务能力在较短时间不能达到与省人医本部同质化。两个院区的职工文化理念有差距,特别是在科室融合过程中,在双方员工待遇收入、职称聘用、科研教学等涉及个人、科室利益方面出现的相关问题,在一定程度上影响了工作开展。通过加强两院管理和医疗、护理等各类人员之间的沟通交流,加快推进两院技术、服务、信息同质化,管理、文化、理念深度融合,最终形成"一院三区"人、财、物一体化管理运行模式。

专题篇
Special Topics

B.12
县域医共体信息化建设成效评价

刘丰梅　张　童　刘红瑞*

摘　要：　本文首先以深州市医共体建设和运行为例，评价了医共体转诊信息系统建设初步成效，即转诊信息系统是医共体上下联动、资源共享的重要支撑系统。其次以广南县医共体为例，评价了远程诊疗系统建设的初步成效，即远程诊疗系统建设初步实现了信息互联，且有效促进了优质医疗资源下沉，有利于医疗服务体系效率和效益的提升以及群众就医体验的改善。再次以饶阳县医共体建设为例，评价了医共体统筹医卫资源的医防融合成效，即初步实现了激活基层公共卫生力量、有效筛查患者和提前救治的效果。

* 刘丰梅，山东大学经济学学士，中国研究型医院学会移动医疗专业委员会副主任委员兼秘书长、国家智慧分级诊疗大数据中心秘书长、中国老区建设促进会理事兼医疗委员会副主任、北京大学血管医学中心副主任、中关村华医移动医疗技术创新研究院执行院长，主要研究方向为医共体/医联体建设、智慧分级诊疗、健康扶贫；张童，经济师，工程师，中国研究型医院学会移动医疗专业委员会青年委员会委员，主要研究方向为医疗卫生服务体系构建与运营、医疗信息化基层推广与探索；刘红瑞，中国研究型医院学会移动医疗专业委员会秘书，主要研究方向为互联网医疗、分级诊疗。

最后总结提炼了切实把握本质、坚持建设原则、构建良性机制和服务人民健康的有效信息化建设经验。

关键词： 信息化建设　转诊信息系统　远程诊疗系统　医防融合

一　转诊信息系统建设成效：以深州医共体为例

（一）深州转诊信息系统建设概述

深州市依托双向转诊信息化建设，建立了以深州市医院为龙头，涵盖市医院、妇幼保健院和全市 35 家卫生院（含分院）、245 家卫生室的县域医疗服务共同体双向转诊信息化体系。全市各类医疗机构间转诊工作全部在转诊信息化系统内运行。转诊发起机构在转诊信息系统中发起转诊申请，接收机构在转诊信息系统中查看转诊申请和患者病历后确认接收。深州市医院作为医共体龙头医院和转诊主要接收医院，借助转诊信息系统集中管理医共体内的上下转诊和患者回访服务工作，并对全市转诊服务情况进行统计和管理。经过两年（共 8 个季度）的建设和运行，深州全市实现了医共体内上下级医疗机构间的信息化有序转诊。

（二）深州转诊信息系统运行情况

转诊信息系统应用主要表现在系统内转诊数量、医疗机构使用率、急诊转诊率、转诊流向分布及患者报销类型分布等方面。

1. 转诊数量

转诊数量是转诊信息系统内上下转诊的总数量。其中，上转数量是由下级医疗机构转到上级医疗机构的患者数，这类患者需要更专业或更综合的诊疗服务；下转数量是由上级医疗机构转到下级医疗机构患者的数量，这类患者大多是经过专业治疗后进入稳定康复期的患者。有序高效的上下转诊是优化医疗服务资源配置、提高医疗资源服务效率的重要途径。深州市医疗服务共同体比较重视转诊信息系统建设和应用，转诊信息系统建成后的两年内共实现双向转诊1174例，其中上转1000例，占比85.18%，下转174例，占比14.82%。深州市转诊信息系统两年内各季度上下转诊患者数量情况见表1。

表1　深州市转诊信息系统两年内各季度上下转诊患者数量情况

单位：例，%

季度	总数量	上转数量	下转数量	上转占比（%）	下转占比（%）
第1个季度	25	0	25	0.00	100.00
第2个季度	120	90	30	75.00	25.00
第3个季度	279	244	35	87.46	12.54
第4个季度	235	203	32	86.38	13.62
第5个季度	80	80	0	100.00	0.00
第6个季度	102	89	13	87.25	12.75
第7个季度	126	111	15	88.10	11.90
第8个季度	207	183	24	88.41	11.59
总计	1174	1000	174	85.18	14.82

注：第5个季度下转数量为0是因为新冠肺炎疫情导致全县基层医疗机构停诊。
资料来源：中关村华医移动医疗技术创新研究院（表2～表15、图1～图8同）。

　　由表1可知，每年第三、四季度是转诊高峰期，即每年上半年转诊量不多，下半年转诊量较大。从上下转诊结构来看，整体以上转为主，占比在85%以上，下转数量不多，占比较低。这意味着，当前转诊还是以患者上转为主，下转有待提高。上下级医疗机构应加强沟通和了解，使信任度得到双向提升。

　　2.医疗机构使用率

　　医疗机构使用率是指医共体内使用转诊信息系统的医疗机构占转诊信息系统覆盖医疗机构总数的比例。截至目前，深州市医疗服务共同体内使用转诊信息系统的医疗服务机构占比仅为71.63%（见图1）。由此可知，深州市医疗服务共同体内的转诊信息系统还有很大的利用提升空间。以后，深州市需要进一步加强转诊信息系统应用的培训和宣传，以提升转诊信息系统的使用率。

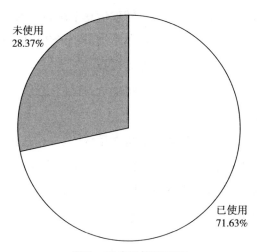

图1 医疗机构使用率

注：进行过转诊的医疗机构数量占部署总量的比例

3. 急诊转诊率

急诊转诊率是急诊通过转诊信息系统转诊的患者数占急诊收治病例数的比例，反映的是急诊患者通过转诊信息系统转诊收治的情况。2019年，深州市医院全年接收急诊病例7504例，通过转诊系统转诊的病例数量为659例，仅占全年接收急诊病例数量的8.79%（见图2）。

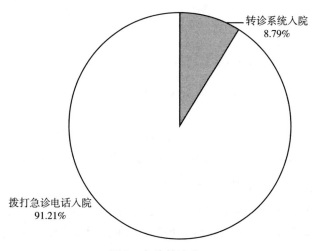

图2 急诊转诊率

急诊转诊率偏低意味着急诊通过转诊信息系统转诊的意愿较低，这应引起人们的高度关注。通过分析转诊信息系统对急诊转诊的适用性，查找现有转诊信息系统对急诊应用的缺陷，然后在技术上予以完善，探索转诊信息系统＋电话转诊模式，提高转诊信息系统急诊转诊的适用性。

4. 转诊流向分布

转诊流向分布指转诊发起医疗机构在系统中填写的转诊主要目标，代表了转诊发起医疗机构对患者转诊原因的认知，也从侧面体现出发起端医疗机构存在的能力短板。在转诊系统中，依照门（急）诊、住院、检查、康复四个类别对转诊病例进行分类。可以发现，住院患者高达90.29%（见图3）。

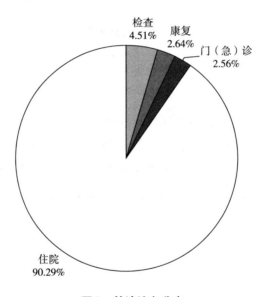

图3　转诊流向分布

住院患者占较高比例，说明发起端医疗机构在转诊行为前，已对大部分患者的诊疗流程有了明确的预期，在医技检查和初步诊断方面已满足了基本要求。住院治疗过程要求医疗机构门诊、检查、手术、护理、院感均达到一定水平。目前，多数发起端医疗机构为基层医疗机构，基本是向上转诊；而上级医院发起的数量较少，下转有限。这说明，在医疗服务共同体内部，上转意愿相对较强，而下转意愿偏弱；基层医疗机构需要加强康复、护理能力建设，以满足需要住院患者治疗结束后的康复、护理需求。

5. 报销类型分布

在转诊信息系统中，报销类型分为城镇医保、职工医保、新农合、自费和其他。报销类型在转诊时由发起医疗机构填写，报销类型在患者到接收医疗机构就诊前就传递到接收医疗机构。2019 年，转诊信息系统中转诊报销类型分布见图 4。

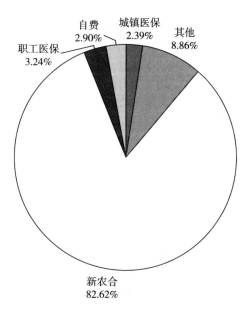

图 4　报销类型分布

从图 4 可以发现，新农合报销占比达 82.62%，反映了绝大多数患者来源为乡镇和村，新农合为农村居民医疗提供了主要保障。转诊信息系统的设立为乡镇和村级医疗机构转诊提供了较大的便利，也为农村居民就医可及性提供了较强的技术支撑。同时，"其他"选项占比达到 8.86%，排除填写规范原因之外，说明在主要医疗保障体系外的其他保障手段占比较大，应引起注意。

6. 患者爽约率

患者爽约率指医疗机构发起申请及接收医疗机构同意接收后，患者实际

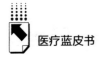

未到接收医疗机构就诊的情况。这个比例由转诊系统中接收医疗机构未确认到诊的病例数量与总转诊数量比较得出，患者爽约率为5.11%（见图5），体现了整个医疗服务体系对转诊过程的控制。

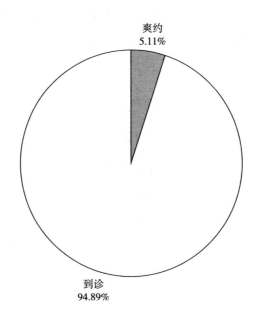

爽约
5.11%

到诊
94.89%

图5　患者爽约率

患者爽约率维持在较低的水平，说明了在信息系统的支持下，深州市医疗服务体系对患者转诊过程实现了有效控制。

（三）深州转诊信息系统运行成效评价

从各季度运行情况看，两年内各季度数据变化规律基本相同，均为由年初开始逐步增长，结合医疗机构使用率情况，说明各医疗机构已基本形成使用习惯，整体普及率较高。2019年全年，8.79%的急诊患者先到基层医疗机构就医，再转诊至上级医疗机构，医共体内上下联动正在逐步形成，也体现了患者对基层医疗机构的诊疗能力具备一定信任度。转诊流向中，住院占据极大比例，另有少量患者因检查转诊。说明基层医疗机构已具备一定诊断筛查能力，临床人员已形成依托上级医院治疗、护理、设备等医疗资源的意识，初步具备联动共享医共体资源的能力。

报销类型以新农合为主，显示转诊患者主要是位于远离县中心的乡镇、村的农民。转诊体系的建立，对偏远地区农民群众就医治疗起到了很大的改善作用，提高了就医可能性及就医便利性。转诊过程中整体爽约率较低，说明现有流程对患者转诊全过程能够进行有效引导和控制，患者就医连续性较强。整体来看，深州市转诊信息系统的建立，提升了整个县域范围内基层医疗资源的利用效率，为县域医共体内上下协同、分工合作机制提供了强力的技术支撑，初步反响良好，便利了群众就医。

二　信息互联、资源下沉成效：以广南医共体为例

（一）广南县信息互联、资源下沉概述

2020年8月，云南省文山州广南县在建设医共体过程中，充分利用互联网信息技术，依托县人民医院、县中医医院两个医共体龙头医院，建立全县医共体分级诊疗平台。县人民医院、县中医医院上联清华大学第一附属医院等县外三级甲等医院优势医疗资源，开展疑难病例远程会诊，下联各医疗机构，提供远程影像、远程心电、远程超声、视频会诊等远程医疗协作支持。实现县内各单位远程诊断、信息互联、结果互认，并将县外优质医疗资源下沉，提升整体医疗服务水平。目前已完成各类远程医疗协作10841例，节约群众直接就医成本284.69万元。完成县外疑难病例会诊90例，将清华大学第一附属医院、北京大学人民医院等高质量优质医疗资源引入县内，取得了快速提升医疗服务能力的良好效果。

（二）广南县远程诊疗运行成效分析

1. 远程诊疗覆盖情况

远程诊疗主要包括远程影像、远程心电、远程会诊、远程超声等项目。远程诊疗覆盖是这些远程功能模块在医共体各级医疗机构的设置分布数量及

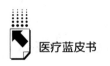

其比例情况，反映了县域医共体内分级诊疗平台信息化建设推进的程度。

从表2可以看出，广南县医共体智慧分级诊疗平台中，远程心电、视频会诊模块在乡镇卫生院和村卫生室的覆盖率都达到了100%，县级医院覆盖率达到了75%。远程影像和远程超声在村卫生室还没有设置，乡镇卫生院实现了100%全覆盖。远程影像在县级医院覆盖率只有50%，远程超声在县级医院达到了100%全覆盖。横向来看，县级医院远程超声达到了100%全覆盖，远程影像只有50%；乡镇卫生院四个功能模块覆盖率都达到了100%；村卫生室还没联通远程影像和远程超声。纵向来看，视频会诊实现了县级医院75%和乡镇医院、村卫生室全覆盖。远程超声实现了县级医院、乡镇卫生院全覆盖，村卫生室还没有联通。远程心电乡镇卫生院和村卫生室实现了全覆盖，县级医院覆盖率只有75%。远程影像县级医院覆盖率只有50%，乡镇卫生院实现了全覆盖，村卫生室还没有联通。整体来看，远程诊疗四大功能模块建设进度不一，远程视频会诊模块建设进度最快，远程超声和远程心电比较理想，远程影像建设进度最慢。

表2　广南县医共体智慧分级诊疗平台建设情况

单位：家，%

模块	县级医院数量	县级医院覆盖率	乡镇卫生院数量	乡镇卫生院覆盖率	村卫生室数量	村卫生室覆盖率
远程影像	2	50	21	100	—	—
远程心电	3	75	21	100	147	100
视频会诊	3	75	21	100	147	100
远程超声	4	100	21	100	—	—

注：—代表卫生室无影像科、超声科相关设备，故未上线该项目。

2. 各模块运行情况

各模块运行情况由该模块总使用数量、卫生院使用数量、卫生院平均使用数量、卫生室使用数量、卫生室平均使用数量、其他县级医院使用数量、其他县级医院平均使用数量构成。各级医疗机构的平均使用数量指该级别医疗机构使用某一模块总数量与该级别医疗机构数量的比值。

通过表3可以发现，远程影像、远程心电两个模块属于高频使用模块，视频会诊和远程超声使用频次相对较少。一方面，这与该地区基层医疗机构日常开展医技检查的主要内容相符，也说明了智慧分级诊疗平台建设极大满足了基层医疗机构日常医技检查的需求。另一方面，也说明远程会诊和超声应用能力不强，需要通过培训来提升。再就是其他县级医院的使用情况有待提高，提示该地区同级别医疗机构间横向交流不足，未能形成体系内互补，应注意从业务流程和人员意识两个方面加强县级医疗机构横向交流，提升患者就医体验。

表3　广南各模块使用情况

单位：个

模块	总使用数量	卫生院使用数量	卫生院平均使用数量	卫生室使用数量	卫生室平均使用数量	其他县级医院使用数量	其他县级医院平均使用数量
远程影像	10156	10156	483.6	–	–	–	–
远程心电	7506	4418	210	3075	20.91	13	13
视频会诊	272	82	3.9	189	1.29	1	1
远程超声	107	100	5.09	–	–	7	3.5

注：–代表未上线该项目。

3. 各模块使用率

各模块使用率指某类医疗机构间已使用该模块的医疗机构数量占该级别医疗机构总数量的比例，反映各模块在各类医疗机构间的普及及应用情况。

通过表4和表5可以发现，在乡镇卫生院层面，各模块建设投入完成后，在乡镇卫生院层面使用率较高，比较受欢迎；而在村卫生室层面，远程心电和视频会诊两大模块使用率都比较低，特别是视频会诊几乎处于闲置状态。乡镇卫生院和村卫生室使用率的差异，一方面说明该地区乡镇卫生院和村卫生室间医疗卫生人员能力和水平的差异，另一方面也意味着村卫生室需要加强信息模块应用培训，以提升村卫生室给本地居民提供远程高级医疗服务的能力。

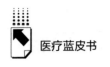

表4 乡镇卫生院各模块使用率

单位：%

模块	2020年8月	2020年9月	2020年10月	2020年11月	2020年12月
远程影像	47.62	90.47	90.47	90.47	85.71
远程心电	47.62	95.24	80.95	71.43	71.43
视频会诊	19.05	90.47	0	19.04	4.76
远程超声	-	9.52	95.24	52.38	14.29

注：-代表该项目于2020年9月安装完成。

表5 村卫生室各模块使用率

单位：%

模块	2020年8月	2020年9月	2020年10月	2020年11月	2020年12月
远程心电	48.98	70.7	35.37	23.8	13.61
视频会诊	46.94	53.74	0	2.72	0.68

4. 各模块使用频次

各模块使用频次即平均每家医疗机构每月对各模块的使用次数。侧重表现各类医疗机构以时间段为单位对各模块的使用情况。

从表6可以看出，乡镇卫生院在远程影像、远程心电模块完成建设后，均保持了较高的使用频次；视频会诊、远程超声模块使用频率较低，且两者差距较大。结合上文分析，应加强这两个模块的应用培训工作和运营及推广建设。村卫生室使用频度主要集中在远程心电模块，这与村卫生室的运行模式和诊疗能力、处置能力有关（见表7）。远程会诊模块的设立，可对村卫生室疑难病例排查进行"兜底"，频度不高，但仍有较大的意义。

表6 乡镇卫生院各模块使用频次（月度）

单位：次

模块	2020年8月	2020年9月	2020年10月	2020年11月	2020年12月
远程影像	3.14	76.67	166.05	145.00	92.76
远程心电	4.48	61.48	120.90	107.71	62.10
视频会诊	0.76	2.48	0.57	0.14	3.95
远程超声	-	0.19	2.67	1.67	0.57

注：-代表该项目于2020年9月安装完成。

表7 村卫生室各模块使用频次（月度）

单位：次

模块	2020 年 8 月	2020 年 9 月	2020 年 10 月	2020 年 11 月	2020 年 12 月
远程心电	0.71	8.78	17.27	15.39	8.87
视频会诊	0.54	0.65	0.07	0.01	1.29

5. 诊断医师工作量情况

诊断医师工作量情况由各模块每月完成病例数量与县人民医院、中医院诊断医师总人数的比值构成，直观反映了医师资源以月为单位的下沉情况。

通过表8可以发现，在安装基本完成后，远程影像、远程心电两个模块各月人均诊断量基本在100例以上，将两个模块医师资源极大下沉到基层医疗机构，大幅提高了基层医疗机构的服务质量和疑难病例诊断能力。这种医疗资源下沉，通过对医疗服务体系内部资源的再利用，增强了医疗服务输出能力，是医疗服务体系运行效率的提升。

表8 广南各模块人均使用数量

单位：例

模块	科室人数	2020 年 8 月人均诊断量	2020 年 9 月人均诊断量	2020 年 10 月人均诊断量	2020 年 11 月人均诊断量	2020 年 12 月人均诊断量	人均诊断总量
远程影像	19	3.47	84.74	183.53	160.26	102.53	534.52
远程心电	10	11.00	129.10	253.90	226.20	130.40	750.60
远程超声	14	–	0.36	4.00	2.50	0.86	7.71

注： –代表该项目于2020年9月安装完成。

6. 乡镇卫生院智慧分级诊疗平台使用与医疗机构位置分布

为分析县内各医疗机构对智慧分级诊疗平台的使用需求，依照各乡镇卫生院各模块使用总量与其距离县内距离（以人民医院为标准点）进行列表分析。从表9可知，各乡镇卫生院与实际距离县内路程并无相关关系。一方面，说明各乡镇卫生院在影像、心电、超声等层面存在短板，医共体智慧分级诊疗平台的建设满足了乡镇卫生院的诊断需求。另一方面，同标准点距离较远的卫生院使用率较低，说明智慧分级诊疗平台的运行效能仍有提升的空间。

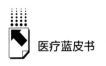

表9　各乡镇卫生院各模块使用总量与其距离县内距离

单位：例，公里

申请医院	心电汇总	影像汇总	视频会诊	远程超声	总计	距离县内距离
广南县者兔乡卫生院	938	1208	1	3	2150	45.2
广南县珠街镇中心卫生院	779	806	6	3	1594	54.3
广南县篆角乡卫生院	334	1021	7	3	1365	77.3
广南县黑支果乡卫生院	262	1005	11	18	1296	76.2
广南县底圩乡卫生院	238	983	5	4	1230	73.8
广南县莲城镇卫生院	1	957	3	2	963	1.6
广南县板蚌乡卫生院	453	495	4	3	955	116.5
广南县曙光乡卫生院	24	907	9	4	944	71.5
广南县杨柳井乡卫生院	351	500	2	3	856	39.8
广南县坝美镇八达卫生院	260	391	2	5	658	53.3
广南县那洒镇中心卫生院	148	377	3	2	530	67.1
广南县董堡乡卫生院	111	366	3	1	481	27.8
广南县五珠乡卫生院	30	388	5	3	426	57.6
广南县妇幼保健计划生育服务中心	4	366	1	3	374	2.2
广南县南屏镇中心卫生院	282	46	1	14	343	53.5
广南县莲城镇那伦卫生院	103	103	1	3	210	29.7
广南县旧莫乡卫生院	87	95	2	3	187	26.8
广南县坝美镇堂上卫生院	2	174	5	5	186	71.4
广南县者太乡卫生院	1	171	1	2	175	84.5
广南县坝美镇中心卫生院	5	157	3	3	168	30.7
广南县八宝镇中心卫生院	5	3	2	9	19	84.3
广南县珠琳镇中心卫生院	3	3	3	3	12	55.9

7. 远程诊断引起的转诊数量

为了验证各类医疗机构间的远程协作对患者就医连续性的影响，本文对远程协作后引起的转诊治疗的医疗机构数量、转诊病例数量进行了统计。21家乡镇卫生院全部发起了转诊活动，且平均每家卫生院转诊活动在10例以上（见表10）。147家卫生室中的146家发起过转诊活动。

表 10　各机构转诊情况

单位：家，例

机构	申请转诊的医疗机构数量	转诊数量
卫生院	21	261
卫生室	146	170
总计	167	431

　　较高的转诊发起数量，充分说明了自智慧分级诊疗平台运行以来，上下级医疗机构间的联系大大增强，有效推进了基层首诊、双向转诊等分级诊疗工作内容。

　　8. 各模块节约群众就医支出情况

　　在减轻群众直接就医成本方面，因各乡镇交通费用和各项检查标准不同，为便于计算，本文依照到县内就医各项检查所需时间和检查费用等，以偏低原则进行了估算，并舍去了患者家属陪同就医所产生的误工费用，但节约群众直接就医费用仍达到 284.69 万元（见表 11）。

表 11　各模块节约医疗费用情况

单位：例，元

模块	使用数量	平均节约支出	总计
远程影像	10156	200	2031200
远程心电	7506	100	750600
视频会诊	272	200	54400
远程超声	107	100	10700
总计	18041	600	2846900

注：包含检查费、往返车费、伙食费、住宿费等。

　　广南县医共体智慧分级诊疗项目共计投入经费 530 万元，项目建成后运行 4 个月即节约群众就医直接成本达 284.69 万元，体现了良好的经济效益。由此可知，项目在节约医保资金、提升基层医疗机构收入、促进基层发展方面也有巨大作用。

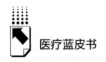

9. 年均节约医师配置费用情况（仅卫生院）

项目极大节约了基层医疗机构医生配置费用。从专业角度看，智慧分级诊疗项目的运行可为每家乡镇卫生院减轻 3 名医师的配置费用，年均节约基层医师配置费用 460.8 万元（见表 12）。

表 12　各模块节约医师配置费用情况

单位：人，元

模块	节约人员数量	人均配置费用(月度)	人均配置费用(年度)	年度总计
远程影像	21	6000	72000	1512000
远程超声	22	6000	72000	1584000
远程心电	21	6000	72000	1512000
总计	64	6000	72000	4608000

注：人均配置费用月度依照 2020 年 12 月广南县珠街镇卫生院招聘执业医师待遇计算，实际范围为 4500～7500 元。

（三）广南县远程诊疗运行成效评价

通过病例信息互联互通，该县目前医疗资源实现下沉的已有远程影像、远程心电、视频会诊、远程超声四项业务。其中，除视频会诊外，其余均为卫生院医技科检查中的薄弱环节。从覆盖面看，各业务均完成了对全县医共体内各类基层医疗机构的全覆盖，总体形成了"宽到边、深到底"的远程医疗协作网络。各项业务运行数量和使用频次显示，远程影像、远程心电已成为基层医疗机构影像、心电诊断的主要支撑力量，远程超声、视频会诊主要发挥疑难病例诊断作用，整体实现对基层医疗机构常规检查的"兜底"。

除平台运行第一个月处于适应期外，各级医疗机构均保持了较高的使用率。远程影像、远程心电的月度使用频次证实了平台对基层医疗机构两项业务的支撑作用。从诊断医师的工作量可以看出，项目将两个医共体龙头医院医师资源大幅度下沉到各基层医疗机构。诊断医师获得的绩效奖励也因此大幅增加。同时，转诊情况显示，医师资源下沉引起了上下级医疗机构的交流机会增加，基层转诊数量明显增加，形成了良好循环，群众大大受益。经测算，项目运行至今已累计为患者节约各项直接就医成本达284.69万元。此外，依照基层诊断医师月收入6000元计算，整个平台搭建后年均节约基层医师配置费用460.8万元，极大减轻了广南县卫生健康系统的财政开支，成功实现了县域医疗服务体系和群众就医体验的"双提升"。

三 统筹医卫资源医防融合成效：以饶阳医疗集团为例

（一）饶阳县医疗集团统筹医卫资源医防融合概述

饶阳县医疗集团在心血管疾病防治工作中，通过信息化手段统筹全县公共卫生资源和医疗资源，为全县各乡镇卫生院和各乡镇常住人口排名前100的卫生室发放可联网的心电图机，建立全县心血管疾病防治网络。基层医疗机构可以选择检查后自行诊断或者上传至饶阳县人民医院得到免费诊断。如遇危急患者，急救中心将随时派出车辆对接基层医疗机构，将患者送至县人民医院胸痛中心抢救治疗。这种统筹规划饶阳县人民医院胸痛中心、心电图室、急救中心医疗资源与基层公共卫生资源的做法，把心电图检查成功普及到最基层，形成联动机制，将心血管疾病由救治向预防延伸，实现了专科层面的全周期服务。

（二）饶阳县医疗集团运行情况

1. 总病例数量、各医疗机构自行诊断数量

依据全县心血管疾病防治网络运行情况，将心电图诊断活动分为自行诊断和远程诊断两部分。各级医疗机构自行诊断情况和远程诊断情况见表13。从表13可以看出，县人民医院因门诊量较大，自行诊断数量远高于乡镇卫生院和村卫生室，也印证了县人民医院诊断力量的优势。远程诊断方面，全县心血管疾病防治网络建成后，县人民医院为乡镇卫生院远程诊断6950例，为村卫生室诊断5830例，两者之和已超过了县人民医院自身门诊检查数量。说明了动用基层医疗机构公共卫生力量对心血管疾病防治工作效能的提升。从乡

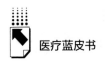

镇卫生院和村卫生室看，远程诊断数量均大幅超过自行诊断数量，说明其在诊断技能方面仍有待加强，也印证了全县心血管疾病防治网络建设的必要性。

表13　各级医疗机构自行诊断和远程诊断情况

单位：例

机构	自行诊断	远程诊断	总计
县人民医院	9590	–	9590
乡镇卫生院	952	6950	7902
村卫生室	456	5830	6286
总计	10998	12780	23778

注：－代表无须向其他机构申请。

2. 总体阳性率情况

总体阳性率指全县心血管疾病防治网络中阳性病例占总病例数量的比例。包括了各医疗机构自行诊断数量及县人民医院为乡镇卫生院、村卫生室诊断病例的数量。全县心血管疾病防治网络中病例的整体阳性率为40.49%（见图6），接近一般县级医院科室检查的阳性率。考虑到基层卫生院、卫生室检查的患者通常症状较轻或非主动就医，说明在乡村心血管疾病隐患仍然较大，也印证了远程诊疗服务基层的意义所在。

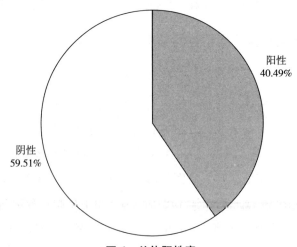

图6　总体阳性率

3. 各基层医疗机构自行诊断病例阳性率情况

各基层医疗机构自行诊断病例阳性率为乡镇卫生院、村卫生室自行诊断病例中阳性病例数量占自身诊断总病例数量的比例。由表 14 中内容并结合上文可以发现，乡镇卫生院自行诊断的病例阳性率较总体阳性率偏低。卫生室自行诊断的病例阳性率较总体阳性率偏高。考虑到乡镇卫生院医师具备一定心电图基础知识、卫生室乡村医师心电图知识相对匮乏的情况，出现"乡镇低估风险、村里过度紧张"的现象可能性较大。县人民医院通过全县心血管疾病防治网络进行远程诊断后，统一了全县心电图诊断服务的质量，降低了基层医疗机构医疗不良事件的发生概率。

表 14 各基层医疗机构自行诊断病例阳性情况

单位：例，%

机构	诊断数量	阳性病例数	阳性率
乡镇卫生院	952	354	37.18
村卫生室	456	216	47.37

4. 病例数量随月度变化情况

图 7 和图 8 反映了县人民医院远程诊断和基层医疗机构（卫生院、卫生室）自行诊断病例数量随月度变化情况。

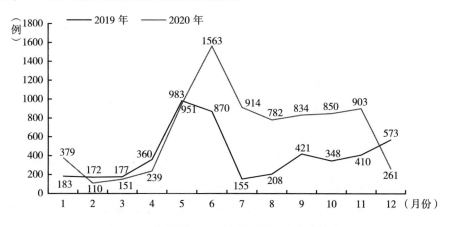

图 7 县人民医院远程诊断数量月度变化情况

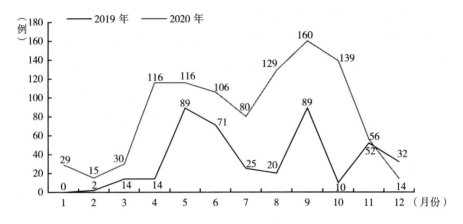

图8　基层医疗机构自行诊断数量月度变化情况

通过运行两年来各月诊断量变化情况，可分析出区域内患者心血管疾病多发时间为4～6月。对比县人民医院远程诊断数量与基层医疗机构自行诊断数量曲线的走势，可以看出除基层医疗机构在8～10月出现的诊断小高峰外，其余时间两图走势基本相符，说明县人民医院与基层医疗机构形成了良好的配合机制，实现了"水涨船高、结构不变"的稳定效应。同时，2020年数据较2019年同期数据有较大提升（部分月份排除疫情和低温因素），说明全县心血管疾病防治网络运行质量有效提高，心血管疾病防治作用得到了更大的发挥。

5. 重复检查的患者比例

重复检查的患者比例即心血管病防治网络中患者重复检查的次数占该医疗机构诊断总次数的比例。能够体现出首次心电图复查、日常例行检查或重点患者多次检查的频度。从表15中可以看出，卫生院自行诊断患者重复检查比例为0，卫生室自行诊断患者重复检查比例极低，县人民医院远程诊断病例重复检查比例相对较高。考虑到县人民医院远程诊断主要受益对象是在卫生院、卫生室就医的患者，充分说明了这部分患者实际上是心血管疾病的风险人群，在卫生院和卫生室首次检查后，通过县人民医院远程诊断进行复查或例行检查。全县心血管疾病防治网络的建立，将县人民医院医师资源与基层公卫力量相结合，极大地便利了高风险患者群体的多次就医。

表 15　重复检查的患者比例

单位：人，%

重复检查患者来源	数量	比例
卫生院自行诊断	0	0
卫生室自行诊断	5	1.10
县人民医院远程诊断	4626	36.20
总计	4631	

（三）饶阳县医疗集团运行成效评价

全县心血管疾病防治网络建设两年来，与基层医疗机构有关的心电图诊断总量（自行诊断或发起远程诊断申请，由县人民医院诊断）为 14188 例，占全县检查总数量（23778 例）的 59.67%，说明全县心血管疾病防治网络有效激活了基层公共卫生力量，成为全县心电图检查的重要执行者，在减轻县人民医院负担的同时，满足了大量的基层患者潜在需求。总体阳性率为 40.49%，基层医疗机构诊断病例阳性率分别为 37.18%（乡镇卫生院）、47.37%（卫生室），反映出在基层普及心电图检查，有效筛查出了心脏疾病的潜在患者，大大便利了心血管疾病的防治。无论是县人民医院还是各基层医疗机构，两年月度诊断数量变化走势相近，且 2020 年明显高于 2019 年，侧面说明了项目的有序运行和稳步提升。

县人民医院与各基层医疗机构月度诊断数量变化走势有较多相似之处，说明上下级医疗机构间的作用已形成稳定的"高低搭配"模式。重复检查的患者中，卫生院、卫生室使用远程心电网络申请县人民医院诊断的病例占比较高。这部分患者多数有既往病史或症状较复杂不能一次确诊，心电检查服务普及到基层后，如患者察觉不适或有相关病史，可随时、快捷、多次进行心电图检查，将心血管疾病管理周期向两端进行了延伸。通过这种统筹医卫

资源、医防结合的模式，两年完成各类心电图检查23778例（其中县人民医院门诊诊断9590例、基层医疗机构自行诊断1408例，申请远程诊断12780例），及时发现、抢救急性心肌梗死等患者210人，充分发挥了联动优势。

四 县域医共体信息化建设的经验总结与总体评价

（一）切实把握县域医共体建设本质

县域医共体建设的实质是以人民为中心执政理念的具体体现，是实现县域医疗卫生服务体系新旧动能转换的重要契机，更是建立优质高效医疗卫生服务体系的必然导向。县域医共体建设是新时代卫生健康领域的一项重大改革，涉及多方面体制机制的破除、修正和重建，也牵扯到各方面利益格局的反复调整。开展县域医共体建设工作，需要政府发挥主导作用，建立部门协调联动机制，明确职责分工，完善政策保障，并适时开展监测评估及信息反馈工作；需要坚持正确的建设理念，做好顶层设计和路径规划，并高度重视各方参与主体的切身利益和积极性，取得广泛共识，形成推动合力；需要准确把握当前县域医共体发展的关键问题和症结，实事求是，稳步推进，要全力避免出现形式主义、劳民伤财、费力不讨好的被动结果。

（二）坚持县域医共体建设原则

在医共体建设实施过程中，"政府主导、统筹规划"是必须坚持的首要原则。要在政府主导下，根据区域内医疗卫生资源的结构和布局，结合区域居民疾病负担情况，从医疗卫生服务实际需求出发，按照业务相关、优势互补、双向选择、持续发展要求，兼顾既往形成的合作关系和业务形态，做好区域规划和顶层设计。各地在推进改革时，应因地制宜开展差别化探索工作。

（三）构建县域医共体良性运行机制

为了最大限度发挥医共体协调联动效能，需要政府改变以往的"拉郎配"做法，相关部门应该协同一致，让医疗机构通过利益引导，实现"自愿组合"，从根本上解决联动的内在动力问题。在政府和相关部门的共同推动下，抓住有利于医共体建设的核心要素，努力寻求各方共识和利益方面的最大公约数，尤其要破除行政区划、财政投入、医保支付、人事管理等方面存在的壁垒，才能做到事半功倍，有始有终。在医共体实际运转当中，要实行医保总额付费等多种付费方式，充分发挥医保核销机制的经济杠杆和谈判作用，推动医疗支付方式改革，建立并不断完善基于医共体分工协作的医保总额打包定额付费机制，从而有力推动医保保障政策从"保疾病"向"保健康"的转变。

（四）坚守服务人民健康的初心和理念

通过推进实施医共体建设工作，中国政府管医、医院行医和病人就医的群体行为正在逐渐发生积极改变，广泛分布在基层的患者、医院、社会利益共同体正在逐步构建形成，为共建、共享高效有序的分级诊疗服务体系营造了良好的改革环境。基层群众在医疗健康服务需求逐步得到满足的同时，生命安全也获得了更多保障。特别是肆虐全球的新冠肺炎疫情发生以来，中国医共体服务体系在基层疫情防控中显示出非常独特的优势，各个体系内构建的指挥协调架构、信息化管理平台、物质资源统筹使用和人力资源共享机制，都对疫情防控发挥了极其重要的作用。各地通过发挥体制、专业和协同的作用优势，将基层打造成为高效、严密、安全的"抗疫堡垒"，快速探索出了一条以基层为重点，区域联防联控、群防群控的新型卫生健康协同治理模式，为疫情防控提供了坚实的组织保障、制度保障、资源保障和技术保障，同时也为后疫情时代的县域突发公共卫生事件应急处理体系建设积累了宝贵经验。

B.13
县域医共体内的合作分析及评价

陈航 王雪峰*

摘　要：　本文基于"非对称合作理论"构建了县级医院与乡镇卫生院
合作的分析模型，通过模型分析得出县级医院与乡镇卫生院
在合作博弈过程中，二者选择合作的概率与其合作冲突的单
位成本收益比负相关，与其二者相互间的实力对比或非对称
性系数正相关。由此可知，在推进县域医共体建设过程中，
应根据各地区医疗机构发展的实际情况分区域逐步推进。

关键词：　非对称合作　合作模型　均衡解

一　县域医共体合作分析

围绕如何破解"看病难"与"看病贵"的问题，推进分级诊疗制度建设
进而完善医疗服务体系成为我国"新医改"的核心任务之一。从"保基本、
强基层、建机制"，到"强基层、筑网底"，再到分级诊疗体系构建和县级医
院综合改革，县域医共体成为当前推进县域医疗卫生服务体系一体化和城乡

* 陈航，研究员，首都医科大学附属北京地坛医院党委书记，中国人民大学医院管理研究中心
特聘专家，北京医院协会党建专业委员会主任委员，中国人民争取和平与裁军协会医药卫生
界别副主任委员等，先后担任中华全国青年联合会第十一届医药卫生界别秘书长、中央国家
机关青年联合会医药卫生界别秘书长，中国控烟协会医院控烟专业委员会秘书长，主要研究
方向为医疗卫生改革、医院管理；王雪峰，经济学博士，副研究员，中国社会科学院中国社
会科学评价研究院评价理论研究室副主任，主要研究方向为评价学、产业经济学、流通经济
学、消费经济学。

医疗体系分开的重要抓手。目前，政府强力推进、打造县域医共体的方向已经确立。

（一）经典对称合作博弈

合作行为与竞争行为一样都是人类社会中基本的经济和社会行为，都是人类文明和社会发展的基础。鉴于在人类社会活动中，合作行为与竞争行为都是广泛和普遍存在的行为，与大家熟知的竞争理论相对应的研究合作行为及其机理的理论被称为合作理论。竞争理论的核心思想是理性人通过竞争，获得最大收益；而合作理论的核心思想则是参与者之间通过协同合作，实现互利共享。在现实中，理性人竞争过程中也存在合作行为，协同合作参与者内部也存在竞争行为。一般认为，研究合作者之间相互竞争的理论就是合作博弈理论。在合作博弈研究中，前期主要集中在对对等博弈的研究，即首先假定有两个参与者且这两个参与者之间实力对等，然后研究它们合作与不合作策略选择的行为。由此，产生了一些经典合作博弈分析模型，同时也产生了一些博弈悖论或博弈困境，譬如"公地悲剧"以及"囚徒困境"。后来的研究者通过深入研究探讨发现，经典对称博弈困境的秘密就在于博弈参与者的策略选择都不是纯策略，而是混合策略。这样，经过理论的发展，混合策略分析成为合作博弈分析的有效分析工具，且理论分析的结果对现实的解释和预测性都更强。

在诸多学者的推动下，合作理论研究成为现代管理科学研究中的一个内容，产生了一些经典的合作理论。合作博弈理论中，"鹰鸽博弈"分析是经典合作博弈分析模型。两个理性博弈参与者都有合作策略和冲突策略构成的两个可选策略，合作策略即鸽策略（D），冲突策略即鹰策略（H）。这样，博弈双方的策略选择组合就会有四个，即（鹰策略：鹰策略）、（鹰策略：鸽策略）、（鸽策略，鹰策略）和（鸽策略：鸽策略）。再进一步假定，两个理性参与者的实力对等，合作总收益为 v，付出的总冲突成本为 c。如果它们选择的都是鹰策略，那么它们之间的冲突成本就是 c，合作总收益为 v，因为二者实力对等，双方获胜的可能性都是 $\frac{1}{2}$。这样，博弈双方的可能纯收益均可记为 $\dfrac{v-c}{2}$。如果博弈双方都采取鸽策略，双方之间就不会冲突，冲突成本为 0，同样因为实力对等，双方获取的纯收益都是 $\dfrac{v}{2}$。如果一方选取鸽策略，而另一方选择鹰策略，博弈双方也没有冲突，冲突成本也是 0。在这种情况下，选择鹰策略者收益为合作总收益 v，采取鸽策略者的收益为 0。将博弈双方的这四种策略组合的结果以矩阵的形式表达出来就是经典"鹰鸽博弈"收益支付矩阵，具体见表 1。

表 1   经典"鹰鸽博弈"支付矩阵

策略	鸽	鹰
鹰	$(v,0)$	$\left(\dfrac{v-c}{2},\dfrac{v-c}{2}\right)$
鸽	$\left(\dfrac{v}{2},\dfrac{v}{2}\right)$	$(0,v)$

由此可见，在经典"鹰鸽博弈"分析中都含有参与博弈者实力对等的假定条件。如果合作博弈的收益（v）大于冲突成本（c），博弈就存在纯策略稳定纳什均衡（鹰策略：鹰策略）；如果冲突成本（c）大于合作博弈收益（v），博弈存在两个纯策略不稳定纳什均衡，也没有进化稳定的纯策略，但有混合策略均衡进化稳定解（$1-p$, p），这里，$p=\dfrac{v}{c}$ 是双方选择鹰策略的概率。

（二）非对称合作博弈

在经典的合作博弈理论分析中，为了分析方便，一般都是通过假定将博弈参与者抽象为实力对等，但在实际具体合作博弈中，合作参与者之间实际上人部分存在实力差距，也就是说，合作参与者之间并不是对等的关系，而是非对等关系。在实际非对等关系和合作博弈系统内存在公共资源的情况下，如果在一方采取合作策略的同时另一方采取不合作策略或投机策略，那么采取投机策略的一方就可以在合作过程中不付出或付出较少的成本，且获得较大的收益。这样，无论是合作博弈的优势参与方还是劣势参与方都有了采取不合作策略或者投机策略的动机，进而引致合作系统失稳，甚至崩溃解体。合作系统的维持或稳定性问题是经典合作博弈分析面临的难题。围绕合作系统的稳定性问题，一些学者提出了合作系统内的和理论来解释合作系统的维持及稳定问题。但已有的研究表明，"突变"会使"自我抑制"或"空间异质性"条件下的合作机制失去稳定性。

事实上，在合作系统内，参与者大多不是实力对等的参与者，它们选择的策略既不是纯粹的合作策略，也不是纯粹的不合作策略，而是合作或不合作的混合策略。这种混合策略是依据参与者之间的实力对称关系的变动，以一定的概率选择合作或不合作。

二　县域医共体合作博弈分析与评价

县域医共体的建设推进过程伴随着多元主体进行利益分配的博弈，这类博弈适于采用合作博弈进行辨识和分析。

（一）县域医共体合作博弈主体

在县域医共体建设过程中，博弈主体主要指有不同利益诉求且相互影响、相互制约的组织和个人。具体而言，县域医共体建设的博弈合作系统中的主体主要有国家卫生健康委、县级政府部门、县级医院、乡镇卫生院和村卫生室及患者。

县域医共体建设系统的强势博弈主体是政府部门，包括中央政府和地方政府。政府作为国家利益的代表，履行的是国家意志，其利益诉求是追求社会效益和人民的支持和拥护。在县域医共体建设方面，政府作为主导和推动者，其直接追求是分级诊疗制度建设，终极追求是基层人民群众就医的可及性和便利性以及医疗服务体系的公益性，进而体现中国特色社会主义制度的优越性。在医共体建设过程中，中央政府部门更侧重于宏观和政策，体现的

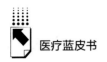

是国家意志和医改理念；地方政府则侧重于区域治理和区域医疗卫生服务体系建设。二者在政策制定和执行层面存在信息不对称，作为政策制定者的中央政府无法完全、准确地识别和判断地方政府在政策执行方面的努力程度和工作绩效。① 显然，中央政府部门与地方政府之间存在非对称博弈行为，适用非对称合作博弈分析。

县域医共体建设的中间势力博弈主体是县级医院。在县域医共体建设过程中，县级医院是县域医共体建设的核心和关键，是县域医共体建设具体执行牵头单位。在地位和职能上，县级医院上接城市三级医院的优质医疗资源，下接直接面向广大人民群众的乡镇卫生院、村卫生室，承担着"基层首诊、双向转诊、急慢分治、上下联动"的医改方向要求和职责职能。在推进县域医共体建设的背景下，县级医院职责不再仅仅是管理好本医院，还需要通过医共体管理好乡镇卫生院和村卫生室，促进整个医共体的顺畅运行。总之，县级医院是县域医共体建设的关键骨干力量。在县级医院牵头的县域医共体内，县级医院掌握着绝大部分医疗资源，是医共体管理的优势方。

县域医共体建设的基层势力博弈主体是乡镇卫生院和村卫生室。乡镇卫生院上对县级医院负责，下对村卫生室和广大人民群众提供基本医疗服务，是县域医共体顺畅运行的关键节点。村卫生室直接融入广大人民群众，向人民群众直接提供基本医疗卫生服务，是县域医共体建设的根基。乡镇卫生院和村卫生室是中国医疗卫生体系的基层，如何提高基层医生诊疗能力、转变基层"门可罗雀"的诊疗状态，这是基层医疗机构面临的重要问题。只有通过县域医共体建设，真正做到"强基层"，才能切实落实分级诊疗制度。

县域医共体建设中博弈主体还有患者。患者作为医疗卫生服务的需求者，是县域医共体政策的根本目标。患者希望可以在县域医共体内以较低的经济成本、较短的时间代价获取较优质的治疗效果。遴选医院和大夫，是患者基于自身情况进行的重要选择。

---

① 林伟龙：《基于利益相关者分析的安徽省天长市县域医共体实践研究》，北京协和医学院硕士学位论文，2017。

（二）县域医共体的合作博弈特征

县域医共体具有典型的合作特性。在县域医共体内，县级医院是合作体系的的龙头，乡镇卫生院是合作体系的枢纽，村卫生室是合作体系的基础。这样，就形成了县、乡、村三级联动、分工协作的医疗卫生服务合作机制，构成了责任共担、利益共享的合作共同体。与此同时，县域医共体也具备典型的竞争特性，虽然分级诊疗已经逐步推行，但县级医院、乡镇卫生院、村卫生室之间仍旧存在资源竞争。必须探索最适宜的合作博弈模式，以取得高社会效益、高经济收益的可持续医共体模式。基于合作博弈视角剖析，县域医共体具备如下合作博弈特征。

一是战略合作性。县域医共体是管理共同体，需要战略性合作。县域医共体的主体具有多元的特点，这些主体能够合作并组建县域医共体具有重要的战略意义，即深入推进分级诊疗制度、由"大医疗"转型为"大健康"。在国家统一战略部署下，县域医共体内的多元主体合作是具有重要价值的战略合作。

二是风险分担性。县域医共体是责任共同体，对责任和风险的分担具有共同性。在县域医共体组建政策上，也明确提出了合理超支分担的风险分担机制。

三是利益共享性。县域医共体也是利益共同体，合作结余可以在医共体内自主分配，在利益分配上政策允许实现利益共享。

四是业务竞争性。县域医共体内包括县级医院、乡镇卫生院、村卫生室，既在医疗卫生资源上存在竞争，也在患者获得源头上存在竞争。对于县级医院来说，分级诊疗既帮助它们分流患者，也造成了部分患者流失，同时还可能造成资源配置减少，如何在竞争的基础上实现合作共赢是县域医共体内合作博弈的重要研究内容。

三 县域医共体非对称合作分析与评价

（一）县域医共体非对称合作模型构建

县级医院与乡镇卫生院合作是解决中国县域居民看病就医、完善基层

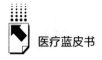
医疗卫生体制、推进县域分级诊疗制度建设的重要任务和内容之一。近年来，围绕县级医院与乡镇卫生院如何合作的问题，医学界的管理者和学者进行了不懈探索，也在不断总结经验，但是并没有从理论上给出县级医院与乡镇卫生院合作的动力以及影响其合作的关键因素，致使已有的成功做法只是停留在经验总结的层面，无法上升到理论的高度为决策层的决策提供参考。

1. 假定条件

在县级医院与乡镇卫生院的合作中，县级医院与乡镇卫生院之间的实力存在很大的差异，合作主体之间是不对等和非对称的。据此，本文做出以下假定。

（1）县级医院和乡镇卫生院都是独立的理性组织，都可以自主调整合作策略。

（2）县级医院和乡镇卫生院之间存在信息不对称。县级医院无法完全了解乡镇卫生院是否选择合作；乡镇卫生院也无法完全了解县级医院的惩罚措施。

（3）县级医院与乡镇卫生院之间存在实力差距。在此假定县医院与乡镇卫生院的实力比为 $r : (1 - r)$。其中，r 是县级医院所占县域内医疗资源比例或与乡镇卫生院发生冲突时能够取胜的概率值；$1 - r$ 是乡镇卫生院占县域内医疗卫生资源的比例或与县级医院发生冲突时可能取胜的概率值。

（4）县级医院与乡镇卫生院的合作收益为 v，冲突成本为 c，且合作收益小于冲突成本。

（5）县级医院与乡镇卫生院都采取对抗合作策略时，乡镇卫生院得到的纯收益为 $\dfrac{v - c}{4(1 - r)}$，县级医院的纯收益为 $\dfrac{v - c}{4r}$。在这里，为了保证在双方实力对等，即 $r = 0.5$ 时，二者的纯收益都是 $\dfrac{v - c}{2}$，本文将分母乘以常数 4。

（6）县级医院与乡镇卫生院都采取合作策略时，县级医院的纯收益为 rv，乡镇卫生院的纯收益为 $(1 - r)v$。

（7）县级医院和乡镇卫生院一方采取合作策略，一方采取不合作，选择合作者的收益为0，选择不合作者的收益为v。

2. 支付矩阵

在以上假设条件约束下，县级医院与乡镇卫生院合作的支付矩阵见表2。

表2　县级医院与乡镇卫生院非对称合作支付矩阵

参与者	乡镇卫生院		
	策略	鸽	鹰
县级医院	鸽	$\left[rv,(1-r)v\right]$	$(0,v)$
	鹰	$(v,0)$	$\left[\dfrac{v-c}{4r},\dfrac{v-c}{4(1-r)}\right]$

由以上支付矩阵和假设条件可知，在县级医院和乡镇卫生院合作博弈中，纯策略纳什均衡解不存在。为了深入分析县级医院与乡镇卫生院合作的博弈均衡解，需要考虑引入县级医院和乡镇卫生院各自的混合策略。假定乡镇卫生院采取合作策略（鸽策略）的概率为x，县级医院采取合作策略（鸽策略）的概率为y，则乡镇卫生院选择竞争策略（鹰策略）的概率为（$1-x$），县级医院选择竞争策略（鹰策略）的概率为（$1-y$）。

3. 构建期望收益模型

在此假定条件下，县级医院选择鹰策略的期望收益为：$U_g^h=(1-x)\dfrac{v-c}{4r}+xv$；选择鸽策略的期望收益为：$U_g^d=(1-x)0+xrv$。县级医院分别选择鹰、鸽策略的平均期望收益：$\bar{U}_g(y,x)=(1-y)U_g^h+yU_g^d$。乡镇卫生院选择鹰策略的期望收益为：$U_c^h=(1-y)\dfrac{v-c}{4(1-r)}+xv$；选取鸽策略的期望收益为：$U_c^d=(1-y)0+xrv$。乡镇卫生院选取鹰、鸽策略的平均期望收益为：$\bar{U}_c(y,x)=(1-x)U_c^h+xU_c^d$。

据此，可以得出在给定县级医院和乡镇卫生院采取合作策略概率（y，x）

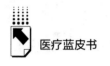
的条件下，分别得出县级医院和乡镇卫生院的平均期望收益的模型表达式为

$$\bar{U}_g(y,x) = (1 - y)\, U_g^h + y\, U_g^d \tag{1}$$

$$\bar{U}_c(y,x) = (1 - x)\, U_c^h + x\, U_c^d \tag{2}$$

依据纳什均衡，在给定乡镇卫生院混合策略概率（x，$1 - x$）的条件下，县级医院追求的 $\bar{U}_g(y，x)$ 的最大值，即期望平均收益最大目标下的合作概率值。在给定县级医院混合策略概率（y，$1 - y$）的条件下，乡镇卫生院追求的是 $\bar{U}_c(y，x)$ 实现最大值，即期望平均收益最大目标下的合作概率。据此有

$$\frac{\partial \bar{U}_g(y,x)}{\partial y} = U_g^d - U_g^h = 0 \tag{3}$$

$$\frac{\partial \bar{U}_c(y,x)}{\partial y} = U_c^d - U_c^h = 0 \tag{4}$$

求解式（3）和式（4），分别可得

$$x_0 = \frac{v - c}{4k(1 - r)v - 4(1 - r)v + v - c} ; y_0 = \frac{v - c}{4r(1 - r)v - 4(1 - r)v + v - c}$$

依据混合策略纳什均衡可知，[（y_0，$1 - y_0$），（x_0，$1 - x_0$）]分别是县级医院与乡镇卫生院的合作均衡解。因为对于县级医院来说，如果乡镇卫生院选择合作的概率为x_0，那么无论是县级医院选择合作还是选择不合作，其结果没有区别；同样，对于乡镇卫生院来说，如果县级医院选择合作的概率为y_0时，那么乡镇卫生院无论是选择合作还是选择不合作，其结果也无差异。因此，y_0和x_0分别是县级医院和乡镇卫生院选择合作的概率。

（二）县域医共体非对称合作分析与讨论

1. 模型均衡解

通过对县级医院与乡镇卫生院合作模型的构建，本文假定县级医院与乡

镇卫生院在其实力对比已定的情况下，推导出二者的混合策略均衡解。换句话说，就是在县级医院和乡镇卫生院的实力比为 r 的情况下，县级医院和乡镇卫生院各自选择合作策略行为的概率分别为 $[(y_0, 1-y_0), (x_0, 1-x_0)]$，其中，$y_0 = \dfrac{v-c}{4r(1-r)v - 4(1-r)v + v - c}$；$x_0 = \dfrac{v-c}{4r^2v - 4rv + v - c}$。

据此，本文开始讨论均衡点各参量的性质。以 $m = \dfrac{v}{c}$ 表示县级医院与乡镇卫生院合作时发生的单位冲突成本收益，以 $h = \dfrac{r}{1-r}$ 表示县级医院与乡镇卫生院的实力比值，或者县级医院与乡镇卫生院的非对称程度的大小。

由假设 $v \leqslant c$，可知 $0 \leqslant m \leqslant 1$；由 $0 < r < 1$，可以推出 $h > 0$。在一般情况下，县级医院的实力都要远远大于乡镇卫生院，因而 $k \geqslant 0.5$，这样可以推知实际上 $h > 1$。这样，县级医院的混合均衡解就可以表示为：$y_0 = \dfrac{v-c}{4r(1-r)v - 4(1-r)v + v - c} = \dfrac{(m-1)(1+h)^2}{(m-1)(h+1)^2 - 4m}$。乡镇卫生院的混合策略均衡解可以记为：$x_0 = \dfrac{v-c}{4r^2v - 4rv + v - c} = \dfrac{(1-m)(1+h)^2}{(1+h)^2 - m(h-1)^2}$。

由此可知，y_0 和 x_0 的取值大小与参数 m 和 h 密切相关。由于涉及两个参数，在讨论时，为了方便，假定一个参数为常数，通过改变另一个参数的取值来考察其取值变化对 y_0 和 x_0 的影响。

2. 均衡解分析评价

（1）县级医院与乡镇卫生院实力比一定。在县级医院与乡镇卫生院非对称程度的比值 h 选定的情况下，县级医院与乡镇卫生院选择合作的概率是它们之间的成本收益比的函数。为了清晰展示县级医院与乡镇卫生院之间的合作概率取值变化与其成本收益比不同取值之间的关系，首先取其实力比的 r 值为 0.55、0.65、0.75、0.85、0.95、0.99 六种情况，然后考察在这六种情况下，y_0 和 x_0 随 m 取值的变化情况，具体见表3。

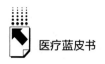
表3 县级医院与乡镇卫生院实力比一定的情况下混合均衡策略关系

r	h	m	y_0	x_0	r	h	m	y_0	x_0
0.55	1.22	0.15	0.97	0.85	0.65	1.86	0.15	0.98	0.86
	1.22	0.25	0.94	0.75		1.86	0.25	0.96	0.77
	1.22	0.35	0.90	0.65		1.86	0.35	0.94	0.67
	1.22	0.45	0.86	0.55		1.86	0.45	0.91	0.57
	1.22	0.55	0.80	0.45		1.86	0.55	0.87	0.47
	1.22	0.65	0.73	0.35		1.86	0.65	0.81	0.37
	1.22	0.75	0.62	0.25		1.86	0.75	0.73	0.27
	1.22	0.85	0.47	0.15		1.86	0.85	0.59	0.16
	1.22	0.95	0.21	0.05		1.86	0.95	0.30	0.05
0.75	3	0.15	0.99	0.88	0.85	5.67	0.15	1.00	0.92
	3	0.25	0.98	0.80		5.67	0.25	0.99	0.85
	3	0.35	0.97	0.71		5.67	0.35	0.99	0.78
	3	0.45	0.95	0.62		5.67	0.45	0.98	0.71
	3	0.55	0.93	0.52		5.67	0.55	0.97	0.62
	3	0.65	0.90	0.42		5.67	0.65	0.96	0.51
	3	0.75	0.84	0.31		5.67	0.75	0.94	0.40
	3	0.85	0.74	0.19		5.67	0.85	0.89	0.26
	3	0.95	0.46	0.07		5.67	0.95	0.70	0.09
0.95	32.33	0.15	1.00	0.98	0.99	99.00	0.15	1.00	0.99
	32.33	0.25	1.00	0.96		99.00	0.25	1.00	0.99
	32.33	0.35	1.00	0.94		99.00	0.35	1.00	0.98
	32.33	0.45	1.00	0.91		99.00	0.45	1.00	0.97
	32.33	0.55	1.00	0.88		99.00	0.55	1.00	0.95
	32.33	0.65	1.00	0.82		99.00	0.65	1.00	0.93
	32.33	0.75	1.00	0.74		99.00	0.75	1.00	0.89
	32.33	0.85	0.99	0.60		99.00	0.85	1.00	0.82
	32.33	0.95	0.98	0.31		99.00	0.95	1.00	0.57

由表3可知，在 r（h）值给定的情况下，县级医院和乡镇卫生院采取的合作与不合作的混合策略的概率 y_0 和 x_0 都取决于二者的冲突单位成本收益比的变化。具体来看，如果县级医院与乡镇卫生院在合作过程中

的成本收益比值越大，那么二者合作概率的混合均衡解取值就越小；如果县级医院与乡镇卫生院合作冲突的单位成本收益取值减少，那么它们选择合作的混合均衡概率 y_0 和 x_0 的取值都会增加，也就是说，合作冲突的单位成本收益越小，它们选择合作的概率越大。譬如，在二者的实力比值为 0.85 时，相应 h 为 5.67 的情况下，假如 m 值为 0.15，这时县级医院选择合作的概率基本为 100%，乡镇卫生院选择合作的概率为 92%。如果 m 值取为 0.65，县级医院选择合作的概率就下降为 96%；乡镇卫生院选择合作的概率也下降为 51%。如果 m 值增加到 0.85，这时县级医院选择合作的概率就降为 89%，而乡镇卫生院选择合作的概率也下降为 26%。如果 m 值取 0.95，这时县级医院选择合作的概率就下降为 70%，乡镇卫生院选择合作的概率则降为 9%。很显然，在县级医院与乡镇卫生院的实力对比值选取其他值的情况下，县级医院和县镇卫生院的混合策略均衡值也是类似的变动关系。总之，在县级医院和乡镇卫生院的实力对比一定的情况下，二者的混合策略均衡解 y_0 和 x_0 都与它们合作的单位冲突成本收益比负相关。这意味着，在县级医院与乡镇卫生院合作的过程中，如果成本收益比越大，双方倾向于选择竞争的可能性就越高，合作策略的可能性就越低。

（2）合作冲突成本收益比一定。在假定县级医院与乡镇卫生院的合作冲突成本收益比一定，即在 m 保持不变的条件下，本文用来分析县级医院和乡镇卫生院各自选择合作的混合策略均衡解 y_0 和 x_0 就是二者非对称实力比值单个变量的函数，其取值只取决于非对称实力比值的变动。为了更加直观地显示县级医院和乡镇卫生院的混合策略均衡解的变动情况，本文分别选取合作冲突成本的收益比为 0.15、0.25、0.35、0.45、0.55、0.65、0.75、0.85、0.95、0.99 十个数值，然后测算各给定数值下的混合策略均衡值（y_0 和 x_0）与非对称实力比值之间的变化关系。通过测算得到表 4 所展示的结果。

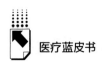

表4 合作冲突收益一定时混合策略均衡值与非对称实力比值之间的变化关系

m	r	h	y_0	x_0	m	r	h	y_0	x_0
0.15	0.55	1.22	0.87	0.85	0.25	0.55	1.22	0.79	0.75
	0.65	1.86	0.92	0.86		0.65	1.86	0.86	0.77
	0.75	3.00	0.96	0.88		0.75	3	0.92	0.80
	0.85	5.67	0.98	0.92		0.85	5.67	0.97	0.85
	0.95	32.33	1.00	0.98		0.95	32.33	1.00	0.96
	0.99	99.00	1.00	0.99		0.99	99	1.00	0.99
0.35	0.55	1.22	0.70	0.65	0.45	0.55	1.22	0.60	0.55
	0.65	1.86	0.79	0.67		0.65	1.86	0.71	0.57
	0.75	3	0.88	0.71		0.75	3	0.83	0.62
	0.85	5.67	0.95	0.78		0.85	5.67	0.93	0.71
	0.95	32.33	1.00	0.94		0.95	32.33	1.00	0.91
	0.99	99	1.00	0.98		0.99	99	1.00	0.97
0.55	0.55	1.22	0.50	0.45	0.65	0.55	1.22	0.40	0.35
	0.65	1.86	0.63	0.47		0.65	1.86	0.52	0.37
	0.75	3	0.77	0.52		0.75	3	0.68	0.42
	0.85	5.67	0.90	0.62		0.85	5.67	0.86	0.51
	0.95	32.33	1.00	0.88		0.95	32.33	0.99	0.82
	0.99	99	1.00	0.95		0.99	99	1.00	0.93
0.75	0.55	1.22	0.29	0.25	0.85	0.55	1.22	0.18	0.15
	0.65	1.86	0.41	0.27		0.65	1.86	0.27	0.16
	0.75	3	0.57	0.31		0.75	3	0.41	0.19
	0.85	5.67	0.79	0.40		0.85	5.67	0.66	0.26
	0.95	32.33	0.99	0.74		0.95	32.33	0.98	0.60
	0.99	99	1.00	0.89		0.99	99	1.00	0.82
0.95	0.55	1.22	0.06	0.05	0.99	0.55	1.22	0.01	0.01
	0.65	1.86	0.10	0.05		0.65	1.86	0.02	0.01
	0.75	3	0.17	0.07		0.75	3	0.04	0.01
	0.85	5.67	0.37	0.09		0.85	5.67	0.10	0.02
	0.95	32.33	0.94	0.31		0.95	32.33	0.74	0.08
	0.99	99	0.99	0.57		0.99	99	0.96	0.20

由表4的数据关系可知，在县级医院与乡镇卫生院的单位合作冲突成本收益比一定时，县级医院和乡镇卫生院选择合作的混合策略解y_0和x_0的取值

与它们之间的非对称程度的大小成正相关关系。如果县级医院与乡镇卫生院之间的实力差距越大，那么二者选择竞争的概率就越小，进行合作的可能性就越高。如果县级医院与乡镇卫生院的实力差别较小，那么它们相互竞争的可能性就较大，相互合作的概率就较低，选择合作的难度加大。例如，在合作冲突单位成本收益比为 0.15 时，如果二者实力比值 r 值为 0.55，县级医院选择合作的概率是 87%，乡镇卫生院选择合作的概率为 85%。如果 r 值取为 0.85，县级医院选择合作的概率相应就提高到了 98%，乡镇卫生院选择合作的概率也提高到了 92%。如果 r 值提升到 0.95 以上，那么无论是县级医院还是乡镇卫生院选择合作的概率几乎都是 100%。可见，在合作冲突单位成本收益一定的前提下，县级医院与乡镇卫生院的非对称程度越大，二者选择合作的意愿就越高；在极端情况下，即如果非对称系数为 1，那么二者之间将不存在冲突，就成为一体化合作的问题了。如果县级医院与乡镇卫生院的实力基本对等，那么二者就很难合作。

最后，基于表 3 和表 4 的数值关系分析还可以看出，无论是合作冲突单位成本收益比一定，还是实力非对称程度一定，县级医院混合策略均衡解的合作概率都比乡镇卫生院要高。这意味着县级医院比较倾向于选择合作策略，而乡镇卫生院比较倾向于选择冲突策略。

（三）均衡解分析评价

通过对县级医院与乡镇卫生院的混合策略均衡解分析，在组建医共体时，需要考虑县级医院与乡镇卫生院冲突成本与合作收益以及县级医院与乡镇卫生院的实力对比关系。换句话说，就是在合作冲突成本和合作收益一定的情况下，如果县级医院与乡镇卫生院的实力对比优势明显，那么基于上述的理论分析就可以判断，在组建时源于内部冲突的阻力就越小；相反，如果县级医院相比乡镇卫生院的实力优势不突出，那么在组建医共体时源自内部冲突的压力就越大，组建难度就比较高。如果在县级医院与县镇卫生院实力对比一定，再进一步设定冲突成本，那么二者的合作收益越多，它们合作的倾向就越高，源自内部的阻力就越小。设定收益一定，二者的冲突成本越

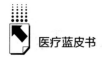
大，它们的合作倾向就越高；冲突成本越小，内部发生冲突的可能性也越大，合作意愿也越低。总之，在组建县域医共体时，需要依据本地县级医院与乡镇卫生院发展的实际情况，重点考量本地县级医院与乡镇卫生院的实力差距、合作可能产生的收益以及冲突的成本，并依据测算结果来科学规划和设计本地县域医共体建设的思路、方向和方案举措，确保县域医共体建设目标的切实实现和落地。

四 县域医共体建设模式的评价及相关建议

当前，县域医共体建设已经成为我国深化医改的重要内容和主要任务之一。根据上述对系统内的非对称合作博弈分析和组建模式偏好分析的结论，笔者对我国当前正在推进的县域医共体建设提出以下建议。

一是基于在县域医共体建设中乡镇卫生院与县级医院合作的意愿与它们之间合作冲突的单位成本收益比负相关且竞争的动力源自竞争收益的结论，建议在推进县域医共体建设的同时，要明确提升冲突单位成本收益比和降低竞争冲突利益的医疗改革方向。具体而言，就是一方面要通过常见病、慢性病等领域的放开和民营医疗机构的培育，强化该领域的竞争，提高竞争成本；另一方面，要通过对慢性病、常见病等病症的用药及药价进行控制，压缩医药利润空间，降低竞争冲突收益。这样，通过竞争冲突收益的压缩和单位成本收益比的下降来提升县级医院和乡镇卫生院的合作意愿，增强县域医共体建设的内生动力。

二是基于县级医院与乡镇卫生院选择合作的概率与县级医院和乡镇卫生院之间实力差距，即非对称性的强弱正相关的分析结论，建议在推进县域医共体建设的过程中，各县级政府应根据本县域内的县级医院、乡镇卫生院和村卫生室的实际发展情况来决定县域医共体建设的模式，尽可能避免在县域医共体建设上的不顾实际和盲目推进。譬如，在某一县域内，它的县级医院与乡镇卫生院发展差距较大，那么在这样的区域很可能就适合紧密型县域医共体建设；在县级医院与乡镇卫生院实力差距不是太大的区域，很可能就适合推进半紧密型县域医共体建设；而在县级医院和乡镇卫生院发展水平差距较小的东部沿海地区，极有可能比较适合松散型的县域医共体建设。

三是基于乡镇卫生院相对县级医院选择竞争策略倾向较强的特点，建议在大力推进乡镇卫生院建设工作的同时，积极鼓励民间资本参与乡镇卫生院建设，选择特定区域进行乡镇卫生院市场化试点工作。

总之，政府在推进县域医共体建设过程中，在制定政策、推进改革时，需要切实考虑县域医共体建设体系内各方的利益需求，面对问题，理性分析，才能找到切实可行且有效的措施和办法，政策才能有效地推进和落到实处。各地县级政府在县域医共体建设中需要综合考虑本地县级医院、乡镇卫生院和村卫生室等整个医疗卫生发展的实际，然后依据本县实际在顶层设计上规划自己建设的方向和方式，而不是一股脑儿地按照国家政策费力建设不合实际的紧密型县域医共体。

参考文献：

1. 〔英〕F. A. 哈耶克：《致命的自负》，冯克利、胡晋华等译，中国社会科学出版社，2000。

2. 缑润平、朱延红：《三级医院创办社区卫生服务站基本情况及优势分析》，《社区医学杂志》2010 年第 3 期。

3. 胡睿：《凭哪股力量来扭转"倒金字塔"医疗体系》，《中国社区医师》2008 年第 8 期。

4. 《马克思恩格斯选集》（第一卷），人民出版社，1972。

5. 苗豫东、张研、李霞、史丹翔、张亮：《中国医疗服务体系"碎片化"问题及其解决途径探讨》，《医学与社会》2012 年第 8 期。

6. 谭国平：《公立三级医院管理社区医疗服务中心的实践与探索》，《中国医院》2009 年第 7 期。

7. 周斌、李劲松等：《三级公立医院支援社区卫生服务的功能定位研究》，《中国医院》2008 年第 1 期

8. Boyd, R. , Lorberbaum, J. R. , "No Pure Strategy Is Evolutionarily Stable in the Repeated Prisoners Dilemma Game", *Nature*, 327, 1987: 58 – 59.

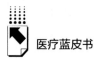

9. Hamilton, W. D. , " Altruism and Related Phenomena, Mainly in Social Insects ", *Am. Rev. Ecol. Syst.* , 3, 1972: 193 – 232.

10. Hamilton, W. D. , " Selfish and Spiteful Behavior in an Evolutionary Model ", *Nature*, 228 (19), 1970: 1218 – 1219.

11. Hamilton, W. D. , " The Genetical Evolution of Social Behavior, I and II ", *J. Theor. Biol.* , 7, 1964: 1 – 52.

12. Hauert, C. , and Doebeli, M. , " Spatial Structure often Inhibits the Evolution of Cooperation in the Snowdrift Game", *Nature*, 428, 2004: 643 – 646.

13. Kiers, E. T. , Rousseau, R. A. , West, S. A. , and Denison, R. F. , "Host Sanctions and the Legume-rhizobium Mutualism", *Nature*, 425 (4), 2003: 78 – 81.

14. Reeve, H. K. , "Queen Activation of Lazy Workers in Colonies of the Eusocial Naked Mole-rat", *Nature*, 358, 1992: 147 – 149.

15. Wang, R. W. , and Shi, L. , " The Evolution of Cooperation in Asymmetric Systems", *Science China: Life Science*, 53, 2010: 139 – 149.

16. Wang, R. W. , Sun, B. F. , Zheng, Q. , and Shi, L. , "Diffusive Co-evolution and Mutualism Maintenance Mechanism Sin A Fig-fig Wasp System", *Ecology*, 91 (5), 2010: 1308 – 1316.

B.14
县域医共体组建模式选择分析与评价

王雪峰　陈航*

摘　要：　本文采用 F－H 分析法分析政府、县医院和乡镇卫生院合作中
的冲突问题。结果表明，政府推动、县医院合作、乡镇卫生院
积极参与是全局稳定局势，这说明，当前县域医共体建设必须
在政府的主导和推动下才有实现的可能性。经过近几年的实践
和探索，一些县域已经形成了具有特色的县域医共体组建模
式。本文选取深圳罗湖区、安徽天长市、福建尤溪县和江苏启
东市，对其组建医共体经验予以简要介绍，以供借鉴和参考。

关键词：　F－H 分析法　合作冲突　医疗集团

在建立"分级诊疗制度"、完善医疗服务体系的深化医改背景下，组建
县域医共体已是大势所趋。为了促进县级医院与基层医疗机构的稳定合作，
需要在综合考虑各方参与方利益的基础上，选择全局最优的组建模式。本文
以"县域医共体"建设提出和启动规模试点的时间为构建县域医共体内部
冲突分析的时间点。

---

* 王雪峰，经济学博士，副研究员，中国社会科学院中国社会科学评价研究院评价理论研究室
副主任，主要研究方向为评价学、产业经济学、流通经济学、消费经济学；陈航，研究员，
首都医科大学附属北京地坛医院党委书记，中国人民大学医院管理研究中心特聘专家，北京
医院协会党建专业委员会主任委员，中国人民争取和平与裁军协会医药卫生界别副主任委员
等，先后担任中华全国青年联合会第十一届医药卫生界别秘书长，中央国家机关青年联合会
医药卫生界别秘书长，中国控烟协会医院控烟专业委员会秘书长，主要研究方向为医疗卫生
改革、医院管理。

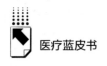

一 县域医共体局中人策略

（一）县域医共体组建中的局中人

在进行县域医共体组建的冲突分析模型中，本文将县级医院抽象为医院，将县级政府部门和乡镇基层政府抽象为政府，将抽象后的医院、政府、基层医疗机构作为重要局中参与人。由于基层人民群众在医共体组建过程中对于组建模式选择只是被动接受者，不会产生决定性的影响，因而在组建模式分析模型中可予以简化或忽略，以减少分析的复杂性。这样，经过抽象和简化及忽略次要部分的处理，县域医共体组建分析模型中的局中人就简化抽象为政府、县级医院和基层医疗机构。

在县域医共体组建或规划建设过程中，县级政府考虑的核心是贯彻国家医改精神和医疗服务回归公益性的理念，努力建立和完善本县域内的分级治疗体系，进而完善县域内的医疗卫生服务体系。县级政府期望通过县域医共体建设推进县级医院与基层医疗机构的合作，实现医疗卫生服务供给体系的整体连续性，提升县域内满足居民医疗卫生服务需求的能力，提高人民群众对本县域医疗卫生服务的满意度。县级医院作为县域医共体建设的龙头和牵头建设主体，一方面是代表政府，在政府财政补贴的支持下向本县域提供以公益性为主的医疗卫生服务；另一方面，作为独立的法人主体，又有独立的利益诉求。县级医院的公益属性决定了县级政府的政策导向和县域医共体的建设要求对县级医院的生存和发展至关重要。乡镇卫生院和村卫生室为代表的基层医疗机构承担着"六位一体"的公益综合性医疗卫生服务职能，但由于医疗资源和医疗卫生服务能力不足，目前还无法与其自身的职能和定位相匹配，需要在政策的支持下通过县级医院的帮助来增强其服务县域内居民医疗卫生需求的能力。基层医疗机构能力的提升是县域医共体建设的根本，也是实现分级诊疗、健全医疗卫生服务体系的根基。

（二）县域医共体建设分析模型的局中人策略选择分析

在县域医共体组建的非对称分析模型中，局中人或参与人合作的策略空间是县级政府、县级医院和基层医疗机构的所有可能选择的策略集合。这样，县级政府、县级医院和基层医疗机构可选择的策略越多，县域医共体组建的博弈结果就会越复杂。在县域医共体是国家深化医改、完善分级诊疗制度和医疗卫生体系重要工作抓手的背景和前提下，可以认定县域医共体建设的本质是在县级政府支持和推动下的县级医院和基层医疗机构的非对称合作。因而，县域医共体建设内部必然存在这样一个逻辑，即县级政府在领会和理解国家深化医改的政策文件精神和县域医共体建设要求的基础上，首先做出支持或不支持推进县域医共体建设的决定。支持或不支持是县级政府对县域医共体建设的策略选择。然后，县级医院依据县级政府支持或不支持的策略，决定自己支持或不支持县域医共体建设。因此，医院对县域医共体建设的策略选择也是支持和不支持两种。最后，以乡镇卫生院和村卫生室为代表的基层医疗机构，依据县级政府的策略和县级医院的策略，再结合县域医共体的组建合作模式对自己是否有利，做出积极参与或不参与的策略选择。假定在县级政府做出积极推进县域医共体建设策略选择后，如果医院不支持或者没有积极参与，又或者乡镇卫生院不支持或者没有积极参与，那么，县域医共体建设都无法得到实质性的推进，最多也只是政府层面的热热闹闹，实际上是名实不符、不可持续的纯粹政策表面的县域医共体。假如政府自身没有推进县域医共体建设的动力和要求，县级医院鉴于其公益属性，自身也没有推进县域医共体建设的能力和实力，乡镇卫生院更不可能牵头组织建设县域医共体。与此相反，假定县级政府按照国家医改政策，积极推进县域医共体建设，县级医院也积极参与并主动承担起牵头的责任，且乡镇卫生院和村卫生室也都认可和支持，那么，这种县域医共体的组建就会很快推进，而且内部的合作模式稳定。可见，县级政府是县域医共体建设的主导力量，且县级政府在进行县域医共体建设决策前，需要综合考虑县级医院和基层医疗机构的诉求，以在可供选择的策略中寻求参与各方都能接受并积极参与的合

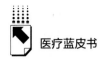
作策略，这样才能有效推进县域医共体的建设和长期、稳健发展。

在实践过程中，县级医院与基层医疗机构的合作已经探索出以院办院管为代表的紧密型合作模式、以联合体为代表的半紧密型合作模式和以托管和对口支援为代表的松散型合作模式。也就是说，依据具体实践中不同合作模式下的县级医院与基层医疗机构之间的紧密程度，本文将已有的合作模式归类为紧密型、半紧密型和松散型三种。多年来，国家在政策上提倡和鼓励合作，但在实践中，因为缺乏强制性约束和有效的激励机制，县级医院和基层医疗机构参与多是带有应景的性质，自身内部的积极性并没有调动起来，很难达到预期建设效果。与此相应，在没有政府主导下的医疗机构的合作，也因缺乏有效的激励和约束机制，运行效果非常不理想。在经历过政府推动和市场化建设的"两难"困境后，2017 年以来提出的县域医共体建设则在吸取了前两者经验和教训的基础上，更加强调了政府的主导作用和县域医共体系统内部的激励和约束机制的动力功能。这样，经过对县域医共体建设参与人和参与人策略选择进行抽象和分析后，县域医共体建设可以归类为紧密型、半紧密型和松散型三种模式，依据县级政府、县级医院和基层医疗机构在县域医共体组建过程中的地位，可以认定县级政府能够在三种建设模式中做出选择，而县级医院和基层医疗机构就是以支持和不支持两种策略来回应县级政府选择的建设模式。

（三）县域医共体建设参与人的选择局势分析

如果县级政府、县级医院和基层医疗机构都能够理性决定自己的策略行为，那么，它们各自任意选定的一个策略组合都将对应一个合作局势，且县级政府有三种建设模式选择，而县级医院和基层医疗机构都有支持（不支持）或参与（不参与）两个策略可选择。在理论上，政府、县级医院和基层医疗机构三者所有的策略组合会有 $2^{3+2+2} = 128$ 个；实际上，在这些理论上的策略组合中存在大量的不可能组合需要剔除。这样，筛查和剔除不可能的策略组合，剩下的策略组合就是可行策略组合。由可行策略组合构成的局势就是可行局势，换句话说就是剔除不可行局势后，剩下的局势就是实际可行局势。实际上，县级政府针对县域医共体建设，在理论上有 3 个可选策略，以乡镇卫生院为代表的基层医疗机构的实际可选策略有 2 个，县级医院的实际可选策略也是 2 个。实际总的可行策略构成局势为由政府的选择紧密型、半紧密型和松散型组成的 3 个策略，县级医院支持和不支持的 2 个策略以及基层支持和不支持的 2 个策略组成的 12 个局势。具体局势构成见表 1。

表 1　医院与基层医疗机构合作模式可行局势

政府	紧密型	0	0	0	0	1	1	1	1	0	0	0	0
	半紧密型	1	1	1	1	0	0	0	0	0	0	0	0
	松散型	0	0	0	0	0	0	0	0	1	1	1	1
医院	支持	1	1	0	0	1	1	0	0	1	1	0	0
	不支持	0	0	1	1	0	0	1	1	0	0	1	1
基层	支持	1	0	1	0	1	0	1	0	1	0	1	0
	不支持	0	1	0	1	0	1	0	1	0	1	0	1
十进制数		42	41	38	37	74	73	70	69	26	25	22	21

二　县域医共体局中人局势偏好排序分析

在县级政府推进县域医共体建设合作模式的 12 个可行选择局势中，县级政府、县级医院和乡镇卫生院作为参与人都将会以自身的利益诉求和目标要求为基点，各自有不同的偏好和行动逻辑，它们都基于自身的利益诉求对这 12 种不同的可行局势有着自己的选择偏好。下面对三者的局势偏好进行分析，具体见表 2。

（一）县级政府偏好局势排序分析

鉴于县域内医疗卫生服务的特殊性，县级政府对本县域内县级医院、乡镇卫生院和村卫生室的定位和要求决定着县域医疗服务的发展方向。在县域医疗资源整体紧张、配置失衡，政府、社会和个人医疗费用不断增长，医疗

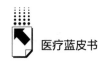

表2　局中人偏好排序

局中人	偏好向量											
	12	11	10	9	8	7	6	5	4	3	2	1
政府	81	49	73	41	82	50	74	42	84	52	76	44
医院	44	76	52	84	82	50	74	42	81	49	73	41
基层医疗机构	41	73	49	81	82	50	74	42	84	52	76	44

负担持续加重和分级诊疗基本失效、转诊机制不畅、医疗服务缺乏连续性、基层医疗卫生发展滞后、基层医疗机构缺乏居民信任的多重背景下，县级政府贯彻国家深化医改精神和县域医共体建设要求，积极推进县域医共体建设，是重构县域基层医疗服务体系、促进县域医疗资源共享、提升县域基层医疗机构服务能力的重要任务和必然要求。由此可以推导出县级政府在县域医共体建设中的合作局势偏好。

（二）县级医院偏好局势排序分析

目前，在"新医改"回归公益性的导向下，县级医院的公益性及县域医疗卫生体系的管理和协调职能得以强化，不但需要负责一般急病、重病的诊治和重大疾病、疑难疾病的向上转诊工作，还需承担大量的慢性病、常见病和多发病的诊疗，并且要向下转诊康复期、稳定期的患者以及分流部分一般患者到基层医疗机构。因而，县级医院在本县域内具有保证医疗服务提供连续、一体、可控的职能和负责本县域医疗服务质量的职能。为了切实履行县级医院的职责和职能，对县域内的医疗卫生服务机构通过整合推进一体化管理是县级医院选择合作模式的现实基础。由此可以推断，县级医院对县域医共体组建时遵循的原则就是在政府支持下的管理一体化、资源配置一体化、医疗服务一体化。由此可以推导出县级医院的局势偏好选择排序。

（三）基层医疗机构偏好局势排序分析

基层医疗机构包括乡镇卫生院和村卫生室，在县域医共体建设过程中，乡镇卫生院是承上启下的枢纽环节，村卫生室直接处在人民群众身边，数量众多，是县域医共体有效建成的基础。多年来，基层医疗服务机构相对经济社会发展比较滞后且在政策上被定位为公益性。目前，尽管经过了多年的强基层建设，但无论是乡镇卫生院还是村卫生室，它们的医疗服务能力和水平都还与其自身的定位不够匹配，也无法很好地履行综合性医疗卫生服务"六位一体"的网底职能。为了加快提升基层医疗机构的服务能力和水平，增强居民对乡镇卫生院和村卫生室的信任，基层医疗机构需要在保持相对独立地位的基础上，争取县级政府支持，争取县级医院的帮助，通过基层医疗机构能力的提升进而实现患者分流，逐步形成稳定的分级诊疗服务体系。通过对乡镇卫生院和村卫生室的定位和职能分析可知，基层医疗机构在参与县域医共体建设时，其选择组建合作模式时会遵循以下三项基本原则：一是身份独立；二是独立经营；三是政府支持。

三　县域医共体构建的稳定局势选择分析

（一）县域医共体构建局势的单方改进分析

在县级政府、县级医院、基层医疗机构的局势排序偏好和三者各自所有可行局势分析的基础上，下面对三者合作局势的单方改进做进一步分析。譬如，对于局势 42（0101010），县级政府的策略是（010）、县级医院的策略是（01）和基层的策略是（01）。假定县级医院和基层医疗机构的策略选择保持不变，县级政府还有 74（1001010）和 26（001101）两个可选局势。对于县级政府而言，对局势 74（1001010）的偏好不如对局势 42（0101010）的偏好强，但对局势 26（001101）的偏好又要强于局势 42（0101010）。这样，三个可能局势相比较，局势 42（0101010）就是局势 74 的单方改进局势，局势 26（001101）又是局势 42（0101010）的单方改进局势，而局势 26（001101）没有单方改进局势。因此，局势 26（001101）就是县级政府的合理局势。据此，通过对县级政府的其他所有局势进行单方改进局势分析，就能够找出县级政府的全部合理局势。采用同样的分析方

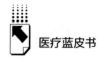

法，能够找出县级医院和基层医疗机构的所有合理局势。将县级政府、县级医院和基层医疗机构的所有合理局势找出后，做出标识，以便进行下一步的稳定性分析。

（二）县域医共体构建的稳定局势分析

在县域医共体构建的稳定局势分析中，如果存在这样一个局势，该局势对局中参与人 i 而言没有任何的单方改进局势，那么这个局势就是该参与人 i 的合理稳定局势，用符号标识记为 r。如果存在单方改进局势，且单方改进后的局势不会引起其他参与人的报复，该改进局势对参与人 i 而言就是合理局势，但是不稳定合理局势，用符号 u 标识。如果某一局势对于局中参与人 i 而言存在单方改进局势，且对于局中参与人 i 的单方改进，会有其他参与人的单方改进局势跟进相对应；如果其他参与人的改进局势对于参与人 i 而言还不如原局势，该局势对参与人 i 而言就是相继稳定局势。如果对参与人 i 而言，其他局中参与人的改进局势优于原局势，那么经过相互多次改进后的局势就是参与人 i 的同步稳定局势，用符号 s 标识。基于局势的分类和判断标准，分别对县级政府、县级医院和基层医疗机构依次做局势稳定性分析，具体结果见表3。

表3　稳定性分析

局中人	稳定性												
县级政府	稳定性	r	u	u	u	s	u	u	u	s	u	u	u
	原局势	44	76	52	84	42	74	50	82	41	73	49	81
	单方改进局势		74	50	82	44	76	52	84	42	74	50	82
县级医院	稳定性	r	r	u	u	r	r	u	u	r	r	u	u
	原局势	41	73	49	81	42	74	50	82	84	52	76	44
	单方改进局势			41	73			42	74			84	52
基层医疗机构	稳定性	r	u	r	u	r	u	r	u	r	u	r	u
	原局势	44	76	52	84	42	74	50	82	81	49	73	41
	单方改进局势		44		52		42		50		81		73

（三）县域医共体构建的全局稳定性局势分析

稳定局势包括合理稳定、相继稳定和同步稳定。一般认为，如果某一局势对于所有参与人来说都是稳定局势，那么该局势就是所有局中人的合理局势。通过对县级政府、县级医院和基层医疗机构的稳定局势分析，可以得出三者各自的稳定局势分析结果。

县级政府的全部稳定局势为（42，26，74）。

县级医院的全部稳定局势为（42，74，41，22，21，73）。

基层医疗机构的全部稳定局势为（38，69，26，42，22，41）。

在县级政府、县级医院和基层医疗机构全部稳定局势中都有局势42，由此可以判断，局势42是县级政府、县级医院和基层医疗机构在构建县域医共体博弈中的全局稳定局势。这在理论上的内涵就是，在当前形势下，半紧密型县域医共体是处于全局稳定局势的类型，紧密型和松散型都不是全部稳定类型。

基于县域医共体建设全局稳定局势的内涵，引出政策内涵就是，在县域医共体建设中，政府在政策上要主推和支持半紧密型县域医共体建设，而不是紧密型和松散型，因为紧密型和松散型都不是全局稳定局势，无法满足县级政府、乡镇卫生院和村卫生室等各参与方的需要。如果硬推紧密型或松散型，将会偏离县域医共体建设的方向和目标要求，短期可能会看到一些政府想见到的结果或效果，但长期必将付出很高的代价或成本，最终无疾而终的可能性很大。究其根本，这是因为尽管紧密型符合县级医院的需求，但不符合乡镇卫生院和村卫生室的需求，且对政府的投入要求比较高；松散型符合乡镇卫生院和村卫生室的需求，但与政府要求和县级医院的需求也不相符。在当前条件下，如果政府强推紧密型县域医共体建设，就需要加大政策支持和资金、人员等多方面的资源投入，但因乡镇卫生院和村卫生室积极性没有调动起来，可能会因内部动力不足造成政府投入效益比较低的问题。如果政府延续推进松散型的合作模式，那么县级医院缺乏持续合作的内生动力，只是应付式的完成政治任务。这对基层医疗机构来说也

不会带来本质的改变，结果就是松散合作只是流于形式。同样，如果政府力推紧密型县域医共体建设，那么在推进过程中不仅会受到基层医疗机构的抵触，也会受到医疗服务体系内部运行机制的无形阻力，致使紧密型县域医共体建设政策在形式上表现得热热闹闹，实质上却无法真正落实，难以实现分级诊疗制度建设和强基层的目标，更难以完成完善医疗服务体系的任务。

四 县域医共体组建模式的实践探索与评价

在"新医改"推进实践过程中，2015 年福建、江苏、安徽和青海 4 个省率先启动省级医改试点。在全国医改试点城市增加到 100 个的基础上，2016 年全国第二批省级医改试点全面展开，医改从单项改革进入综合改革"深水区"。在县域医共体建设过程中，全国各地积极探索，出现了罗湖、天长、尤溪、启东等各具特色的县域医共体建设模式。

（一）基层医疗集团模式（深圳罗湖）

2015 年 8 月，深圳以罗湖区为试点，率先启动以行政区功能区为单元的"基层医疗集团"改革，探索医疗卫生服务向"以基层为重点""以健康为中心"的转变模式，创建了组建基层医疗集团的"罗湖模式"，形成了基层组建紧密型医联体建设的独特经验，成为国家医改的典型。

"罗湖模式"建设实践的路径分为四步。第一步，组建罗湖医院集团。整合区属 5 家医院和 23 家社康中心成立罗湖医院集团，促进医疗资源上下贯通、优化配置、提高效率、降低运营成本。第二步，打造责任共同体。落实政府责任，凸显医疗公益性；落实医院领导责任、管理责任、保障责任、监督责任，促进医院集团主动下沉医疗资源，做强社康中心。第三步，做强社康中心。将工作重心和优质资源下沉，建立财政补助、收费价格激励引导机制，形成了以家庭医生签约服务为纽带、以居民健康为中心的"服务共同体"。第四步，突破性改革医保基金管理方式。通过"总额管理，结余留用"的方式，由"保疾病"转变为"保健康"，让政府、医院、医生和患者形成"利益共同体"。①

"罗湖模式"有四大亮点。一是医疗服务系统优化。按照"人员编制一体化、运行管理一体化、医疗服务一体化"的原则，成立医学检验等6个资源共享中心和人力资源等6个管理中心。二是服务协同化。构建整合型医疗卫生服务体系，为居民提供包括院前预防、院中诊疗、院后康复在内的全程医疗健康服务。三是机制创新。集团以打包整体支付为纽带，建立"总额管理、结余留用、合理超支分担"的激励机制。四是激励引导。将居民健康状况等内容作为主要量化指标进行考核，并将结果与财政补助、集团领导班子年薪挂钩；实施基层全科医生享受公立医院在编人员同等待遇措施，将基层工作经历作为集团医务人员职称、职务晋升的条件等。②整体来看，"罗湖模式"正在逐渐破解社康"缺医少药""检查不方便""只签约不服务""重医轻防""医养分离"五大难题，初步实现了社康中心能力、预防保健能力、患者满意度、医务人员收入"四提升"和医院运营成本、居民就医成本"两下降"。"强基层、促健康"的医改目标成效初显。③

（二）紧密型县域医共体模式（安徽天长市）

安徽省天长市把握全国县级公立医院综合改革示范县的契机，探索出中国县域特色的县域医共体建设"天长模式"。

天长市在市区域内分别以人民医院、中医院和天康医院3个县级医院为牵头单位，组建3个县域医共体，重新构建县、乡、村三级医疗服务网络，促进"基层首诊、双向转诊、急慢分治、上下联动"的分级诊疗体系，形

---

① 《"罗湖医改模式"深圳全面开花》，http：//politics. people. com. cn/n1/2017/1031/c1001 - 29617655. html。

② 《医联体建设聚焦深圳，"罗湖模式"将向全国推广》，https：//finance. huanqiu. com/ article/9CaKrnK5cZ3。

③ 《"罗湖医改模式"深圳全面开花》，http：//politics. people. com. cn/n1/2017/1031/c1001 - 29617655. html。

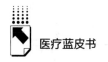

成了具有中国县域特色的"天长模式"。

"天长模式"的主要经验提炼出来就是"三整合、三原则、三重点"。"三整合",即整合城乡医疗机构、整合区域信息平台、整合医疗服务资源。通过整合,实现医共体内人、财、物统一管理,大型医疗设备公用。县级医院与基层医疗机构结对,组建县域医共体。实现医共体内信息互通、远程会诊协作,促进医疗资源纵向顺畅流动。"三原则",一是坚持利益共享原则,实行按人头总额预付制。二是坚持责任共担原则,建立分工协作机制。三是坚持发展同向原则,建立协同发展机制。通过三个原则,把医共体打造成利益共同体、责任共同体和发展共同体,激发医疗服务内在动力和活力。"三重点"就是围绕资金、服务和居民健康深化医改。具体而言,就是围绕医保基金安全,实行按病种付费。对每个病种制定付费标准,并留有结余空间;围绕服务规范,推行临床路径管理,治疗流程透明公开;围绕居民健康,转变医疗卫生发展理念,由以治疗为中心向以健康为中心转变。①

"天长模式"有四大亮点。一是深化公立医院改革,建领导机制。在医改中统一政府办医决策权,成立由市委书记、市长为"双组长"的医改领导小组,市长任主任的公立医院管理委员会,充分发挥政府对于医疗行业的领导、保障、管理与监督的责任;形成办医主体明确、部门政策协同、决策科学高效的管理新体制。二是完善薪酬分配。明确"定项 + 专项"的财政补偿办法,将县级公立医院政策性亏损、离退休人员经费、重点专科建设和人才培养等列入财政预算;对基础建设、人才引进、院长年薪等给予"专项"财政补助。破除了以药补医,对药品及耗材实行零差率销售,挤压虚高水分。三是建"医共体",做"共"字文章。把医共体打造成为服务共同体、利益共同体、责任共同体和发展共同体。推进县镇村三级联动,医疗信息互通与检查结果互认,县级公立医院可以开展与镇村级医疗场所的远程会诊协作,提高了天长的医疗服务水平。四是转变服务理念。努力把以治疗为

---

① 《聚焦天长市医改:一张图带你看懂天长医共体》,http://ah.ifeng.com/special/tcyg/。

中心转变为以群众的健康管理为中心，在县级公立医院设置了健康管理中心，并建立了"双处方"制度，即向就诊患者同时开具用药处方和个性化健康处方。同时，天长市财政投入用于治未病事业，加强高血压、糖尿病等慢性病的健康管理工作，帮助老百姓形成"有病治病，无病防病"的健康管理理念。[①] 另外，医共体内还开展医师多点执业，大型医疗设备统一管理、共同使用；注重发挥中医专科优势，对基层医疗机构统一配送中药饮片等，推动优质医疗资源纵向流动。

"天长模式"使乡镇群众在家门口卫生院就可以以低廉的价格享受县级医疗服务，真正做到"少付费，少跑路"和"小病不出镇"。探索实践的初步效果是群众、医务人员满意度提高，基层医疗服务能力提升，县外就诊回流、县内基层首诊增长，医疗人才队伍和医疗服务质量实现加强，医疗费增长和基金支出下降，得到了政府的肯定。

（三）松散－半紧密－总医院模式（福建尤溪县）

2012年2月，尤溪以县医院、县中医院为龙头，将全县医疗卫生机构组建成由两个医院分管的松散型医联体。针对政府办医责任不明确、政府与医院权责不清问题，尤溪县推行"公立医疗机构硬件投入依靠政府、软件和日常管理依靠医院、降低医疗成本和提高运行效率依靠体制机制创新"的办医新模式，拉开了以分配机制、补偿机制、考评机制、药品采购、医院管理、基金管理为内涵的医疗综合改革"大幕"，迈上"让公立医院回归到公益性质、医生回归到看病的角色、药品回归到治病的功能"的改革之路。[②] 针对"以药养医、看病难"问题，尤溪率先实行县级以上医院药品零差率改革，率先在全国对129个辅助性、营养性、高回扣药品的使用实行重点监控，打破"以药补医"怪圈。推行同等级医院执行同等报销标准，将城镇职工医保、城镇居民医保、新农合集中于一个机构管理；在不增加患者

---

① 《天长医改模式的四个关键词》，https：//www. cn－healthcare. com/article/20170211/content－489499. html。

② 《尤溪：综合改革，多方共赢》，http：//www. yxxww. cn/article/detail/id/6042. html。

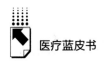

负担的基础上，通过调整医务收费、财政补助、医保付费、加强医院内部管理等措施，弥补药品销售减少的收入。

2013年，尤溪推进医疗、医保、医药"三医"联动改革。通过医疗改革规范处方、检查行为，实行合理诊断、合理用药、合理诊疗，规范医务人员医疗服务行为。与此同时，实行公立医院薪酬制度改革，推行医院工资总额制、全员目标年薪制和年薪计算工分制。在确保药品质量的前提下，实行药品最低价采购，执行"一品两规"、"两票制"和"药品采购院长负责制"。通过医药改革，实现降药价、堵浪费、腾空间、调价格，旨在实现公立医院回归公益性质、医生回归看病角色、药品回归治病功能的目标。通过医保改革，提高参保补助与住院补偿，降低住院预缴与实际住院费用，执行统一报销和大病统筹政策。此外，尤溪还建立"三保合一"运行机制，实行住院全病种定额付费。

2015年，尤溪在松散型医联体基础上，组建了半紧密型医联体。2017年，尤溪进一步优化整合全县医疗资源，合并县医院和县中医院，组建紧密型医共体——尤溪县总医院。2017年，尤溪在福建率先组建紧密型医共体——尤溪县总医院，实现了人、财、物的统一管理，将原来县、乡、村三级公立医疗机构的竞争关系变为合作关系，构建起横向到边、纵向到底、步调一致的医疗服务全覆盖体系。横向上，总医院融合了县域综合性医院和中医院的资源及功能，降低了管理成本，提高了县域医疗综合服务能力；纵向上，总医院在乡镇设立卫生院，作为总医院的分院，乡镇卫生院又在村里设立卫生所，村卫生所是医共体的最末端机构，由乡镇卫生院统一管理。

尤溪医共体内资源共享，检验检查结果互认，由此在尤溪全县构成"大卫生"服务机构。除了构建"大卫生"格局，尤溪还树立了"大健康"理念，坚持医防并重。尤溪成立高血压病管理中心、Ⅱ型糖尿病管理中心、严重精神障碍疾病管理中心、结核病管理中心四大县级慢病管理中心，跟踪慢病患者，避免他们的病情进一步发展。尤溪还致力于健康教育，推出不同形式的健康讲座。此外，尤溪县总医院成立全民健康管理部，乡镇卫生院则对标成立全民健康管理站，共同促进民众健康。从"治已病"到"治未病"，在尤溪，全民健康导向正逐步形成。[①]

（四）医疗管理集团模式（江苏启东市）

江苏启东按照"县强、乡活、村稳、上下联、信息通、模式新"的思路，围绕"城乡发展一体化、资源管理一体化、医防融合一体化"目标，构建了"城乡一体、资源管理一体、医防融合一体"的紧密型整合型医共体。

江苏启东的主要做法如下。一是成立以组织部、编办、发改、人社、财政、卫生计生委等部门为成员的公立医院管理委员会。二是根据区域划分，以人民医院和中医院为龙头组建两大紧密型医疗集团。全市所有公立医院全部纳入两大集团管理，实现市、镇、村三级医疗机构一体化管理。三是全市成立7个管理中心（综合管理、医疗业务管理、公共卫生管理、药品耗材供应、信息管理、会计核算、后勤服务中心）和7个共享中心（远程会诊、区域检验、区域影像、远程教育、远程心电、消毒供应、区域病理中心），并分期规划建设覆盖全市乡镇的四个区域医疗分中心。[②] 四是推行现代医院管理制度，内部实行"五统一"管理。两大集团分别成立理事会和监事会，实行总院长负责制，成员单位实行院长负责制。集团建立分工协作、分级诊疗、人才培养、质量管理、技术共享机制，对发展规划、人事管理、财务管理、资源调配、绩效考核统一管理；建立分级诊疗、上下联动协作的新型医疗服务体系。五是推行牵头医院对基层医院、基层医院对村卫生室的结对帮扶、对口支援工作机制，实行市级医院医生驻镇、镇级医院医生驻村，建立集团内定期交流轮岗制度，并列入绩效考核。六是加强基层全科人才培养、引进和使用，大力推行全科医生签约服务。建立完善的医疗集团内执业医师、护士等人才流动机制。[③]

---

① 《福建尤溪：释放医改红利 守护全民健康》，http：//news. gmw. cn/2018 – 11/21/content_ 32014513. htm。

② 《江苏省启东市深化医改构建整合型医疗卫生服务体系》，http：//www. nhc. gov. cn/tigs/ ygjb/201912/350a0dbbd09849cf86048b560a137967. shtml。

③ 《控费用优服务！启东医改聚焦就医体验感》，https：//www. sohu. com/a/122376855_ 452205。

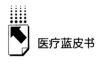
启东模式充分调动了医务人员参与慢性病分级诊疗的积极性，形成了"基层首诊、双向转诊、急慢分治、上下联动"的就医新格局，基本实现了"小病不出村、常见病不出镇、大病到市级医院"的新医改目标。

参考文献：

1. 陈家昀、宋杰鲲：《基于冲突分析的中日钓鱼岛争端评价》，《科技信息》2013 年第 13 期。

2. 时和兴：《冲突管理学源流探析——兼论公共冲突管理学的发轫》，《国家行政学院学报》2013 年第 5 期。

3. 杨东升、张永安：《冲突分析理论在产学研合作中的应用》，《研究与发展管理》2007 年第 6 期。

4. 赵超、樊相宇：《基于 F - H 方法的统计冲突管理策略分析》，《西安邮电学院学报》2012 年第 5 期。

5. 赵微、黄介生、李娜：《水资源冲突分析研究进展》，《长江流域资源与环境》2008 年第 3 期。

6. Fraser, N. M., and Hipel, K. M., *Conflict Analysis: Model and Resolutions* (New York: North-Holland, 1984).

7. Fraser, N. M., and Hipel, K. M., "Solving Complex Conflicts", *IEEE Transactions on Systems and Cybernetics*, 9 (12), 1979: 805 – 816.

8. Hipel, K. W., Kilgour, D. M., Fang, Liping, "The Graph Model for Conflicts Resolution", *Automatic*, 23 (2), 1987: 41 – 55.

9. Hipel, K. W., and Walker, S. B., "Conflict Analysis in Environmental Management", *Environmetrics*, 22 (5), 2011: 279 – 293.

10. Howard, N., *Paradoxes of Rationality: Theory of Metagames and Political Behavior* (Cambridge, MA: MIT Press, 1971).

11. Howard, N., "The Present and Future of Metagame Analysis," *European Journal of Operational Research*, 32 (1), 1987: 1 – 25.

12. Von Neumann, J, O. M., *The Theory of Games and Economic Behavior* (Princeton: Princeton University Press, 1944).

附：相关国家政策列表

序号	发文机关	文件名称	发文字号	发布时间
1	国务院办公厅	《关于推进分级诊疗制度建设的指导意见》	国办发〔2015〕70号	2015年9月11日
2	国家卫生计生委	《关于开展医疗联合体建设试点工作的指导意见》	国卫医发〔2016〕75号	2016年12月29日
3	国务院办公厅	《关于推进医疗联合体建设和发展的指导意见》	国办发〔2017〕32号	2017年4月26日
4	国务院办公厅	《关于促进"互联网＋医疗健康"发展的意见》	国办发〔2018〕26号	2018年4月28日
5	国家卫生健康委、国家中医药管理局	《关于印发互联网诊疗管理办法（试行）等3个文件的通知》	国卫医发〔2018〕25号	2018年7月17日
6	国家卫生健康委、国家中医药管理局	《关于印发医疗联合体综合绩效考核工作方案（试行）的通知》	国卫医发〔2018〕26号	2018年7月26日
7	国家卫生健康委、国家中医药管理局	《关于印发医疗联合体管理办法（试行）的通知》	国卫医发〔2020〕13号	2020年7月9日
8	国家卫生健康委办公厅、国家医保局办公室、国家中医药管理局办公室	《关于印发紧密型县域医疗卫生共同体建设评判标准和监测指标体系（试行）的通知》	国卫办基层发〔2020〕12号	2020年8月31日

后 记

紧密型县域医疗卫生共同体建设是落实分级诊疗制度、提高县域和基层医疗卫生服务能力的重要举措。自 2019 年国家卫生健康委、国家中医药局出台《关于印发紧密型县域医疗卫生共同体建设试点省和试点县名单的通知》，推进紧密型医共体试点建设工作开展以来，各地积极探索实践，从加强组织建设、完善县域医疗卫生服务体系、改革治理体制和运行机制、健全保障措施等方面入手，抓重点、补短板、破难题，取得积极成效。特别是新冠肺炎疫情防控期间，各地充分发挥紧密型县域医共体在统一管理、资源共享、协作联动等方面的优势，为做好疫情防控做出了积极贡献。

通过紧密型医共体建设，我国进一步完善了县域医疗卫生服务体系，提高了县域医疗卫生资源配置和使用效率，加快提升基层医疗卫生服务能力，推动构建分级诊疗、合理诊治和有序就医新秩序。

2020 年 7~8 月，国家卫生健康委与国家中医药管理局等联合出台《关于印发医疗联合体管理办法（试行）的通知》（国卫医发〔2020〕13 号）和《关于印发紧密型县域医疗卫生共同体建设评判标准和监测指标体系（试行）的通知》（国卫办基层发〔2020〕12 号）文件，在总结提炼各地典型经验的基础上，形成医共体管理规范性文件体系，对于推动医联体持续规范发展、构建分级诊疗制度具有重要意义。但囿于政策发布时间，本书未纳入两个文件指导下建立起来的标准案例，殊为遗憾。

中国的医共体建设已步入规范发展的轨道，医疗服务体系优化所释放出的能量正在逐渐展现出来。我们愿与全国同人一道，继续探索，为人民健康事业不懈努力！

Abstract

China's county medical community construction is an important starting point and measure to improve China's hierarchical medical system and medical service system under the background that the reform of the medical service system has entered the deep water zone and the hierarchical medical system construction has entered the critical period of perfection and implementation. The county medical community construction based on the strategic requirements of < Healthy China Strategy > and < Rural Revitalization Strategy > , following the development concept of " people's health as the center ", and summarized the practical experience and lessons of nearly 10 years since the launch of the " new medical reform" . After the direction and idea of county medical community construction was established, the CPC Central Committee and the State Council paid much attention to it. After the pilot and expanded pilot in the early stage, China's county medical community construction has now entered the required stage of large-scale pilot and full coverage construction at the county level.

In view of the epochal character and characteristics of China's county medical community construction and its importance in the hierarchical diagnosis and treatment system construction, medical service system reform and the integration of urban and rural medical and health care, our editorial board wrote the paper through more than a year of careful planning, organization, discussion and grinding, the summary is as follows: The results are divided into general introduction, construction, evaluation and case study. The first part is the General Report, mainly based on the need for the construction of the national medical service system to obey and serve the general goals, strategies and implementation steps of the country's economic and social development. The idea that the

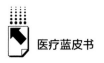
医疗蓝皮书

hierarchical diagnosis and treatment system construction is a major measure to build a high quality and efficient medical and health service system in the new era and that the establishment of a hierarchical diagnosis and treatment system and the establishment of a county medical community are solid guarantees to promote the implementation of Healthy China. This paper introduces China's medical and health service system, the evolution of hierarchical diagnosis and treatment system, and the exploration in the construction of medical consortium after the launch of the "new medical reform". Then, on the basis of introducing the current situation and characteristics of China's county medical community construction, we summarized the problems in the pilot and exploration process of China's county medical community construction, and accordingly put forward the countermeasures and suggestions to promote the construction of county medical community from the strategic and tactical aspects. The second part is the Synergy Construction reports, respectively introduce the experience and problems encountered in the construction of county medical community, as well as the ideas and directions for the next step of the construction of county medical community from different aspects of focusing on the information construction of county medical community, the overall construction of medical care, the construction of health big data and the remote collaboration. The third part is the Region Studies, introduce six region's situation and experience of constructing County Medical Community, including six typical cases with their own characteristics that have been strictly selected, namely Weichang in Hebei Province, Dongchuan in Yunnan Province, Yancheng in Henan Province, Yangshan in Guangdong Province, Deqing in Zhejiang Province and Pukou in Jiangsu Province. The fourth part is Special Topics. *Effectiveness Evaluation of County Medical Community Information Construction* is from the perspective of the actual economic effect of the county medical community construction, and the actual economy and effect of the county medical community information construction are analyzed by selecting different construction cases. *Analysis and Evaluation of Cooperation in County Medical Community* is mainly based on the interest demands of the main participants in the county medical community system, and the game theory is used to analyze the cooperation motivation of the county-level government, county-level hospital, township

264

hospital and village clinic. Through theoretical analysis and evaluation, this paper tries to explore the endogenous driving force of the construction of county medical community and the direction of medical reform in the next step. *Analysis and Evaluation on the Model Selection of Establishing County Medical Community* is also mainly from the perspective of the interests of the main body in the county medical community system, using the method of situation stability analysis of game theory to try to explore the stable and effective construction mode of the county medical community.

Keywords: County Medical Community; Medical Alliance; Medical System Reform; Healthy China

Contents

I   General Report

B.1   Background, Current Situation and Trend of County

Medical Community Construction in China

Yang Hongwei / 001

Abstract: The construction of the National Medical Service System needs to be subordinate and serve the general goals, strategies and implementation steps of the country's economic and social development. The construction of grading diagnosis and treatment system is an important measure to construct high-quality and efficient medical and health service system in the new period. Based on China's medical and health service system, Medical Service Federation construction and the background of the practical problems faced by medical services, this article systematically summaries the next contents: the current situation of China's county medical community construction from early pilot to large-scale pilot and full coverage replication and promotion; the characteristics of adhering to the overall planning and forging ahead steadily in the construction process; such difficulties that the construction of county medical community faces as the insufficiency of grass-roots capacity, the insufficient effect of medical insurance, and the difficulty in decision-making and implementation; we pay more attention to the form than to the content, to medical treatment than to public health, and to quantity over quality under the constraints of mechanisms and interests. In the end, this article puts forward some strategic suggestions to promote the construction of county medical community.

Keywords: Medical Service System; Hierarchical Diagnosis and Treatment; Medical Alliance

Ⅱ Synergy Construction

B.2 Information Construction of County Medical Community: A Case Study of Huayi Model

Liu Fengmei, Mao Weichun and Li Xiaohua / 041

Abstract: On the policy requirements for the formation of the county medical community, after nearly seven years of primary medical information practice, Huayi has gradually formed a framework system and effective experience for the establishment of county medical community informatization. Specifically, five principles should be followed when forming a county medical community. The five principles are business top-level design promotes technology hyper-convergence, unified standards are established to promote resource sharing, business first and distributed implementation, data integration and business data mutual promotion, strengthen data security, ensure data security and reliability. Then, eight requirements should be met in terms of informatization thinking. The eight requirements are technology cooperates with business first, resource sharing promotes business collaboration, unified identity recognition promotes data sharing, strengthens grassroots integration and regional big data centers, docks with national health information platforms, and simultaneously advances the construction of platforms and mechanisms. Based on the above principles and requirements, Huayi build the overall technical architecture and information network planning of the county medical community informatization, as well as estimate the amount of information and the design of information disaster recovery backup and information security management and

control.

Keywords: Informatization; Technology Architecture; Network Planning; Information Measurement

B. 3   County Medical Community Remote Cooperation: Gansu
Provincial Coordinates Medical Service Network

Cai Hui, *Qi Jing* / 072

Abstract: Gansu Provincial Hospital has been exploring long-term cooperation mechanisms with municipal and county medical confederates. Starting from the basic conditions of Gansu Province, to make up for the unbalanced distribution of superior medical resources. A five-level telemedicine service network covering Gansu province has been established. It services to the province each county medical body construction, and the key in outlying and poverty-stricken areas medical body combined online help and cooperation. A five-level telemedicine service network has effectively improved the diagnosis and treatment capacity of the Medical community in the province. To provide convenient, efficient, high-quality and inexpensive medical services for the rural masses.

Keywords: The Unified Telemedicine Cooperative Network; Telemedicine Consultation; Medical Assistance

B. 4   County Medical Community Wisdom Graded
Diagnosis and Treatment: Qinghai Yushu
Coordinates Health Big Data

Guo Yong / 082

Abstract: Yushu Prefecture in Qinghai Province establishes the "Internet + health" -based information platform for the "health poverty alleviation intelligent grading diagnosis and treatment program" covering all cities,

cities and county hospitals in Yushu Prefecture, and building the Yushu prefecture medical and health big data platform, and for the state through the App on-line Consultation Platform medical construction work, forming Yushu remote medical cooperation model. Through the telemedicine collaboration network, the state medical resources are effectively connected up and down, the efficiency and effect of two-way referral are improved, and the system of grading diagnosis and treatment is implemented, we will gradually realize a new pattern of medical treatment with "first consultation at the grass-roots level, two-way referral, linkage between upper and lower levels, and urgent and slow division and control".

Keywords: Poverty Alleviation; Medical Alliance; Telemedicine; Counterpart Assistant

B.5 County Medical Community Remote Specialist Cooperative Treatment: Stroke Mobile Medical Service in Xuanwu Hospital
Ji Xunming / 100

Abstract: Xuanwu Hospital of Capital Medical University led the joint construction of the National Telestroke Center, a stroke rescue network, with top domestic medical institutions (provincial Grade 3A hospitals), regional leading hospitals (municipal Grade 3A hospitals) and county medical community leading hospitals. We successfully implement "vertical integration of medical resources to form a management mode of resource sharing and division of labor and cooperation". Through the construction of remote consultation, "one click" emergency consultation, and eStroke thrombolysis image platform, the quality control and performance evaluation of primary hospitals were carried out, and finally a closed-loop medical donor mode of hospital profit, doctor gain and patient benefit were formed. In the future key construction direction 5G mobile stroke unit design and application in ambulance emergency on the way

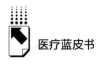

医疗蓝皮书

collaborative diagnosis and treatment, inter-hospital consultation, real-time remote surgery and other scenarios. Its information system includes intelligent emergency management platform, vehicle emergency management system, remote emergency consultation guidance system, emergency assistance system and other parts.

Keywords: Remote Consultation Platform; "One-click" Emergency Consultation Platform; eStroke Thrombolysis and Thrombus Removal Imaging Platform; 5G Mobile Stroke Unit

Ⅲ Region Studies

B.6 Weichang, Hebei: Push forward the Construction of County
Medical Community according to Capacity *Li Baozhi* / 110

Abstract: Weichang county revolves round the functional orientation of township health center and village clinic and the bottleneck of development, adapts to local condition, takes full advantage of informative methods to make county hospital play a leading role. Weichang county enables primary medical institutions to play more roles by establish the intelligent hierarchical diagnosis and treatment platform of the whole county medical community, and realized a five level linkage of Beijing-city-county-township-village. At the same time, new applications such as county and village two-way referral and dynamic management of chronic diseases were explored. Since the establishment of the platform, Weichang county has realized high-quality operation of the platform, promoted hierarchical diagnosis and treatment efficiently, reduced the burden of medical treatment for people substantially and improved the medical experience.

Keywords: "Internet Plus"; Intelligent Hierarchical Diagnosis And Treatment; Document Systems; Safeguard Mechanism

Contents

Abstract: Adopted an integrated and tight management approach, Dongchuan actively promote "county and rural medical service management integration". Through the implementation of "Eleventh" unified management, Dongchuan established a new pattern of medical services that includes "promote the county to help the township, county-township interaction, township and village linkage, coordinated development". Dongchuan also carry out counterpart assistance and centralized treatment of specialist patients through introducing superior medical resources in Beijing, Shanghai and other places with bringing in, focusing on key points, and laying down. At the same time, It established a hierarchical diagnosis and treatment platform within the medical community that can empower primary medical institutions through telemedicine collaboration. It effectively alleviated the shortage of medical resources in the region, improved the efficiency and service capabilities of the regional medical system, formed the formation model of Dongchuan characteristics with "remote collaboration + counterpart assistance".

Keywords: Medical Resources; Centralized Treatment; Hierarchical Diagnosis and Treatment

Abstract: Aiming at relatively deficient primary medical resources, limited medical service capacity, Insufficient public trust, misallocated medical resources and other problems, District Health Commission of Yancheng focuses on enhancing health services, rationalizing layout, balancing development, sharing

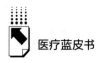
医疗蓝皮书

information and leading technology this five aspects, to build medical community Intelligent system, sets up a intelligent hierarchical diagnosis and treatment information platform led by the district people's hospital connected with the high quality medical resources of tertiary-grade A class hospitals in Beijing, and radiating downward to township health centers, community health service centers and village clinics. District Health Commission of Yancheng also establishes a dynamic management platform of chronic disease classification which choose the district people's hospital as the regional diagnosis and treatment center, select township health centers as regional chronic disease management, take village clinics as the management staff. Compose " 2 - 5 - 7 " project of two platforms of medical community intelligent system, five hierarchies of health care and medical insurance, and seven lines of defense of medical security under Health Poverty Alleviation Policy. It has promoted the sinking of high-quality medical resources, improved the service level of primary medical institutions, and relieved of the difficulty and high cost of getting medical services among the poverty-stricken people at the grass-roots level. These achievements make District Health Commission of Yancheng achieve remarkable results in the work of health assistance for poverty alleviation.

Keywords: Intelligent Hierarchical Diagnosis And Treatment; Dynamic Management of Chronic Disease Classification; Health Poverty Alleviation

B.9 Yangshan, Guangdong: To Promote the Construction of the Medical Community of Hospital Groups

Tian Junzhang / 159

Abstract: The Guangdong Second Provincial People's Hospital had signed agreements with the People's government of Yangshan County to co-develop the hospital group of Guangdong Second Provincial Hospital Yangshan County People's Hospital since 29th June 2015. With 5 years' study and practice, the hospital group has put plenty of practical and innovative efforts into the construction mode of healthcare service community, development and management of informatization. The endeavour has brought about certain advancement and experience such as the upgrade of the recipients' ability of medical provision, key specialty development and new business exploration, expansion of the telemedicine influence, village doctors aided with AI technology, the tiered diagnosis and treatment model promotion as well as the COVID − 19 knowledge propagation.

Keywords: "Internet Plus"; Medical Health; Hierarchical Diagnosis and Treatment

B.10　Deqing, Zhejiang: To Integrated and Innovative

　　　　Construction of County Medical Community

Lu Guoqiang / 181

Abstract: Since 2017, Deqing County has insisted on taking the problem as the guidance, and implemented five articles on governance system, management system, sustainable development, operation mechanism and service mode, so as to further promote the construction of compact County medical community. Deqing County has achieved good results in "three improvements" in the county medical and health service level, the operation quality of medical and health institutions and the satisfaction of urban and rural residents. Deqing County has basically constructed a new people-oriented, high-quality and efficient integrated medical and health service system, which has effectively enhanced the people's sense of access and health index.

Keywords: Comprehensive Medical Reform; Governance System; Management System

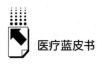

B.11 Pukou, Jiangsu: To Construct County Medical Community
through "Hospital-Government Cooperation"

Zhao Jun, Wang Zhongmin / 193

Abstract: "Hospital-Government" model used various forms to integrate clinical specialties, created efficient and high-quality services, gave full play to the leading and guaranteeing role of party politics. Finally, integrated management were realized. The sharing of quality resources were ensured, The upper and lower referral channels are unblocked. The cooperation content was enriched. By building cross-administrative affiliation and a close regional medical consortium with cross-asset affiliation, "one headquarters and three hospitals" were achieved. The operating mechanism of comprehensive sharing of medical, teaching, scientific research, management and other resources were built. The "hospital-government cooperation" model was an effective form of implementing hierarchical medical system. Through the scientific development thinking of "upward promotion and downward rooting", Staff was shared, medical quality was managed uniformly, efficiency was improved synchronously with five unchanging principles of cooperation. "hospital-government cooperation" model broke the limitations of the "hospital-hospital cooperation" model in terms of operating mechanism and management mechanism.

Keywords: Hospital and Government Cooperation; Integrated Management; Sinking High-Quality Resources Utilization

Ⅳ Special Topics

B.12 Effectiveness Evaluation on County Medical Community
Information Construction

Liu Fengmei, Zhang Tong and Liu Hongrui / 206

Abstract: Firstly, this paper takes the construction and operation of the medical community in Shenzhou as an example to evaluate the preliminary results of the medical community referral information system construction. Referral information system is an important support system for linkage and resource contribution of medical community. Secondly, this paper takes Guangnan County Medical Community as an example to evaluate the preliminary results of the remote diagnosis and treatment system construction. The construction of the remote diagnosis and treatment system has initially realized the interconnection of information, and effectively promoted the sinking of high-quality medical resources, which is conducive to the improvement of the efficiency and benefit of the medical service system and the improvement of the people's medical experience. Thirdly, this paper takes Raoyang County as an example to evaluate the effectiveness of the medical and prevention integration from medical community coordinating medical and health resources. It has initially realized the effect of activating grass-roots public health forces, effectively screening patients and early treatment. Finally, this paper summarizes and extracts the effective information construction experience of grasping the essence, adhering to the construction principle, building a benign mechanism and serving people's health.

Keywords: Information Construction; Referral Medical Service; Telemedicine System; Medical and Prevention Integration

B. 13   Analysis and Evaluation on Cooperation
in County Medical Community

Chen Hang, Wang Xuefeng / 228

Abstract: Based on asymmetric theory, we construct an analysis model of cooperation between county-level hospitals and township hospitals. Model analysis shows that the probability of choosing cooperation is negatively related to the cost-benefit ratio per unit of conflict. So, to form a medical community should proceed step by step in accordance with the state of development.

Keywords: Asymmetric Cooperation; Cooperative Model; Equilibrium Solution

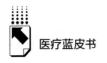
医疗蓝皮书

B. 14　Analysis and Evaluation on the Mode Selection of
Establishing County Medical Community

Wang Xuefeng, Chen Hang / 245

Abstract: The paper use the F-H analysis method to analyze the conflict among the cooperation of government. county hospitals and township hospitals. The result shows that the overall stability need the government to promote, country hospital to cooperate, township health center to participate positive. Its means that the successful country-level medical community must be guide and promote by government, otherwise, the country medical community can not be realized. Through practice and exploration in recent years, Some counties have formed distinctive county medical community formation model. This article selects a few representative counties and briefly introduces their experience in the formation of medical community for your reference and reference.

Keywords: F-H Analysis Method; Conflict of Cooperation; Medical Group

皮 书

智库报告的主要形式
同一主题智库报告的聚合

✤ 皮书定义 ✤

皮书是对中国与世界发展状况和热点问题进行年度监测，以专业的角度、专家的视野和实证研究方法，针对某一领域或区域现状与发展态势展开分析和预测，具备前沿性、原创性、实证性、连续性、时效性等特点的公开出版物，由一系列权威研究报告组成。

✤ 皮书作者 ✤

皮书系列报告作者以国内外一流研究机构、知名高校等重点智库的研究人员为主，多为相关领域一流专家学者，他们的观点代表了当下学界对中国与世界的现实和未来最高水平的解读与分析。截至2021年，皮书研创机构有近千家，报告作者累计超过7万人。

✤ 皮书荣誉 ✤

皮书系列已成为社会科学文献出版社的著名图书品牌和中国社会科学院的知名学术品牌。2016年皮书系列正式列入"十三五"国家重点出版规划项目；2013~2021年，重点皮书列入中国社会科学院承担的国家哲学社会科学创新工程项目。

中国皮书网

（网址：www.pishu.cn）

发布皮书研创资讯，传播皮书精彩内容
引领皮书出版潮流，打造皮书服务平台

栏目设置

◆ 关于皮书
何谓皮书、皮书分类、皮书大事记、
皮书荣誉、皮书出版第一人、皮书编辑部

◆ 最新资讯
通知公告、新闻动态、媒体聚焦、
网站专题、视频直播、下载专区

◆ 皮书研创
皮书规范、皮书选题、皮书出版、
皮书研究、研创团队

◆ 皮书评奖评价
指标体系、皮书评价、皮书评奖

◆ 皮书研究院理事会
理事会章程、理事单位、个人理事、高级
研究员、理事会秘书处、入会指南

◆ 互动专区
皮书说、社科数托邦、皮书微博、留言板

所获荣誉

◆ 2008 年、2011 年、2014 年，中国皮书
网均在全国新闻出版业网站荣誉评选中
获得"最具商业价值网站"称号；

◆ 2012 年，获得"出版业网站百强"称号。

网库合一

2014年，中国皮书网与皮书数据库端口
合一，实现资源共享。

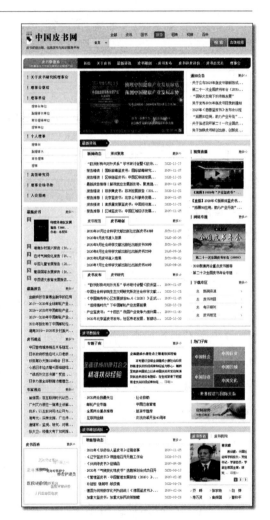

中国皮书网

权威报告·一手数据·特色资源

皮书数据库
ANNUAL REPORT(YEARBOOK)
DATABASE

分析解读当下中国发展变迁的高端智库平台

所获荣誉

- 2019年，入围国家新闻出版署数字出版精品遴选推荐计划项目
- 2016年，入选"'十三五'国家重点电子出版物出版规划骨干工程"
- 2015年，荣获"搜索中国正能量 点赞2015""创新中国科技创新奖"
- 2013年，荣获"中国出版政府奖·网络出版物奖"提名奖
- 连续多年荣获中国数字出版博览会"数字出版·优秀品牌"奖

成为会员

通过网址www.pishu.com.cn访问皮书数据库网站或下载皮书数据库APP，进行手机号码验证或邮箱验证即可成为皮书数据库会员。

会员福利

- 已注册用户购书后可免费获赠100元皮书数据库充值卡。刮开充值卡涂层获取充值密码，登录并进入"会员中心"—"在线充值"—"充值卡充值"，充值成功即可购买和查看数据库内容。
- 会员福利最终解释权归社会科学文献出版社所有。

数据库服务热线：400-008-6695
数据库服务QQ：2475522410
数据库服务邮箱：database@ssap.cn
图书销售热线：010-59367070/7028
图书服务QQ：1265056568
图书服务邮箱：duzhe@ssap.cn

中国社会发展数据库（下设 12 个子库）

整合国内外中国社会发展研究成果，汇聚独家统计数据、深度分析报告，涉及社会、人口、政治、教育、法律等 12 个领域，为了解中国社会发展动态、跟踪社会核心热点、分析社会发展趋势提供一站式资源搜索和数据服务。

中国经济发展数据库（下设 12 个子库）

围绕国内外中国经济发展主题研究报告、学术资讯、基础数据等资料构建，内容涵盖宏观经济、农业经济、工业经济、产业经济等 12 个重点经济领域，为实时掌控经济运行态势、把握经济发展规律、洞察经济形势、进行经济决策提供参考和依据。

中国行业发展数据库（下设 17 个子库）

以中国国民经济行业分类为依据，覆盖金融业、旅游、医疗卫生、交通运输、能源矿产等 100 多个行业，跟踪分析国民经济相关行业市场运行状况和政策导向，汇集行业发展前沿资讯，为投资、从业及各种经济决策提供理论基础和实践指导。

中国区域发展数据库（下设 6 个子库）

对中国特定区域内的经济、社会、文化等领域现状与发展情况进行深度分析和预测，研究层级至县及县以下行政区，涉及省份、区域经济体、城市、农村等不同维度，为地方经济社会宏观态势研究、发展经验研究、案例分析提供数据服务。

中国文化传媒数据库（下设 18 个子库）

汇聚文化传媒领域专家观点、热点资讯，梳理国内外中国文化发展相关学术研究成果、一手统计数据，涵盖文化产业、新闻传播、电影娱乐、文学艺术、群众文化等 18 个重点研究领域。为文化传媒研究提供相关数据、研究报告和综合分析服务。

世界经济与国际关系数据库（下设 6 个子库）

立足"皮书系列"世界经济、国际关系相关学术资源，整合世界经济、国际政治、世界文化与科技、全球性问题、国际组织与国际法、区域研究 6 大领域研究成果，为世界经济与国际关系研究提供全方位数据分析，为决策和形势研判提供参考。

法律声明

"皮书系列"（含蓝皮书、绿皮书、黄皮书）之品牌由社会科学文献出版社最早使用并持续至今，现已被中国图书市场所熟知。"皮书系列"的相关商标已在中华人民共和国国家工商行政管理总局商标局注册，如LOGO（ ）、皮书、Pishu、经济蓝皮书、社会蓝皮书等。"皮书系列"图书的注册商标专用权及封面设计、版式设计的著作权均为社会科学文献出版社所有。未经社会科学文献出版社书面授权许可，任何使用与"皮书系列"图书注册商标、封面设计、版式设计相同或者近似的文字、图形或其组合的行为均系侵权行为。

经作者授权，本书的专有出版权及信息网络传播权等为社会科学文献出版社享有。未经社会科学文献出版社书面授权许可，任何就本书内容的复制、发行或以数字形式进行网络传播的行为均系侵权行为。

社会科学文献出版社将通过法律途径追究上述侵权行为的法律责任，维护自身合法权益。

欢迎社会各界人士对侵犯社会科学文献出版社上述权利的侵权行为进行举报。电话：010-59367121，电子邮箱：fawubu@ssap.cn。

社会科学文献出版社